Sample Sizes for Clinical Trials
临床试验样本量计算

(原著第 2 版)

编　著　[英] 史蒂文·A. 朱利奥
　　　　（Steven A. Julious）
主　译　雷　翀
副主译　郑仔钰　王丽妮　王殊秀

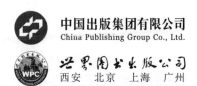

中国出版集团有限公司
China Publishing Group Co., Ltd.

世界图书出版公司
西安　北京　上海　广州

图书在版编目(CIP)数据

临床试验样本量计算：原著第 2 版 / (英) 史蒂文·A. 朱利奥 (Steven A. Julious) 编著；雷翀主译. — 西安：世界图书出版西安有限公司, 2025. 1. —— ISBN 978 − 7 − 5232 − 1870 − 9

Ⅰ. R4 − 33

中国国家版本馆 CIP 数据核字第 20247UB462 号

Sample Sizes for Clinical Trials, 2nd Edition/by Steven A. Julious/ISBN：978 − 1 − 0324 − 5426 − 9.

© 2023 Steven A. Julious. Authorized translation from English language edition published by CRC Press, a member of the Taylor & Francis Group, LLC; All rights reserved. 本书原版由 Taylor & Francis 出版集团旗下 CRC 出版公司出版，并经其授权翻译出版。版权所有，侵权必究。

World Publishing Xi'an Corporation Limited is authorized to publish and distribute exclusively the Chinese (Simplified Characters) language edition. This edition is authorized for sale throughout Mainland of China. No part of the publication may be reproduced or distributed by any means, or stored in a database or retrieval system, without the prior written permission of the publisher. 本书中文简体翻译版授权由世界图书出版西安有限公司独家出版并限在中国大陆地区销售。未经出版者书面许可，不得以任何方式复制或发行本书的任何部分。

Copies of this book sold without a Taylor & Francis sticker on the cover are unauthorized and illegal. 本书封底贴有 Taylor & Francis 公司防伪标签，无标签者不得销售。

书　　名	临床试验样本量计算(原著第 2 版)
	LINCHUANG SHIYAN YANGBENLIANG JISUAN
主　　编	[英] 史蒂文·A. 朱利奥 (Steven A. Julious)
主　　译	雷　翀
责任编辑	岳姝婷
装帧设计	西安非凡至臻广告文化传播有限公司
出版发行	世界图书出版西安有限公司
地　　址	西安市雁塔区曲江新区汇新路 355 号
邮　　编	710061
电　　话	029 − 87214941　029 − 87235793 (市场营销部)
	029 − 87234767 (总编室)
网　　址	http://www.wpcxa.com
邮　　箱	xast@ wpcxa.com
经　　销	新华书店
印　　刷	陕西博文印务有限责任公司
开　　本	787mm × 1092mm　1/16
印　　张	25.5
字　　数	520 千字
版次印次	2025 年 1 月第 1 版　2025 年 1 月第 1 次印刷
版权登记	25 − 2024 − 293
国际书号	ISBN 978 − 7 − 5232 − 1870 − 9
定　　价	178.00 元

医学投稿　xastyx@163.com ‖ 029 − 87279745　029 − 87285269

(如有印装错误，请寄回本公司更换)

致 Lydia 和 Wyllan。

内容简介
Introduction

《临床试验样本量计算（原著第2版）》是一本帮助研究人员估计临床试验样本量的实用书籍。书中详细介绍了如何计算样本量的实例，以及如何向同行或在研究方案中呈现样本量估计的细节。本书还强调了计算过程中的一些易犯错误和最终获得样本量计算结果的关键步骤。

特点：

- 全面覆盖样本量计算，包括正态、二分类、有序和生存结局数据。
- 涵盖了优效性、等效性、非劣效性、生物等效性及精确目标的平行组和交叉设计。
- 强调了试验目标如何影响研究设计中样本量计算公式的推导和样本量的大小。
- 通过真实世界的临床试验案例来演示如何进行计算。
- 新版本的内容在第1版的基础上进行了扩充，对所有章节均进行了修订，其中一部分章节修改幅度较大。同时，本版还增加了关于多重性、整群试验、预试验及单臂试验的4个全新章节。

这本书的主要受众是临床试验的研究者和实践者，生物统计学者还可将其用于教授关于样本量计算的课程。书中强调了在设计临床试验时样本量计算的重要性，读者能够快速找到适当的样本量公式及相关示例，再结合表格以协助计算。

本书的作者史蒂文·A. 朱利奥（Steven A. Julious）是谢菲尔德（Sheffield）大学的医学统计学教授，拥有超过30年的应用研究经验。他的研究范围涉及学术和医药领域，包括临床试验、临床试验设计及与临床试验相关新方法的开发。

译者名单
Translators

主　译　雷　翀
副主译　郑仔钰　王丽妮　王殊秀
译　者（按姓氏笔画排序）
　　　　　王丽妮　空军军医大学西京医院
　　　　　王殊秀　空军军医大学西京医院
　　　　　邢　东　空军军医大学西京医院
　　　　　杨湾湾　空军军医大学西京医院
　　　　　张　慧　空军军医大学西京医院
　　　　　张泽菲　空军军医大学西京医院
　　　　　范倩倩　空军军医大学西京医院
　　　　　郑仔钰　空军军医大学西京医院
　　　　　雷　翀　空军军医大学西京医院

第一版序
Preface to the First Edition

现在如果有人来找我寻求建议，最常见的原因就是为了计算样本量。尽管这类计算相对简单，但通常都需要由统计学家来完成。

虽然花费一些时间就能完成样本量计算，但我已经意识到，试验样本量计算是一个过程，而不是一个"终点"。

多年前，在我职业生涯初始，我对正在进行的一项研究提出了异议。我拒绝进行一次未计划的期中分析的要求，因为研究几乎没有开始，所以只有很少的数据。我明白这个要求更多是基于政策原因——在年底时需要有一些结果可以展示，而不是基于科学原因。我记得从一个权威统计学家处获得的明智建议："有时，你不得不让人们接受失败。"显然，他们失败得很彻底。

正是因为我多次经历失败，才获得了有益的经验教训。对于已经开展的试验，已完成并报告未能拒绝原假设，其原因不是因为备择假设是错的，而是因为基本的试验假设——试验的变异和反应率等方面——太乐观或是错误的。

我一直对为一项耗费数百万英镑的研究计算样本量感到厌烦。例如，用于计算的变异性是通过阅读一篇发表在声望不高的期刊上的文章中的一个图表数据来估计的。因此，随着时间的推移，我逐渐认为在计算中应该考虑试验估计的不精确性，或者至少在了解研究对所做的假设有多敏感的情况下进行研究。

任何研究最重要的3个因素都是设计、设计、设计，样本量计算是设计的主要组成部分。如果你分析错了，可以重新分析，但如果设计错了，例如低估了样本量，就无法挽回。再完美的统计分析也无法拯救糟糕的设计——如果你不得不做非常复杂的统计分析，那说明设计存在问题。我想进一步强调，一个试验花费在设计上的时间应该和分析的时间一样长。这是最大的"杠杆"，也是你可以对研究产生巨大影响的地方。

当你根据自己得到的估计值计算出样本量，并调查了研究对这些估计值的敏感性后，你会认为设计是稳健的，但是为什么试验还是停滞了？当美国宇航局向火星发射探测器时，他们不会只指向红色行星的大致方向，然后手指交叉祈祷希望击中目标，而是会审查进展，调整和修正轨迹。临床试验具有同样的适应性，我们不应该只是单纯等待直到研究结束时确定一种新的治疗方法是否有效（或无效）。即使你非常确信样本量的估计是可靠的，也不应排除试验过程中对样本量重新估计的可能性。

因此，我认为计算样本量是一个过程，而不是终点。首先必须获得估计值才能进行样本量计算。然后就可以计算出样本量，并且审查样本量估计值的稳健性。最后，在适当的情况下可以进行样本量重估计。

这本书适用于从事制药和公共领域临床研究的研究者，特别是临床试验，也适用于其他形式的前瞻性设计。本书的内容基于一门被多次开办的短期课程，其中的案例和问题都来自真实世界。

考虑到本书主题，引用公式是不可避免的。此外，本书在某种程度上特意简洁化，以便读者能快速找到合适的公式，应用公式和案例。尽管有所简化，但所有结果仍然都是在实际情境中呈现的，并增加了实用的提示和技巧，以优化样本量计算。

Steven A. Julious

Sheffield

2008

序
Preface

更新一本书的挑战在于需要知道什么时候该停止。自这本书的第一版面世以来，样本量计算这一领域有了很多发展，很难抉择更新再版时应加入哪些和多少方法。

许多"新"方法都能更好地量化样本量计算的关键组成部分，如研究兴趣目标效应量。对我而言，目标效应量（或非劣效性或等效性界值）是样本量计算中最重要的部分。

本书也收录了其他的"新"方法，以更好地解释和详细阐述研究中所需的样本量。

已有的新方法包括在规划适应性设计时更好地解释样本量。我很感兴趣的一个领域是在样本量计算时使用的不精确估计如何影响研究的检验效能，而适应性设计可以作为缓解对研究中样本量计算假设敏感性担忧的一种方法。

第 1 版中只描述了一段或一页的样本量计算（包括允许多重性的试验和整群试验），在新版本中已经扩展到整个章节。

所有的章节都经过了修订和更新，不仅新增了 4 章——关于多重性、整群试验、预试验和单臂试验，还对其中 10 章重新进行了撰写。整本书均通过实例来描述方法，期望读者认为这种形式有所帮助。

衷心希望大家喜欢这本书。

Steven A. Julious
Sheffield
2023

目录
Contents

第 1 章　引　言　……………………………………………………………… 1
第 2 章　计算样本量的七个关键步骤　………………………………………… 28
第 3 章　正态数据平行组优效性试验的样本量计算　………………………… 53
第 4 章　正态数据优效性交叉试验的样本量计算　…………………………… 70
第 5 章　整群随机试验的样本量计算　………………………………………… 78
第 6 章　允许多重性的临床试验的样本量计算　……………………………… 97
第 7 章　正态数据非劣效性临床试验的样本量计算　………………………… 116
第 8 章　正态数据等效性临床试验的样本量计算　…………………………… 129
第 9 章　生物等效性试验的样本量计算　……………………………………… 141
第 10 章　正态数据精确临床试验的样本量计算　……………………………… 156
第 11 章　预试验的样本量计算　………………………………………………… 171
第 12 章　二分类数据平行组优效性临床试验的样本量计算　………………… 183
第 13 章　二分类数据优效性交叉临床试验的样本量计算　…………………… 216
第 14 章　二分类数据非劣效性试验的样本量计算　…………………………… 226
第 15 章　二分类数据等效性试验的样本量计算　……………………………… 245
第 16 章　二分类数据精确试验的样本量计算　………………………………… 256
第 17 章　单臂临床试验的样本量计算　………………………………………… 262
第 18 章　自适应设计临床试验的样本量计算　………………………………… 279
第 19 章　有序数据临床试验的样本量计算　…………………………………… 306
第 20 章　用阴性结果的生存数据估计临床试验的事件数　…………………… 331
第 21 章　具有阳性结果的生存数据临床试验的样本量计算　………………… 344
第 22 章　允许招募、失访及随访的生存数据临床试验的样本量计算　……… 359
附　录　…………………………………………………………………………… 369
参考文献　………………………………………………………………………… 377

郑重声明

本书提供了相关主题准确且权威的信息。医学是不断更新并拓展的领域，因此相关实践操作、治疗方法及药物都有可能发生改变，建议读者审查相关主题的最新信息，包括产品的制造商、建议剂量、配方、方法和疗程、不良反应及相关措施。作者、编辑、出版者或经销商不对书中的错误或疏漏以及应用其中信息所产生的任何后果负责，关于出版物的内容不作任何明确或暗示的保证。作者、编辑、出版者和经销商不承担由本出版物所造成的任何人身或财产损害责任。

第1章

引 言

本章介绍了随机对照临床试验的背景,以及在设计中应考虑的主要因素;探讨了评估创新疗法背景下的临床试验设计相关的问题,并提供了不同类型临床试验的详细描述,以实现不同的研究目标。此外,本章强调了这些不同的研究目标如何影响研究设计中关于样本量计算公式的推导。

1.1 随机对照试验的背景

自 1948 年医学研究委员会首次报道了"现代"随机临床试验以来,临床试验已经成为评估新疗法的核心组成部分。临床试验显著促进了医疗保健的改善,使平均预期寿命增加了 3~7 年,由生活质量不佳导致的慢性疾病负担平均缓解了 5 年(Bunker, et al., 1994; Chalmers, 1998)。

临床试验的主要目标是获得对特定疗法治疗反应的独立于任何已知或未知预后因素无偏且可靠的评估,即确保治疗之间没有系统性差异。因此,临床试验的设计旨在实现这一主要目标(Julious et al., 2002)。首先,确保在不同治疗方案研究组中的患者除治疗方案不同之外,在所有预先确定的其他相关因素方面均相似(如疾病的严重程度、人口学特征、研究操作流程等)。其次,对治疗方案反应的评估是在不知道患者接受的治疗方案的条件下进行的,最终通过引入适当的对照组来量化对治疗方案的反应。为了确保达成主要的目标,Julious 和 Zariffa(2002)将临床试验设计的核心原则总结为"ABC"——"A"即随机"分配"(allocation),"B"为"盲态"(blinded)评估结局,"C"为与比较组进行"对照"(controlled)。这些原则在不同类型的试验中均适用。

1.2 临床试验类型

设计试验时的一个核心步骤是计算样本量,因为样本量太小或太大的研究都被认为是不合伦理的(Altman, 1980)。例如,样本量太大的研究通常在实际研究结束前就可以达成既定的试验目标,因此有部分患者可能被不必要地纳入试验中,暴露于很少或者没有任何获益的治疗中,或者在被研究的治疗已经推广后仍被随机纳入对照组。样本量太小的试验实现研究目标的可能性很小,患者可能承受了试验潜在的伤害而没有任何获益。本章将基于Julious(2004a)的研究,详细讨论适用于以下研究的样本量计算:①优效性试验;②等效性试验;③非劣效性试验;④一样好或更好试验;⑤生物等效性试验;⑥给定精度试验。

因此,我们要区分设计用于体现"优效性"的试验和设计用于体现"等效性"或"非劣效性"的试验之间的差异,重点讨论零假设的差异如何影响样本量的计算。国际协调会议(ICH)指南 ICH E3(1996)和 ICH E9(1998)提供了为临床试验选择样本量的一般指导。ICH E9(1998)指南指出:

"临床试验中的受试者数量应该总是足够多,以便能够为所解决的问题提供可靠的答案。这个数量通常由试验的主要目标所决定……研究方案中应给出计算样本量的方法,同时提供在计算过程中使用的变量值(如方差、均值、反应率、事件率,以及可能检测到的差异)。"

撰写这本书的主要前提是在临床试验中只对两种治疗方法进行比较,并讨论了两种研究设计:平行组和交叉设计。

平行组设计中,患者被随机分配到两种不同的治疗方案组中,形成两个治疗组。研究者期望在试验结束时,两组受试者除了治疗方法不同外,其他各方面都是相同的,从而提供对治疗效应的无偏估计。

交叉试验中,所有患者都接受两种治疗,但接受治疗的顺序是随机的。在这种设计中,最大的假设是在开始第二种治疗之前,所有患者都能恢复到基线水平,并且患者接受治疗的顺序并不影响他们对治疗的反应。交叉试验通常不用于患者情况随着时间推移会变差的退行性疾病中。此外,交叉设计与平行组设计相比,对偏倚更敏感(Juliouset al., 2002)。

1.3 评估来自试验的证据

由于收集整个人群的信息的可能性很小,临床试验的目的(在本书背景下)是使用来自样本人群的信息得出关于兴趣人群的结论(或做出推断)。通过对兴趣结局的潜在分布做出假设,有助于做出推断,从而可以应用适当的理论模型来描述临床试验中整个人群的结果。

需要注意的是,在任何分析中,通常都会对试验兴趣结局测量的潜在分布做出先验假设。然后,通过观察数据的不同形态和趋势评估该假设。

在本书的背景下,人群是一个用来描述整个群体的理论概念。描述测量值在总体人群中分布的一种方法,是使用合适的理论概率分布。

1.3.1 正态分布

正态分布或高斯分布[为了纪念德国数学家 C. F. Gauss(1777—1855 年)而命名]是统计学中最重要的理论概率分布。正态分布数据的分布曲线呈钟形,具有单峰对称分布的典型特征(图 1.1)。正态分布由两个参数描述:均值(μ)和标准差(σ)。对于任何正态分布变量,一旦均值和方差(σ^2)已知(或被估计),就可以计算出人群中观测值的概率分布。

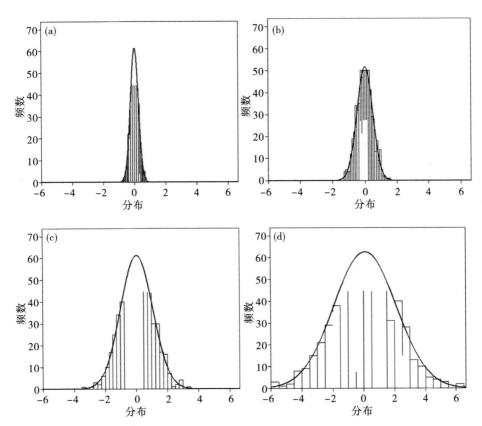

图 1.1 正态分布。(a)均值为 0,标准差(SD)为 0.25。(b)均值为 0,SD 为 0.5。(c)均值为 0,SD 为 1。(d)均值为 0,SD 为 2

1.3.2 中心极限定理

中心极限定理（或大数定律）指出，给定任何系列独立、同分布的随机变量，随着变量数增加，它们的均值分布将趋向于一个正态分布。换言之，无论总体中实际数据的分布如何，只要样本量足够大，从总体中抽取的样本均值分布都将是正态分布。

如果从样本中获得的每个均值的估计值都是真实总体均值的无偏估计，那么根据中心极限定理，我们可以推断95%的样本均值都将落在总体均值1.96标准差范围内。更重要的推断是，获得样本均值后，我们有95%的信心总体均值会落在样本均值的1.96标准差范围内。

正态分布和中心极限定理为本章和后续章节中的很多统计理论提供了支撑。尽管只有第3~5章和第7~11章涉及首要结局预期为正态分布时临床试验的计算，但对近似正态分布（以及在近似正态不合适时应采取何种措施）的理解至关重要，正如后续关于二分类和有序数据的章节中所讨论的那样。

为了说明中心极限定理，以抛硬币为例。每次抛硬币的结果分布都是一致的：50%概率是正面，50%概率是背面。也就是说每个结果被选择的概率相等，理论分布的概率密度函数的形状用矩形表示。根据中心极限定理，如果从这个分布中选择样本量相同的重复随机样本，然后计算不同样本的均值，均值的分布近似正态，这个近似度会随着随机样本的样本量增加而增加。图1.2来自最近的一次实践，由60个学生参与的讲座所得。图1.2a展示了60名学生抛掷硬币获得正面的结果分布（每人抛掷5次）。即便样本量如此小，它仍然表现为近似正态分布。同样的实验，但将抛掷5次增加至30次时，结果更接近正态分布（图1.2b）。

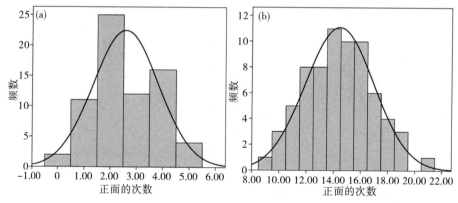

图1.2 60人抛掷硬币实验结果分布，每人抛掷5次和30次时硬币为正面的次数。(a)5次抛掷正面的次数；(b)30次抛掷正面的次数

在现实中，由于通常只取一个样本，我们可以利用中心极限定理来设定一个区间，通过计算置信区间，我们可以合理地认为真正的总体均值将被包括在这个范围内。

1.3.3 频数法

临床试验通常根据试验的目标确定一个先验零假设，然后用实证试验数据正式检验这个零假设。

对于应用医学统计学家样本量计算的一个优点是，通常这是研究团队第一次正式考虑到试验的一些关键方面，如首要目标、主要终点和兴趣效应量等。后续章节将讨论不同目标和终点的样本量计算。本章我们将介绍不同类型的临床试验。

1.3.3.1 假设检验和估计

设想有一个旨在检验两种偏头痛治疗方法有效性的试验。在试验中，患者被随机分配至两组——治疗 A 组或治疗 B 组。假设该试验的主要目标是调查两组在疼痛结局方面是否存在差异。在这种情况下，可以进行显著性检验并计算出 P 值（一种假设检验）。这里的背景是优效性试验，即治疗 B 优于治疗 A。其他类型的试验将在本章和后续其他章节进行讨论。

1.3.3.2 假设检验——优效性试验

在设计临床试验时，明确的研究问题和要比较的结果变量至关重要。一旦明确了研究问题，就可以提出零假设和备择假设。在优效性试验中，零假设（H_0）通常是"研究组之间的兴趣结局无差异"，而研究假设或备择假设（H_1）通常为"研究组之间存在差异"。

简而言之，零假设是我们正在研究的内容，备择假设是我们希望呈现的情况：

H_0：我们正在研究不同疗法是否存在差异。

H_1：我们希望证明不同的疗法存在差异。

后文 1.5 节给出了零假设和备择假设的正式定义。

通常，在首次写下 H_0 和 H_1 时，研究者希望展示的内容常被写成 H_0，因此 H_0 和 H_1 可能会混淆。这种混淆很可能会出现，因为试验通常以备择假设命名，并且可能在研究标题中体现出来。例如，对于一个优效性试验，标题可能是"一个评估……优效性的研究"。对于等效性、非劣效性和生物等效性试验也是如此。

例如，一项用于比较新的偏头痛疗法与对照疗法的优效性试验，我们正研究的零假设(H_0)是两治疗组无差异,因此我们希望证明 H_0 是错误的,并证明在给定的显著性水平上不同疗法存在差异。

一般而言,差异的方向(如治疗 A 优于治疗 B)没有明确指定时,被称为双侧(或双尾)检验。不指定差异的方向意味着我们同时考虑了 A 优于 B 和 B 优于 A 的可能性。如果指定了差异的方向,则被称为单侧(单尾)检验,只评估 A 是否优于 B,不关注 B 优于 A 的可能性。在后续章节中介绍不同类型的试验时,将进一步讨论单侧和双侧检验。

设计试验时,重要的是明确研究问题,并确定要比较的结果变量。对于疼痛试验,感兴趣的研究问题是:对于慢性疼痛的患者,哪种治疗方法最有效?

这项研究可能有几个结局指标,如平均疼痛评分、症状减轻或缓解的时间。假设我们对降低平均疼痛评分感兴趣,这个研究问题的零假设 H_0 为"治疗 A 组和治疗 B 组之间平均疼痛评分无差异";备择假设 H_1 为"治疗 A 组和治疗 B 组之间平均疼痛评分有差异"。

有了先验的零假设和备择假设,后续开展试验、收集数据、观察结局,然后进行显著性检验。首先,使用研究数据计算检验统计量。然后将该检验统计量与零假设下的理论值进行比较,以获得 P 值。假设检验的最终和最关键的步骤是根据 P 值和治疗效应的证据做出决定。为此,首先需要了解 P 值是什么以及它不是什么。

那么,P 值是什么意思呢? P 值是在零假设成立的情况下获得研究结果(或更极端的结果)的概率。 P 值经常被错误解读为数据偶然出现的概率,或者错误解读为观察到的效应不是真实效应的概率。这些不正确的解释与真实定义之间的区别在于缺少了"当零假设成立时"这个界定短语,因此而导致错误观点,认为可能评估观察到效应是真实的概率。样本中观察到的效应是真实的,但总体人群中的真实情况如何是未知的。通过 P 值所能知道的只是如果总体中真的没有差异,那么从样本中获得这样的结果的可能性有多大。因此,小的 P 值表明,如果总体中真的没有差异,在样本中获得的差异是不太可能的。

实践中,试验的零假设是两种治疗的疗效相同,即 $\mu_A = \mu_B$ 或 $\mu_A - \mu_B = 0$。然后开展试验,获得两组疗效的差异 d, $\bar{x}_A - \bar{x}_B = d$。由于随机性,即使两种治疗实际上相同,我们也可能只有很小的概率实际观察到 $\bar{x}_A - \bar{x}_B = 0$,会有一些随机差异。如果 d 很小[如在视觉模拟评分法(VAS)疼痛评分上存在 1 mm 的平均差异],那么在零假设条件下观察到这个差异的概率就会非常高($P = 0.995$)。如果观察到更大的差异,由于随机观察到更大差异的概率降低了,观察到平均差异为 5 mm 的 $P = 0.562$。随着差异增加,P 值降低,在差异为 20 mm 时 $P = 0.021$。这个关系见图 1.3,随着 d 的增大,P 值(在零假设下)降低。

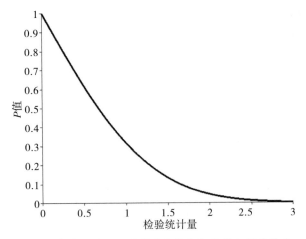

图 1.3 在零假设下，观察到的差异和 P 值之间的关系

需要记住的是，P 值是一个概率，它的值在 0~1 范围内变化。一个"小"的 P 值，比如接近 0，表示当零假设为真时不太可能获得观察到的结果，因此拒绝零假设；相反，如果 P 值"大"，当零假设为真时很有可能获得观察到的结果，则不拒绝零假设。但是多小算小呢？通常认定一个特定结果具有统计学显著性的截断值或双侧显著性水平设为 0.05（或 5%）。因此，如果 P 值小于这个值，拒绝零假设（无差异），结果被认为在 5% 或者 0.05 水平上具有统计学显著性（表 1.1）。上述疼痛研究例子中，如果与 VAS 疼痛评分平均差异相关的 P 值为 0.01，由于低于截断值 0.05，我们可以得出两组疼痛评分在 5% 的水平上具有统计学显著性的结论。

表 1.1 统计学显著性

	$P < 0.05$	$P \geqslant 0.05$
结果	具有统计学显著性	不具有统计学显著性
决定	有足够的证据拒绝零假设	拒绝零假设的证据不充分

选择 5% 作为统计学显著性的标准水平略显武断，尽管它通常被用作统计显著性的界值，但这种使用并不普遍一致。即使一项研究在 5% 的水平获得了统计学显著性，但仍然不足以改变临床实践；通常需要重复的研究支持，即至少需要另一项具有统计学显著性结果的研究支持。例如，为了使一个新药获得监管许可，通常需要两项在 5% 水平获得统计学显著性的研究，相当于一项 0.001 25 显著性水平的研究（Julious，2012）。正是由于这个原因，为了达到能够改变实践的显著性水平，即更接近 0.1% 而非 5%，可能需要开展更大规模的"超级"研究。

将统计学显著性水平设定在5%的起源不甚清楚。我们所说的统计推断大多是基于 R. A. Fisher(1890—1962 年)的工作,是他率先使用5%作为拒绝零假设的可接受的统计学显著性水平。有一种理论认为,使用5%是因为 Fisher 发表了一些不同统计学显著性水平的统计表,5%是其中的一个中间值(另一个说法是 5 是 Fisher 的脚趾数,这可能也是合理的)。

有一个经典实验,用来经验性地证明5%是一个合理的统计学显著水平,即抛硬币实验。在这个实验中,抛硬币并记录抛出正反面的结果,但每次都告诉学生抛出的硬币是正面。

在学生的大脑中有一个零假设,即他们的教授是一个诚实的人,但在连续几次被告知观察到的都是正面时,他们开始怀疑这个零假设并产生一个备择假设,即教授对他们撒谎了。这个简单的实验帮助学生们理解了在什么情况下应该拒绝零假设,以及为什么5%被认为是一个合理的统计学显著性水平。

在大约投掷6次之后,询问学生们什么时候不再相信你说的是实话。通常,大约一半的人会说4次投掷之后,一半会说5次之后,连续获得4次投掷结果都是正面的概率是 0.063,连续 5 次投掷结果都是正面的概率是 0.031。因此,5%是大多数人直觉上开始不相信一个假设的数字的概率。

5%的显著性水平在某种程度上已经成为一种不可动摇的准则,这可能有些奇怪,因为它很可能基于直觉。然而,它是如此不可动摇,以至于 P 值有时会被表示为 $P = 0.049\ 999\ 993$,因为 P 值必须小于 0.05 才能具有统计学显著性,并且被计为两位小数 $P = 0.05$。显然,$P = 0.05$ 对于拒绝零假设的证据远不及 $P = 0.049\ 999\ 993$。

尽管拒绝或不拒绝零假设的决定似乎被很明确地界定了,但也存在犯错误的可能性,这从表 1.2 的阴影单元格中可以看出。例如,5%的显著性水平意味着在零假设成立的情况下,我们期望观察到的差异(或一个更大的差异)的可能性为 5%。换言之,即使两种治疗实际上是相同的,我们也有 5%的概率得出两种治疗存在差异的错误结论。这个错误即Ⅰ类错误。因此,无论决定是什么,都可以正确地反映总体的真实情况:零假设是错误的,被拒绝了;或零假设是正确的,没有被拒绝。或者,它不能反映总体的真实情况:当零假设为真时,拒绝了零假设,这将导致我们得出假阳性的结论,犯Ⅰ类错误;或者零假设是错误时,没有拒绝零假设,这将导致假阴性结论,犯Ⅱ类错误。在研究开始实施之前,确定可接受的Ⅰ类和Ⅱ类错误率是至关重要的。如上所述,在分析之前,明确结果具有统计学显著性水平为双侧 0.05,即Ⅰ类错误率被设定为 0.05 或 5%。此时,我们声明当零假设为真时,错误拒绝零假设的可接受的最大概率(即Ⅰ类错误或 α 错误率)为 0.05。对数据分析后获得的 P 值提供了犯Ⅰ类错误(产生假阳性错误)的概率。

Ⅰ类和Ⅱ类错误的概念以及研究的检验效能(1 -Ⅱ类错误的概率)将在本章后

续内容和其他章节中讨论,因为这些是样本量计算的重要组成部分。然而,必须强调的是,当考虑零假设和备择假设时,Ⅰ类和Ⅱ类错误需要预先设置。

表 1.2 做出决定

决定	零假设为	
	假	真
拒绝零假设	检验效能	Ⅰ类错误
拒绝零假设	Ⅱ类错误	正确决定

1.3.3.3 统计学显著性和临床意义或重要性

到目前为止的讨论都是关于假设检验的。然而,除了具有统计学意义外,考虑临床意义或重要性的概念也是非常有用的。具有统计学意义的结果,可能在临床上不重要,相反,对临床重要的估计差异可能没有统计学显著性。例如,一个比较两种高血压治疗方法的大型研究结果表明,血压降低量上的差异有统计学显著性($P = 0.023$),与该 P 值相对应的两种疗法血压差为 3 mmHg。虽然差异具有统计学意义,但 3 mmHg 的差异在临床上并不重要。因此,尽管有统计学上差异,但这种差异不足以让所有人相信存在真正重要的临床意义。

这种情况并不罕见,而且通常会出现人们只引用 P 值,并根据这个统计量来推断组间差异的情况。具有统计学意义的 P 值可能掩盖了差异实际上并不具有临床重要性的事实。相反,有可能 P 值大于既定的 5%,但组间确实存在区别:没找到证据并不等于没有证据。

临床意义的问题对于非劣效性和等效性试验尤其重要,本章后文将对其进行讨论,包括如何设置必须排除的置信区间的界值。这类研究中 P 值很少被引用,这些界值被解读为有临床意义的差异。

1.4 临床试验的样本量计算

临床试验设计的一个重要步骤是样本量计算。准确地量化研究规模是很重要的,因为这将影响研究时间线和随后的研究预算。然而,计算并非总是准确无误的。

1.4.1 为什么要进行样本量计算?

任何临床研究都需要合理的样本量。许多期刊在其作者指南中都要求提供确定样本量的理由,例如,《英国医学杂志》(*BMJ*)要求根据以往的文献进行样本量计算,以估计需要多少受试者才能使主要结局获得统计学、临床上和(或)政策上的显著性(Altman et al.,2002)。

《临床试验报告的统一标准》(CONSORT)(Schultzet al.,2010)推荐,提交伦理许可时需要提供样本量计算的合理性理由,并且推荐将其作为试验报告质量的评估内容(Charles et al.,2009)。

1.4.2 为什么不进行样本量计算?

在设计一项研究时,很少有足够的信息进行精确计算,统计学家通常会要求从任何之前类似的研究中获得样本量计算的信息。然而,可用的信息往往很少或者不合适。这可能会让设计试验的人陷入困境。理想情况下,设计试验的人希望能从一项设计良好的研究中获取高质量的信息,以估计总体标准差等重要参数。然而,如果已经有了高质量的信息,那么进行试验的必要性就会受到质疑。

由于这个困境,研究者可能会通过计划一项试验以获得高质量的信息,但只能用质量较差的信息来规划这个试验本身。因此,拥有初步信息可以在试验设计中提供很大帮助(Julious,2005d;Billinghamet al.,2013),或者在试验进行过程中采取某种形式的调整以消除不精确性。预试验设计和适应性设计就是应对这种情况的两种方法。第11章讨论了预试验设计,第18章则讨论了适应性设计。

尽管有可用的信息用于辅助样本量估算,但通常主要的限制因素包括患者、资金、资源和时间的可用性。即使在给出最终数据的情况下,研究方案中仍应包含基于可行性的样本量估计的合理性说明。

第2章将详细讨论样本量计算的步骤,表1.3给出了概要信息。

表1.3 样本量计算的步骤概要

步骤	概要
目标	试验目的是展示优效性、非劣效性还是等效性?
终点	用于展示主要结局的终点是什么类型——正态、二分类、等级或生存?
错误	Ⅰ类错误:接受零假设为真时,错误拒绝零假设的概率是多少?
	Ⅱ类错误:接受零假设为假时,错误接受零假设的概率是多少?
效应量	值得被检出的目标或最小差异?
人群变异	人群变异是什么?
其他	是否需要考虑失访?多少患者符合纳入标准?

1.5 优效性试验

正如前文所述，在优效性试验中，目标是确定是否有证据表明两种方案之间的兴趣结局存在统计学差异，参照的零假设为两种治疗方案相同。零假设(H_0)和备择假设(H_1)可设为：

H_0：两种治疗用平均反应表示的疗效等同($\mu_A = \mu_B$)。

H_1：两种治疗用平均反应表示的疗效不同($\mu_A \neq \mu_B$)。

在零假设和备择假设的定义中，μ_A和μ_B分别代表治疗A和治疗B组的人群的平均反应。在检验零假设时，可能犯两类错误：

Ⅰ类：当其为真时，拒绝H_0。

Ⅱ类：当其为假时，接受H_0。

正如前文描述的，这些错误分别为Ⅰ类和Ⅱ类错误(Neyman et al., 1928, 1933, 1936, 1938)。样本量计算的目的是找到在既定Ⅰ类错误概率情况下最小的样本量，以达到特定Ⅱ类错误概率的值。这两种错误通常被称为监管者(Ⅰ类)和研究者的(Ⅱ类)风险，按照惯例，Ⅰ类错误率被设为0.05，而Ⅱ类错误率则被设为0.10或0.20。Ⅰ类和Ⅱ类错误具有不同的权重，因为它们对临床实践可能产生的影响不同。发生Ⅰ类错误可能导致临床实践转向被研究的治疗方案，并产生相应的成本；而发生Ⅱ类错误时临床实践则不会发生变化。

一般，我们不用Ⅱ类错误的概念，而是用试验的检验效能(1-Ⅱ类错误的概率)，即在H_0实际上是错误的情况下拒绝H_0的概率。关键试验应具有足够的检验效能，以对主要参数进行统计评估。通常，优效性试验中Ⅰ类错误率设为标准的5%。通常使用的检验效能为90%，最低为80%，对于应该使用哪个检验效能尚存在争议。然而值得注意的是，与具有90%检验效能的研究相比，80%检验效能的研究仅能节省25%的样本量，但Ⅱ类错误率翻倍。

Neyman和Pearson在20世纪30年代引入了两类错误的概念，即Ⅰ类错误和Ⅱ类错误。然而，这两种错误类型的标签是随意起的，因为作者只是列出了可能发生的两种错误，将它们标记为带有Ⅰ和Ⅱ前缀的子项目。随后，作者将这些错误称为Ⅰ类错误和Ⅱ类错误。如果当时这些子项目有不同的标签，如A和B，那么统计学家如今可能就会使用不同的术语。

样本量计算的目的是提供足够的检验效能，在备择假设实际上正确的情况下拒绝零假设。计算时，我们必须有一个预先指定的备择假设下的平均值差异"d"（Campbell et al.，1995）。选择 d 的量作为目标差异或临床重要差异，是确定样本量的主要因素。将效应量减半会使所需的样本量增加4倍（Fayers et al.，1995）。通常效应量来自临床判断和（或）基于之前有关该试验中要检验的人群的经验。我们将在第2章中进行更详细的讨论。

严谨来说，我们的目标是计算一个合适的样本量，用于对给定模型参数 μ 的某个函数进行推断，如 $f(\mu)$。对于呈正态分布的数据，$f(\mu)$ 为 $\mu_A - \mu_B$，即两个群体 A 和 B 的均值之差。假设 S 为 $f(\mu)$ 的样本估计，即样本均值之间的差异。基于临床试验数据来自对正态分布总体抽样的假设，其标准表示为 $S \sim N(f(\mu), \mathrm{Var}(S))$，即：

$$\frac{S - f(\mu)}{\sqrt{\mathrm{Var}(S)}} \sim N(0, 1)$$

基于这个基本方程，我们可以估算出试验所需的样本量。令 α 表示总的 I 类错误水平，$\alpha/2$ 代表将 I 类错误均匀分配至双侧检验的两个尾部，令 $Z_{1-\alpha/2}$ 表示标准正态分布的 $(1-\alpha/2)\%$。因此，用于检验 $f(\mu)=0$ 的上侧双侧 α 水平的临界区域为：

$$|S| > Z_{1-\alpha/2}\sqrt{\mathrm{Var}(S)}$$

其中"| |"代表 S 的绝对值，忽略符号。在这个备择假设 $f(\mu)=d$ 的临界区域，对于选定的 d，达到 $(1-\beta)\%$ 检验效能，我们需要：

$$d - Z_{1-\beta}\sqrt{\mathrm{Var}(S)} = Z_{1-\alpha/2}\sqrt{\mathrm{Var}(S)} \qquad (公式1.1)$$

其中 β 是总体 II 类错误水平，$Z_{1-\beta}$ 是标准正态分布的 $100(1-\beta)\%$。因此，对于双侧 α 水平检验，我们需要：

$$\mathrm{Var}(S) = \frac{d^2}{(Z_{1-\beta} + Z_{1-\alpha/2})^2} \qquad (公式1.2)$$

其中 $\mathrm{Var}(S)$ 未知，取决于样本量。一旦将 $\mathrm{Var}(S)$ 写成样本量的表达式，上述公式可以求解得到样本量。

根据公式1.2来设计一个两组试验，每组的样本量可以根据图1.2中给出的公式来估算。

分配比例 (r) 是指接受治疗 B 的受试者数量是接受治疗 A 受试者数量的 r 倍，即 $n_B = rn_A$。注意：当 $r=1$ 时，需要的 $n = n_A + n_B$ 最小。

1.5.1 CACTUS 实例

在 CACTUS 临床试验中（Palmer et al.，2012），长期患有卒中后失语症的受试者被随机分为：①常规治疗；②常规治疗联合自我管理的计算机化表达和语言治疗。

这项研究的主要兴趣结局是 6 个月时正确命名的单词数量变化。基于一项预试验(Palmer et al., 2012),单词检索改进的最小临床有意义差异为 10%,标准差为 17.38%。

假定 90% 的检验效能,双侧 I 类错误率为 0.05,分配比例 $r=1$,我们现在可以通过表 1.4 中的步骤估计样本量。

在确定了关键点后,可以将数值代入图 1.4 的公式中,计算如下:

$$n_A = \frac{(1+1)(Z_{1-0.1} + Z_{1-0.05/2})^2 17.38^2}{1 \times 10^2}$$

使用表 1.5 中的常见百分位数,计算出每组的样本量为 64。

表 1.4 优效性样本量计算需要的关键内容

步骤	概要
目标	优效性——$H_0: \mu_A = \mu_B$ vs. $H_1: \mu_A \neq \mu_B$
终点	改善词汇检索(正态)
错误	I 类错误 $\alpha = 0.05$
	II 类错误 $\beta = 0.1$,检验效能 $1 - \beta = 0.9$
效应量	$d = 10\%$
人群变异	$\sigma = 17.38\%$
其他	$r = 1$

表 1.5 常用百分位数的正常偏差

x	Z_{1-x}
0.200	0.842
0.150	1.036
0.100	1.282
0.050	1.645
0.025	1.960
0.010	2.326
0.001	3.090

第 3 章和第 4 章分别针对平行组试验和交叉试验为正态分布的试验数据提供了详细的计算。而第 12 章(平行组)和第 13 章(交叉试验)描述了二分类数据的计算方法。有序等级数据和生存数据的计算分别在第 19 章和第 20~22 章中。

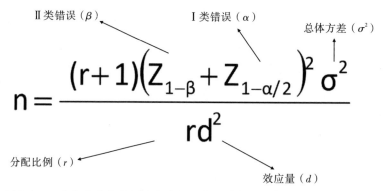

图1.4 正态分布终点的优效性平行组试验样本量计算公式

1.6 等效性试验

在某些情况下,研究目的不是显示其优效性,而是展示两种治疗方法不存在有临床意义的差异,即两种治疗方法是等效的。零假设(H_0)和备择假设(H_1)如下:

H_0:两种治疗用平均反应表示的疗效不同($\mu_A \neq \mu_B$)。

H_1:两种治疗用平均反应表示的疗效等同($\mu_A = \mu_B$)。

通常,这些假设以临床差异(d)的方式表达,在等效性试验中,用d_E表示:

H_0:$\mu_A - \mu_B \leq -d_E$ 或 $\mu_A - \mu_B \geq +d_E$。

H_1:$-d_E < \mu_A - \mu_B < +d_E$。

零假设的统计检验是交叉-并集检验(intersection-union test,IUT)的一个例子,其中零假设被表达为一个并集,而备择假设则是一个交叉。为了得出等效性的结论,我们需要拒绝零假设的每个组成部分。

注意在IUT中,每个组成部分都是在α水平下进行的复合检验,该复合检验也是α水平(Berger et al.,1996)。

在等效性试验中常见的方法是检验零假设的每个组成部分,这被称为双向单侧检验(two one-sided test,TOST)程序。在实践中,这在操作上等同于对$f(\mu)$构建一个$(1-2\alpha)\%$的置信区间,做出等效性的结论,前提是置信区间的每个端点完全落在$(-d_E, +d_E)$区间内(Jones et al.,1996)。这里区间$(-d_E, +d_E)$代表接受等效性的范围。

注意，由于每个检验都在 α 显著性水平下进行，因此在两个零假设下，犯Ⅰ类错误的总体概率小于 α(Senn，1997，2001)。因此，TOST 和 $(1-2\alpha)\%$ 置信区间方法是保守的。虽然有一些增强方法可以应用，但它们对于检验效能足够的正规临床试验没有实际意义(Senn，1997，2001)。因此，TOST 方法只会在等效性试验(以及后面的生物等效性试验)中进行讨论。

图 1.5 显示了如何使用置信区间来检验优效性、非劣效性和等效性试验中的不同假设。生物等效性的特殊情况将在后文讨论。

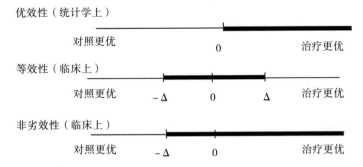

*：Δ 是可变的

图 1.5 等效性、非劣效性和优效性的差异

在图 1.5 中，"Δ"表示等效性和非劣效性界值，实线表示治疗差异的置信区间。

ICH E10(2000)对等效性试验和相关的非劣效性试验进行了一些详细描述，而 ICH E9(1998)和 ICH E3(1996)讨论了此类试验适当的分析方法。

在本节中，将首先推导样本量公式：

(1)对于治疗之间不等同的一般情况，如 $f(\mu) = \Delta$。

(2)采用与优效性试验相同的符号和假设。

(3)基于等效性界值 $-d_E$ 和 $+d_E$ 在 0 左右对称的假设。

接下来，本节将转向特殊情况，即将(1)替换为无治疗差异。

(1)对于无平均差异的特殊情况，如 $f(\mu) = 0$。

1.6.1 一般情况

与优效性试验一样，我们需要：

$$\frac{S - f(\mu)}{\sqrt{\mathrm{Var}(S)}} \sim N(0, 1)$$

因此，对于非零均值差异，$(1-2\alpha)\%$ 置信区间将是：

$$S - \Delta \pm Z_{1-\alpha}\sqrt{\text{Var}(S)}$$

为了获得等效性结论，置信区间的上下限应该落在 $\pm d_E$ 范围内：

$$S - \Delta - Z_{1-\alpha}\sqrt{\text{Var}(S)} > -d_E, \quad S - \Delta + Z_{1-\alpha}\sqrt{\text{Var}(S)} < d_E$$

（公式1.3）

因此，对于具有该临界区域的TOST程序，在备择假设下，对于选定的 d_E 和检验效能（$1-\beta$），有两个机会发生Ⅱ类错误。

$$\Delta + d_E - Z_{1-\beta_1}\sqrt{\text{Var}(S)} = Z_{1-\alpha}\sqrt{\text{Var}(S)},$$
$$\Delta - d_E - Z_{1-\beta_2}\sqrt{\text{Var}(S)} = -Z_{1-\alpha}\sqrt{\text{Var}(S)} \quad \text{（公式1.4）}$$

其中 β_1 和 β_2 是TOST程序下每个单侧检验发生Ⅱ类错误的概率，$\beta = \beta_1 + \beta_2$。因此，我们得到：

$$Z_{1-\beta_1} = \frac{\Delta + d_E}{\sqrt{\text{Var}(S)}} + Z_{1-\alpha}, \quad Z_{1-\beta_2} = \frac{\Delta - d_E}{\sqrt{\text{Var}(S)}} - Z_{1-\alpha} \quad \text{（公式1.5）}$$

另外，Senn（1997）考虑了以效能为基础的Ⅱ类错误的计算，因此其术语略有不同，但它们是等价的。

1.6.2 无治疗差异的特殊情况

在对称的等效界值下，我们得到：

$$S \pm Z_{1-\alpha}\sqrt{\text{Var}(S)}$$

因此，如果要获得等效性，应该：

$$S - Z_{1-\alpha}\sqrt{\text{Var}(S)} > -d_E, \quad S + Z_{1-\alpha}\sqrt{\text{Var}(S)} < d_E$$

在TOST程序下，选定的 d 和检验效能（$1-\beta$）的Ⅱ类错误是：

$$d_E - Z_{1-\beta}\sqrt{\text{Var}(S)} = Z_{1-\alpha}\sqrt{\text{Var}(S)},$$
$$-d_E - Z_{1-\beta}\sqrt{\text{Var}(S)} = -Z_{1-\alpha}\sqrt{\text{Var}(S)}$$

因此：

$$Z_{1-\beta/2} = \frac{d_E}{\sqrt{\text{Var}(S)}} - Z_{1-\alpha}$$

其中：

$$\text{Var}(S) = \frac{d_E^2}{(Z_{1-\alpha} + Z_{1-\beta/2})^2} \quad \text{（公式1.6）}$$

公式1.6中对于无治疗差异的特殊情况，样本量的直接估计见图1.6。

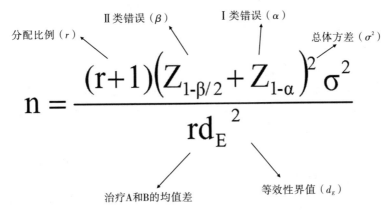

图 1.6 等效性平行组试验公式

1.7 示 例

设想一项研究一种新的类风湿性关节炎疼痛治疗效果的试验。现在的目标是证明新的疗法与标准疗法等效。主要终点疼痛采用 VAS 测量。最大临床可接受等效效应是平均差为 2.5 mm。预计标准差为 10 mm。假设单侧 I 类错误为 2.5%，检验效能为 90%。研究者希望估计每组的样本量。两种治疗方法之间的真正平均差异被认为是 0。

表 1.6 中提供了样本量计算需要的信息。

表 1.6 等效性样本量计算需要的关键信息

步骤	概要
目标	等效性——$H_0: \mu_A - \mu_B \leq -d_E$ 或 $\mu_A - \mu_B \geq +d_E$ vs. $H_1: -d_E < \mu_A - \mu_B < +d_E$
终点	改善 VAS
错误	I 类错误 $\alpha = 0.025$
	II 类错误 $\beta = 0.1$，检验效能 $1 - \beta = 0.9$
效应量	$d = 2.5$ mm
人群变异	$\sigma = 10$ mm
其他	$r = 1$

在确定了这些关键点之后，可以将数值代入图1.6的公式，得到：

$$n_A = \frac{(1+1)(Z_{1-0.1/2} + Z_{1-0.025})^2}{1 \times 2.5^2}$$

使用表1.4中的常用百分位数，计算每组的样本量为416例。

等效界值为2.5，标准差为10，估计每组需要纳入417例患者。

如果治疗差异只有0.5，相当于等效界值的20%，那么样本量需要增加至每组530例。样本量增加是由于治疗之间的差异很小时，要证明等效性比在治疗之间没有差异时更难。这是因为与假定的没有差异相比，均值差异与等效性边界之一更接近。

第5章描述了预期数据为正态时的计算。第15章讨论了更复杂的二分类数据的计算。有序等级数据和生存数据的计算分别见第19章和第20~22章。

1.8 非劣效性试验

在某些情况下，试验的目的不是证明两种治疗方法不同或等效，而是证明给定的治疗方法在临床上不差于另一种疗法，即一种治疗方法不劣效于另一种方法。非劣效性试验在实践中比等效性试验更常见，因为通常与对照组相比，被研究的疗法有改进被认为是可以接受的。

零假设（H_0）和备择假设（H_1）可能为：

H_0：给定治疗的平均效应更差。

H_1：给定治疗的平均效应非劣效。

与等效性试验一样，这些假设用临床差异d来表示，这也等同于临床可接受的最大差异（CPMP，2000；CHMP，2005）：

H_0：$\mu_A - \mu_B \leq -d_{NI}$。

H_1：$\mu_A - \mu_B > -d_{NI}$。

ICH E3（1996）和ICH E9（1998）详细介绍了非劣效性试验的分析，而ICH E10（2000）则详细介绍了d的定义。

为了得出非劣效性的结论，我们需要拒绝零假设。就本章前述的等效性假设而言，这等同于TOST程序中只检验这两个组成部分中的一个并简化为简单的单侧假设检验。在实践中，这在操作上同样是构造一个$(1-2\alpha)\%$置信区间和得出非劣效的结论，前提是置信区间的下限在$-d$之上。图1.4显示了如何使用置信区间来检验优效性、等效性和非劣效性的不同假设。

采用与优效性试验相同的符号和相同的假设,但使用 $f(\mu) = -\Delta$ 和额外假设非劣效性界值为 $-d_{NI}$,$(1-2\alpha)\%$ 置信区间的下限为:

$$S - \Delta - Z_{1-\alpha}\sqrt{\text{Var}(S)} \qquad (公式1.7)$$

为了得出非劣效的结论,置信区间的下限应该在 $-d_{NI}$ 之上:

$$S - \Delta - Z_{1-\alpha}\sqrt{\text{Var}(S)} > -d \qquad (公式1.8)$$

因此,在这个临界区域,我们需要 $(1-\beta)\%$ 的概率下限高于 $-d_{NI}$:

$$Z_{1-\beta} = \frac{-d_{NI} + \Delta}{\sqrt{\text{Var}(S)}} - Z_{1-\alpha} \qquad (公式1.9)$$

其中:

$$\text{Var}(S) = \frac{(d_{NI} - \Delta)^2}{(Z_{1-\alpha} + Z_{1-\beta})^2} \qquad (公式1.10)$$

非劣效性临床试验样本量可用图1.7的公式进行计算。

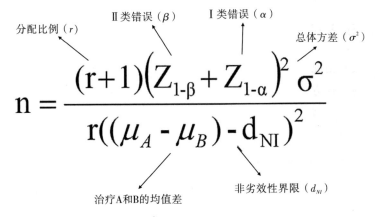

图1.7 非劣效性平行组试验公式

1.8.1 示 例

我们将开展一项试验来研究一种新类风湿性关节炎疼痛治疗方法的效果。这是一项非劣效性研究,目的是证明新的治疗方法和标准疗法一样好。主要终点疼痛将通过 VAS 进行测量。非劣效性界值为 2.5 mm,标准差预计为 10 mm。假设单侧Ⅰ类错误率为 2.5%,检验效能为 90%。研究者希望估计每组的样本量。两种治疗方法之间的真正平均差异被认为是 0。

样本量计算所需的信息见表1.7。

表1.7 非劣效性样本量计算需要的关键信息

步骤	概要
目标	非劣效性——$H_0: \mu_A - \mu_B \leq -d_{NI}$ vs. $H_1: \mu_A - \mu_B > -d_{NI}$
终点	改善 VAS
错误	I 类错误 $\alpha = 0.025$
	II 类错误 $\beta = 0.1$,检验效能 $1 - \beta = 0.9$
效应量	$d = 2.5$ mm
人群变异	$\sigma = 10$ mm
其他	$r = 1$

在确定了这些关键信息之后,可以将数值代入图1.7的公式,得到:

$$n_A = \frac{(1+1)(Z_{1-0.1} + Z_{1-0.025})^2}{1 \times 25^2}$$

使用表1.4中提供的常见百分位数,计算出每组样本量需要336例。

根据数据类型,第7章(正态)、14章(二分类)、19章(有序)、20~22章(生存)分别描述了不同数据类型的计算方法。

1.9 一样好或更好试验

对于某些临床试验,目的是证明给定的治疗方法在临床上并不差于或者优于对照组,即治疗组与对照组相比"一样好或更好"。因此,在这类试验中,检验了两个零假设和备择假设。首先,非劣效性零假设和备择假设设为:

H_0:给定治疗的平均效应更差($\mu_A \leq \mu_B$)。

H_1:给定治疗的平均效应非劣效($\mu_A > \mu_B$)。

若零假设被拒绝,则检验第二个零假设:

H_0:两种治疗的平均效应相同($\mu_A = \mu_B$)。

H_1:两种治疗的平均效应不同($\mu_A \neq \mu_B$)。

实际上,这两个零假设是通过构建95%置信区间来研究的,以确定区间的下限(或上限)。

图1.8强调了优效性和非劣效性两个独立的假设是如何被检验的。

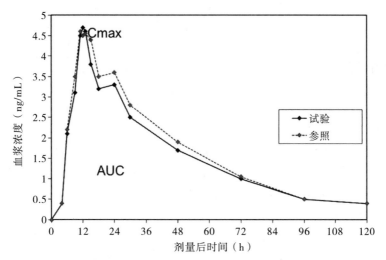

图 1.8 试验和参照配方药代动力学曲线示例（Cmax：最大浓度；AUC：浓度曲线下面积）

"一样好或更好"试验是优效性或非劣效性试验的一种特殊情况。然而，在本书中，我们将这类试验独立出来，以强调如何将优效性和非劣效性试验的零假设整合成一个封闭的检验程序，同时控制总体的Ⅰ类错误（Morikawa et al.，1995；Baue et al.，1996；Julious，2004a）。

为了介绍封闭检验程序，本节将首先描述先进行单侧非劣效性检验之后进行单侧优效性检验的情况。更常见的单侧非劣效性检验之后进行双侧优效性检验的内容将在后文进行描述。

在描述"一样好或更好"试验时，本书大量借鉴了 Morikawa 和 Yoshida（1995）的成果。CPMP（2000）最近发布了关于这个主题的要点文件。

1.9.1 非劣效和单侧优效性检验

非劣效性试验的零假设（$H1_0$）和备择假设（$H1_1$）可以写成：

$H1_0$：$\mu_A - \mu_B \leq -d_{NI}$。

$H1_1$：$\mu_A - \mu_B > -d_{NI}$。

也可以写成：

$H1_0$：$\mu_A - \mu_B + d_{NI} \leq 0$。

$H1_1$：$\mu_A - \mu_B + d_{NI} > 0$。

而相应的优效性试验的零假设（$H2_0$）和备择假设（$H2_1$）可以写成：

$H2_0$：$\mu_A - \mu_B \leq 0$。

$H2_1$：$\mu_A - \mu_B > 0$。

从这些假设的定义中可以清楚地看出，如果在 α 水平上拒绝 $H2_0$，那么 $H1_0$ 也将会被拒绝。此外，如果在 α 水平上没有拒绝 $H1_0$，那么 $H2_0$ 也不会被拒绝。这是因为 $\mu_A - \mu_B + d_{NI} \geqslant \mu_A - \mu_B$。因此，如果 $H1_0$ 和 $H2_0$ 均具有统计学显著性时，我们拒绝 $H1_0$ 和 $H2_0$；如果 $H1_0$ 不具有统计学显著性，则 $H1_0$ 和 $H2_0$ 均不能被拒绝；如果只有 $H1_0$ 具有统计学显著性，则只拒绝 $H1_0$。

基于这些特性，我们可以应用一个封闭的检验程序来同时探索非劣效性和优效性，并保持整体的 Ⅰ 类错误率，而无需调整 α。为了实现这一目的，首先研究交集假设 $H2_0 \cap H1_0$，如果被拒绝，然后对 $H1_0$ 和 $H2_0$ 进行检验。在这种情况下，$H2_0 \cap H1_0 = H1_0$，因此，通过以下两个步骤可以同时对非劣效性和优效性进行检验（Morikawa et al.，1995）。

首先通过假设 $H1_0$ 来研究非劣效性。如果 $H1_0$ 被拒绝，然后检验 $H2_0$。如果 $H1_0$ 没有被拒绝，则被研究的治疗劣效于对照治疗。

如果在下一步中拒绝 $H2_0$，我们可以得出结论，被研究的治疗优于对照治疗；如果 $H2_0$ 没有被拒绝，那么应该得出非劣效性的结论。

1.9.2　非劣效和双侧优效性检验

双侧优效性检验的零假设（$H3_0$）和备择假设（$H3_1$）可以写成：

$H3_0$：$\mu_A = \mu_B$。

$H3_1$：$\mu_A < \mu_B$ 或 $\mu_A > \mu_B$。

这相当于在 $\alpha/2$ 显著性水平上的 TOST——求和给出了总体 Ⅰ 类错误 α——对 $H2_0$ 和备择假设 $H2_1$ 进行检验，提出以下假设：

$H4_0$：$\mu_A \geqslant \mu_B$。

$H4_1$：$\mu_A < \mu_B$。

这种情况下应用封闭检验程序时，显然交集假设 $H1_0 \cap H3_0$ 总是被拒绝，因为它为空，因此可同时检验 $H1_0$ 和 $H3_0$。因为没有交集，可以采用以下步骤（Morikawa et al.，1995）：

1. 如果观察到的治疗差异大于零，且 $H3_0$ 被拒绝，则 $H1_0$ 也被拒绝，我们可以得出结论：被研究的治疗优于对照治疗。

2. 如果观察到的治疗差异小于零，$H3_0$ 被拒绝，$H1_0$ 没有被拒绝，则对照在统计学上优于被研究的治疗。如果 $H1_0$ 也被拒绝，那么被研究的药物比对照差，但不是劣效（实际上，这可能很难下结论）。

3. 如果 $H3_0$ 没有被拒绝，而 $H1_0$ 被拒绝，那么被研究的药物非劣效于对照。

4. 如果 $H1_0$ 和 $H3_0$ 都没有被拒绝，那么我们必须得出被研究的治疗不如对照的结论。

需要注意的是，在检验 $H1_0$ 和 $H3_0$ 时，使用前面描述的程序，$H3_0$ 将在双侧 α 显著性水平上进行检验，而 $H1_0$ 将在单侧 $\alpha/2$ 显著性水平上进行检验。因此，总体的显著性水平保持在 α。

1.10　生物等效性评估

在前文中，我们描述的试验是为了展示两种治疗在临床效果上等效。在等效性试验中，对照组可能在给药途径甚至是实际的药物治疗上完全不同，但我们希望确定的是它们在临床效果上是否等效。在生物等效性试验中，对照组表面上是相同的——可能只是变换生产地点，或者出于市场需求改变了配方。因此开展生物等效性研究是为了证明药物的两种配方有相似的生物利用度——血液中的药物浓度。生物等效性试验的假设是：如果这两种配方具有相同的生物利用度，那么我们就可以推断在有效性和安全性上两者有相同的治疗效应。因此，药代动力学生物利用度是临床终点的替代指标。如此，我们预期试验制剂和参照制剂的浓度-时间曲线是重合的，见图 1.8 的示例，即这两种制剂的安全性和有效性在临床上是等效的。

因此，在生物等效性研究中，我们通过评估试验配方和参考配方的浓度-时间曲线是否重叠，来确定这两种配方在体内是否具有生物等效性（Senn，1998）。这通常是通过评估吸收的速率和程度来进行的。药代动力学参数浓度曲线下面积（AUC）用于评估吸收程度，最大浓度（Cmax）用于评估吸收速率。图 1.8 给出了这些参数的图示。如果两种制剂具有生物等效性，那么它们可以在不需进一步进行临床研究的情况下进行互换，并且可被视为可以互换使用。

零假设（H_0）和备择假设（H_1）与等效性研究的假设相似：

H_0：试验配方和参考配方药物暴露量不同（$\mu_T \neq \mu_R$）。

H_1：试验配方和参考配方药物暴露量相同（$\mu_T = \mu_R$）。

与其他类型的试验类似，生物等效性研究的目标是检验零假设，以确定备择假设是否正确。"标准"生物等效性通常表明，在对数尺度上，试验药物的平均药物暴露量在参照组的 20% 范围内（CPMP，1998；FDA，2001，2003）。因此，零假设和备择假设可以重新表述为：

H_0：$\mu_T/\mu_R \leq 0.8$ 或 $\mu_T/\mu_R \geq 1.25$。

H_1：$0.8 < \mu_T/\mu_R < 1.25$。

如果我们可以证明平均比值完全被包含在 0.80~1.25 的范围内，我们就可以得出两个相互对比的配方具有生物等效性的结论。为了检验零假设，我们在5%的水平进行TOST,以确定是否$\mu_T/\mu_R \leq 0.8$或$\mu_T/\mu_R \geq 1.25$。如果这两种检验都不成立,那么我们可以接受$0.8 < \mu_T/\mu_R < 1.25$的备择假设。因为我们在同时对零假设进行两个检验,必须两者都被拒绝才能接受备择假设,Ⅰ类错误率保持在5%。类似于在本章前面讨论过的等效性试验,按照惯例,通常将TOST表示为围绕平均μ_T/μ_R比值的90%置信区间,它整合了两个单侧检验的结果。

总之,如果试验与参照制剂AUC和Cmax比值的90%置信区间均落在0.8~1.25范围内,则认为药物试验制剂生物等效于参照制剂。由于AUC和Cmax都必须等效才能宣布生物等效性,因此不需要考虑多重比较。

注意在这个例子中,当有多个终点时,可能会产生削弱统计检验效能的问题。生物等效性研究要求AUC和Cmax同时满足等效,因此未增加Ⅰ类错误率。但是,同时进行"和"比较可能影响Ⅱ类错误,这取决于终点之间的相关性,Ⅱ类错误翻倍从而影响检验效能(Koch et al., 1996; CPMP, 2002)。最极端的情况是,进行两个独立的"和"比较,则Ⅱ类错误率翻倍。但是,在这种情况下,AUC和Cmax是高度相关的,由于我们选择了两者中方差较高的一个来计算样本量,这意味着任何增加的Ⅱ类错误都可能被抵消,AUC或Cmax中的任何一个的检验效能都大于90%。这是因为它比该研究所支持的其他结果有更小的方差,因此其检验效能比整个研究的名义效能更高。

对于具有某些适应证的化合物,可能还需要评估其他参数,如Cmin(给定时间段内的最小浓度)或Tmic(给定时间段内高于最低抑制浓度的时间),可能也需要进行评估。

注意,接受生物等效性的标准可能取决于各种因素,如所遵循的监管机构的指南和化合物剂型的治疗窗,因此"标准"的标准可能并不总是适用。

本节介绍的方法也可应用于其他类型的体内评估,如评估食品(FDA, 1997),药物相互作用(CPMP, 1997; FDA, 1999b)或特殊人群(FDA, 1998, 1999a)。其他类型的体内评估的接受标准可能根据指南(FDA, 1999b)或先验临床评估(CPMP, 1997; FDA, 1997, 1999b)的不同而异。

值得注意的是,在检验零假设时,等效性试验和生物等效性试验存在统计学差异。在等效性试验中,通常在2.5%的水平上进行TOST,然后使用95%的置信区间表示;而在生物等效性试验中,常以5%的水平进行TOST,并使用90%的置信区间表示。因此,在生物等效性试验中,总体Ⅰ类错误率为5%,是等效性试验中总体Ⅰ类错误率(2.5%)的2倍。具体的样本量计算细节可参考第9章。

1.10.1 对数转换的理由

一个单室模型静脉注射药物剂量的浓度-时间曲线可以表示为:

$$c(t) = Ae^{-\lambda t}$$

其中 t 为时间，A 为 $t = 0$ 时的浓度，λ 为消除速率常数（Julious et al.，2000）。从这个公式可以明显看出，体内药物浓度以恒定的速率 λ 呈指数下降。只有当 $c_T(t) = c_R(t)$ 时，试验及其参考配方曲线重叠。在对数尺度上，这相当于 $\log(A_T) - \lambda_T = \log(A_R) - \lambda_R$，在 $\lambda_T = \lambda_R$（事先预设）时，$\log(A_T) = \log(A_R)$。因此，在对数尺度上，两条曲线之间的差异具有可加性。正是在这个尺度上，我们推导出药代动力学参数，如速率常数、λ 和半衰期（Jurius et al.，2000）。这个简单的基本原理也适用于统计上测量暴露（AUC）和吸收（Cmax）以及药代动力学方差估计（Lacey et al.，1997；Julious et al.，2000）。因此，除非有证据提示其他分布，否则假定数据遵循对数正态分布，即默认分析 log AUC 和 log Cmax。然后将对数尺度（试验 – 参照）上的差异进行逆转换获得一个比值。这个逆转换比值及其相应的90%置信区间被用于评估生物等效性。

1.10.2 使用变异系数的理由

所有生物等效性试验的统计推断都在对数尺度上进行，并进行逆运算转换到原始尺度上进行解读。因此，统计推断和样本量计算是基于对数尺度上对个体变异的估计。对原始尺度上的平均效应的解读，能够在原始尺度上测量变异也很好。这个变异性的度量通常是变异系数（CV），因为对于对数正态分布的数据，在算术尺度上的 CV 和对数尺度上的标准差 σ 之间存在以下确切关系（Dilletti et al.，1991；Julious et al.，2000）：

$$\mathrm{CV} = \sqrt{(e^{\sigma^2} - 1)}$$

对于小的方差 σ^2 估计（$\sigma < 0.3$），CV 近似为：

$$\mathrm{CV} = \sigma$$

1.11 给定精度的估计

我们在前文讨论了一些临床目标，例如证明等效性的计算。然而，通常会进行初步或预试验，其目的是提供关于潜在数值范围的证据，以便进行后续的确证研究（Day，1988；Wood et al.，1999；Julious et al.，2004；Julious，2004a）。这类研究的样本量确定可能更多地基于可行性而非正式计算样本量（Julious，2005d）。

在给定药物的开发过程中，对参考人群中兴趣终点的受试者间和受试者内变异的估计是合理可靠的,但期望的治疗差异幅度将是未知的。例如,当考虑一种试验性治疗对生物标志物的影响时,可能就是这种情况(Biomarkers Definitions Working Group, 2001),或其他措施可能不直接指示临床结果,但可能指示药理作用机制。这种情况下,药物和生物标志物的开发处于早期的阶段,不会对预先指定的治疗差异有兴趣,也不会对任何观察到的治疗差异进行统计检验。这样的探索性或"学习"研究(Sheiner, 1997)中,在本书中提出的是,选择样本量是为了在研究发现中提供一个给定的精度水平,而不是以传统的方式为预先制定的治疗差异(实际上未知的)提供足够的检验效能。

对于这样的研究,与其检验一个假设,不如对未知的 $f(\mu)$ 给出一个区间估计或置信区间。

回顾一下,$f(\mu)$ 的 $(1-\alpha)\%$ 置信区间半宽为:

$$w = Z_{\alpha/2}\sqrt{\mathrm{Var}(S)} \qquad \text{(公式 1.11)}$$

因此,如果能够明确 w 的要求,并用"n"代替 $\mathrm{Var}(S)$,那么上述表达式可以求解 n。但需要注意的是,如果样本量是基于精确计算,那么方案应该清楚地说明这点,这是确定研究规模的基础。还应强调的是,研究的设计并不是为了进行正式的假设检验。

当样本量主要基于实际考量时,也会出现类似的情况。在这种情况下,可以引用半置信区间的估计精度,在讨论样本量时提供这些信息。同样地,研究方案中必须明确指出,研究规模是根据实际情况确定的,而不是正式的样本量计算。

当希望量化多个剂量的潜在效应,或在主要终点具有检验效能但同时在特定亚组比较中仍有足够的精度时,估计方法也可能非常有用(Julious, 2012)。前者是临床试验一个可能被忽视的考量,即便有一些监管方面的支持,如 CPMP(2002)在临床试验多重性问题考虑要点中指出:

"有时,一项研究无法通过足够的效能来确定单一有效且安全的剂量,但成功地证明了随着剂量增加和临床效应之间总体的正相关性。这已经是一个非常有价值的成果了。估计值和置信区间可以用于规划未来研究的探索方向。"

事实上,在早期阶段或预试验中,与其让单一剂量与安慰剂对照相比获得足够的效能,不如基于精度方法设计研究,从而获得几个剂量相对于安慰剂对照的估计值。正如 CPMP 所指出的,这可能是一个信息量非常丰富的试验。

第 10 章、16 章、19 章和 20~22 章分别讨论了正态、二分类、有序和生存数据的精确试验的样本量计算。

1.12 小　结

本章简要概述了样本量计算所需的步骤,强调了在进行临床试验时如何根据不同试验目标设定和定义 I 类错误,以及这些错误如何影响对真实人群治疗反应的推断。

在后续章节中,我们将对不同试验目标的样本量方法(表 1.8)进行更详细的描述。本章中的计算适用于结局为正态分布的试验,后续章节将描述主要结局为其他分布形式试验的样本量计算方法。

表 1.8　不同试验目的假设总结

类型	描述	假设
优效性	确定是否有证据表明治疗 A 和治疗 B 预期结局有差异	$H_0: \mu_A = \mu_B$ vs. $H_1: \mu_A \neq \mu_B$
非劣效性	确定是否有证据表明临床上治疗 A 在临床差异 d_{NI} 范围内并不劣效于治疗 B	$H_0: \mu_A - \mu_B \leq -d_{NI}$ vs. $H_1: \mu_A - \mu_B > -d_{NI}$
等效性	确定是否有证据表明治疗 A 和治疗 B 之间没有有临床意义的差异 d_E	$H_0: \mu_A - \mu_B \leq -d_E$ 或 $H_0: \mu_A - \mu_B \geq +d_E$ vs. $H_1: -d_E < \mu_A - \mu_B < d_E$
生物等效性	确定是否有证据表明治疗 A 和治疗 B 之间的生物利用度没有临床意义的差异 d_{BE}	$H_0: \mu_A/\mu_B \leq d_{BE}$ 或 $H_0: \mu_A/\mu_B \geq 1/d_{BE}$ vs. $H_1: d_{BE} < \mu_A/\mu_B < 1/d_{BE}$

(雷翀　译,郑仔钰　审)

第 2 章

计算样本量的七个关键步骤

2.1 简 介

样本量的实际计算是迭代计算过程的最后一步。本章将描述从定义试验目标到选择适当终点的一些步骤,并解释这些要素之间的交互作用如何影响样本量。

2.2 第一步:确定试验目标

如第 1 章所述,首先要做的决定是确定试验的主要目标。这决定了统计零假设和备择假设的定义。第 1 章描述了可评估的主要试验目标,包括优效性、非劣效性、等效性、生物等效性、基于精度。

即使在单个试验中,我们也可能评估多个目标,例如,在"一样好或更好"的试验中,可以用分层的方法同时评估非劣效性和优效性。

在有多个治疗组的情况下,还可能根据对照组的不同选择评估不同的目标。例如,在一个三组试验中,新的研究治疗可能与安慰剂和活性对照同时比较,与安慰剂比较以评估优越性,与活性对照比较以评估非劣效性。在这里,应该确定试验的主要目标。该研究的样本量将基于这一主要目标。

2.3 第二步:确定终点

接下来需要决定试验中要评估的终点。主要终点应能够评估试验的主要目标。终点选择的具体细节不在本书详述,它取决于多种因素,如试验目标等。

对于样本量计算的实际原理,计算将取决于终点的分布形式及其是不是正态、二分类、等级、生存(时间－事件)数据。

为了不同目标设置的不同终点将在后续章节中讨论。

2.4 第三步：确定效应量(或界值)

第一步和第二步相对容易完成，而确定计算样本量所需的效应量大小(或界值)则具有挑战性。

样本量计算旨在提供足够的检验效能，以在备择假设正确的情况下拒绝零假设。

就优效性试验而言，零假设可能是两个均值相等，而备择假设是两均值差异为"d"。d 是临床上重要的目标效应，是决定样本量的主要因素。将效应量减少一半将使所需的样本量增加 4 倍(Fayers et al., 1995)。

在某种程度上，确定适当的效应量大小(或界值)确实存在定性的成分。然而，最好基于某种形式的定量评估来进行样本量计算，特别是在已确定所选终点信息的研究人群中。

2.4.1 估计目标

在本章的背景下，需要事先与试验的预期目标与目标差异的量化相结合。国际协调会议(ICH)在 ICH E9 的补充说明中定义估计目标为(ICH E9 R1, 2020)：

> "解决试验目标所提出的兴趣科学问题的估计目标。估计目标的属性包括兴趣人群、兴趣变量(或终点)，明确兴趣科学问题中的伴发事件，以及变量在人群水平的汇总。"

该补充说明强调了估计目标对于准确提供治疗选择的重要性。应该清楚描述药物的效果。这些描述可能会因每个个体对治疗的反应方式不同而变得复杂。正如补充说明所讨论的，这是因为某些患者耐受药物，而其他人不耐受。因此一些受试者需要调整药物，包括额外使用其他药物，但其他人则不需要。如果没有准确理解试验中观察到的治疗效应，就有误解疗效的风险。

随机试验被设计用来获得对效应的无偏估计。然而，某些事件的发生会使治疗效应的描述和解读复杂化。在 ICH 补充说明中，这些事件被称为伴发事件，并被定义为：

> "治疗开始后发生的事件，要么阻止了对变量的观察，要么影响了对其解释。"

伴发事件的定义包括替代治疗方法(如补救药物)、停止治疗和变换治疗。

Rosencrantz 讨论了估计目标是如何通过考虑这些随机化后事件，来定义感兴趣的临床效应的（Rosencrantz，2017）。

Akacha 等人讨论了如何定义临床试验中的兴趣科学问题，对于进行相应的试验设计、分析和解读至关重要（Akacha et al.，2017）。他们将估计目标定义为患者无法依从治疗时的临床特征，或者涉及依从治疗的疗效和安全性。这些讨论强调了在评估临床效应时，如何分析治疗效应估计中依从和非依从治疗的重要性。

本章的重点是样本量的计算。然而，适当的估计目标也至关重要，因为它将影响对兴趣效应量的定义及用于计算样本量的方法。

2.4.2 量化效应量

在估计样本量时，计算取决于设置的 Ⅰ 类和 Ⅱ 类错误水平，以及样本量计算中特别关键的目标效应量的量化值。

目标效应是至少与最小临床重要差异一样大的效应，这将使当前评估新治疗的试验能得出优效性的结论。

最小有临床意义的差异是一种效应，如果观察到这么多的效应，将证明治疗是有效的。目标差异需要至少有这么大，因为可能已经存在许多有效的治疗方法可作为治疗选择，因此能改变临床实践的新治疗方法的临床效应需要大于已有的治疗方法。

已经制定并发布了关于临床试验目标效应量化的指南。这些方法描述了 7 种用于选择目标差异的方法（Cook et al.，2017，2018a，2018b，2019；Sones et al.，2018）。表 2.1 列出了不同方法的概要。

这 7 种方法并不相互排斥（图 2.1）。在效应量的量化中，研究人员可以很好地审查证据，进行预试验，获得专家的观点并考虑卫生经济效益。然而，在研究方案中描述如何确定目标效应是很重要的。

在实践中，英国公共资助的试验中确定效应大小最常见的方法是对证据进行回顾，超过一半的研究使用了实证评估（Rothwell et al.，2018）。

2.4.3 获得对治疗效应的估计

如果我们有多个临床研究，那么我们需要获得对治疗效应的总体估计。为了做到这一点，我们可以遵循 meta 分析方法（Whotehead et al.，1991）。为了获得几项研究的总体估计，我们可以使用：

$$d_s = \frac{\sum_{i=1}^{k} w_i d_i}{\sum_{i=1}^{k} w_i} \quad \text{（公式 2.1）}$$

表2.1 可以用于确定目标差异选择的方法

锚定：在这种情况下，可以使用另一个已知且已建立的临床结局来帮助量化所计划的主要结局的效应。例如，假设已知总生存率的目标差异，但当前研究设计的主要结局是无进展生存。这两个结局之间的相关性可以用于量化无病生存的目标差异(Julious et al., 2014)。

分布：这里使用的方法是根据分布变异来确定一个值。例如，对于一个二分类结局，患者的比例被限制在(0, 1)范围内。如果预期对照组发生该事件的患者比例为 0.15。目标效应是 0.10 时，就需要考虑将发生该事件的患者比例降低到 0.05 是否现实。

卫生经济：利用经济评价原则来为如何量化目标差异提供信息的方法。出于卫生经济方面的考虑，或创新公司需要获得投资回报(Julious et al., 2005)，目标差异可能需要大于有临床意义的差异。这里的目标差异可以通过比较成本与健康结局的方法来映射，以定义一个阈值，即达到多大治疗效应，决策者愿意为新的被研究的治疗支付额外的费用。

标准化效应量或 Delta 方法：在标准化尺度上的效应大小定义了差异值。对于连续结局，可以使用标准化差异，$\delta = d/\sigma$ 或 delta（见第 3 章）。当测量二分类或生存（时间－事件）结局时，可以用类似的方式使用风险比作为替代指标。Cohen(1988)设置的边界定义小效应为 0.2，中等效应为 0.5，大效应为 0.8。在英国公共资助试验中，使用的平均标准化差异为 0.3(Rothwell et al., 2018)。

试点研究(预研究)：可以进行试点或二期研究，以指导试验选择适当的目标差异。此时需要谨慎行事，因为这需要考虑不同研究之间的方法学差异(如患者的纳入标准)，这些将对目标差异产生影响。

寻求观点：目标差异是基于卫生专业人员、患者或其他人的观点。

基于证据的综述：目标差异来自从随机对照试验的系统综述或 meta 分析中获得的有关研究问题的当前证据。在缺乏随机证据时，也可以用类似的方法使用来自观察性研究的证据。

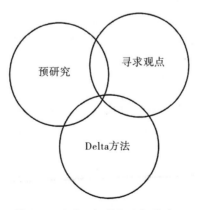

图 2.1 说明如何量化目标效应

其中，d_s 是对所有研究总体反应的估计，d_i 是对研究 i 反应的估计，w_i 是研究 i 的方差的倒数 $[w_i = 1/\mathrm{Var}(d_i)]$，$k$ 是研究数。因此，定义：

$$d_i \sim N(d_s, w_i^{-1}) \qquad (公式2.2)$$

然后得到：

$$\sum_{i=1}^{k} w_i d_i \sim N\left(d_s \sum_{i=1}^{k} w_i, \sum_{i=1}^{k} w_i\right) \qquad (公式2.3)$$

我们可以定义总体反应：

$$d_s \frac{\sum_{i=1}^{k} w_i d_i}{\sum_{i=1}^{k} w_i} \sim N(\mu, \sigma) \qquad (公式2.4)$$

其中，σ 为总体方差，μ 为总体均值。d_s 的方差被定义为 $S_s = 1/\sum_{i=1}^{k} w_i$，因此从以下公式可以获取总体估计的95%置信区间：

$$d_s \pm Z_{1-\alpha/2} \sqrt{\frac{1}{\sum_{i=1}^{k} w_i}} \qquad (公式2.5)$$

请注意，这里应用的方法是固定效应 meta 分析的方法。"真实"对照组中的率在试验-试验之间的随机变异性尚未研究。本节描述的方法可以进行这项研究。

我们可以应用一种随机效应的方法，用 w_i^* 代替 w_i，其中 w_i^*（Whitehead et al.，1991）：

$$w_i^* = (w_i^{-1} + \tau^2)^{-1} \qquad (公式2.6)$$

其中，τ 被定义为：

$$\tau^2 = \frac{\sum_{i=1}^{k} w_i (d_i - d_s)^2 - (k-1)}{\sum_{i=1}^{k} w_i - \left(\sum_{i=1}^{k} w_i^2 / \sum_{i=1}^{k} w_i\right)} \qquad (公式2.7)$$

简单地说，τ 可以被粗略地看作：

$$\tau^2 = \frac{各组间治疗差异的变异}{组间差异的变异} \qquad (公式2.8)$$

如果 $\tau^2 = 0$，则使用固定效应分析的加权法。

相应的（随机效应）置信区间将通过以下公式获得：

$$d_s \pm Z_{1-\alpha/2} \sqrt{\frac{1}{\sum_{i=1}^{k} w_i^*}} \qquad (公式2.9)$$

固定效应和随机效应 meta 分析的相对优点不在这里讨论。本章所应用的方法是固定效应的 meta 分析。

需要强调的是,重要的不是随机效应分析,而是随机效应计划。在计划一项试验时考虑回顾性数据的基本假设是,真实反应率在试验-试验中是相同的,观察到的反应率只根据抽样误差而变化。事实上,这就涉及不同试验的异质性,特别是按时间顺序连续进行或在不同地区开展的试验。这将在第2.5.2 节中的一个示例中进行更详细的讨论。

2.4.4 二分类终点示例

假设我们正计划在类风湿性关节炎人群中开展一项研究,其中以二分类应答者终点 ACR20 作为主要终点。现在,ACR20 本身是什么并不重要,但这是美国风湿病学会(ACR)的量表,其中应答者被定义为改善20%的人。因此,主要的终点是应答者的比例。数据见表2.2,图2.2是应答(活性药物与安慰剂)绝对差异的图形总结。底部两行(固定和随机效应)使用固定效应和随机效应的 meta 分析来估计总体应答。在这个示例中,选择了固定效应来给出总体估计。

这些结果可以用来考量当前计划中的研究效应量大小。从该分析看,安慰剂的总应答率为32%,而活性药物的总应答率是50%——这些是由此处未呈现的单独的 meta 分析估计的。如图2.2所示,活性药物和安慰剂之间的差异的总体估计为18%(= 391.07/2146.95;表2.2),而最小观察差异为12%。

当研究团队讨论研究中使用什么治疗效果时,这些分析可以作为基础。

表2.2 类风湿关节炎人群中活性药物与安慰剂相比的 ARC20 绝对差异的数据

试验	p_A	n_A	p_B	n_B	d_i	w_i	$w_i d_i$	τ^2	w_i^*	$w_i^* d_i$
依托考昔I	0.409	357	0.587	353	-0.178	733.21	-130.51	0.002	297.30	-52.92
依托考昔II	0.274	323	0.579	323	-0.305	729.64	-222.54	0.002	296.71	-90.50
塞来昔布I	0.290	231	0.440	235	-0.150	515.50	-77.33	0.002	253.83	-38.08
塞来昔布II	0.230	221	0.390	228	-0.160	542.07	-86.73	0.002	260.11	-41.62
罗非昔布I	0.303	297	0.514	311	-0.211	660.37	-139.34	0.002	284.57	-60.04
罗非昔布II	0.403	295	0.525	295	-0.122	602.08	-73.45	0.002	273.18	-33.33
帕瑞昔布 I	0.320	222	0.480	212	-0.160	463.49	-74.16	0.002	240.54	-38.49
帕瑞昔布 II	0.320	226	0.470	209	-0.150	464.10	-69.62	0.002	240.71	-36.11
总体						4710.47	-873.67		2146.95	-391.07

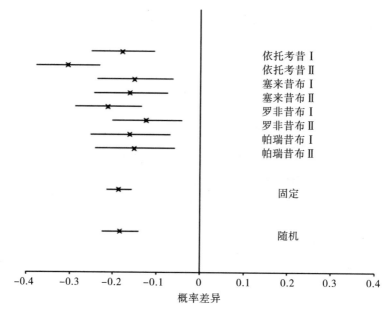

图2.2 类风湿关节炎人群活性药物与安慰剂相比的ACR20绝对差异的meta分析

2.4.5 正态终点示例

假设与类风湿关节炎的例子相同的治疗,我们计划在骨关节炎人群中进行第二项研究。计划试验中使用的一个终点是西安大略大学(Western Ontario)和麦克马斯特大学(McMaster)骨关节炎指数(WOMAC)的身体功能,用视觉模拟评分法(VAS)测量(表2.3;图2.3)。

表2.3 WOMAC身体功能数据的个体研究

试验		d_i	n_a	n_b	w_i	$w_i d_i$	τ^2	w_i^*	$w_i^* d_i$
依托考昔	膝(6周)	0.94	60	112	39.07	36.67	0.042	14.72	13.82
依托考昔	膝或髋(12周)	0.39	56	224	44.80	17.61	0.042	15.47	6.08
塞来昔布	髋(12周)	0.59	221	217	109.49	64.19	0.042	19.43	11.39
塞来昔布	膝(12周)	0.32	230	218	111.92	35.26	0.042	19.51	6.15
帕瑞昔布	髋(12周)	0.21	117	111	56.96	11.98	0.042	16.70	3.51
帕瑞昔布	膝(12周)	0.22	205	201	101.49	22.26	0.042	19.16	4.20
罗非昔布	膝或髋(6周)	0.65	69	227	52.92	34.62	0.042	16.33	10.68
总体					516.65	222.60		121.31	55.84

一个明显的问题是,不同的研究使用了不同的 VAS。这可以通过使用不依赖量表的标准化效应估计$(\bar{x}_A - \bar{x}_B)/s$来替代平均差异$\bar{x}_A - \bar{x}_B$,并对这些标准化差异(表 2.3 中的$d_i$)进行 meta 分析(Whitehead et al, 1991)。

对于标准的 meta 分析,这可能是一个问题,因为我们普遍认为$(\bar{x}_A - \bar{x}_B)/s$比$\bar{x}_A - \bar{x}_B$更难解读。就解读而言,使用标准化效应更简单直接,这将在第 3 章中讨论。这些都被用于样本量的计算和表格的构建。

在这个分析中,总体标准化效应为 0.46(= 55.84/121.31),假设标准差为 22 mm,则等于相差 10 mm,因为 0.46 = 10/22(实际上 0.46 = 10.12/42,因为有一点舍入误差)。此外,观察到的最小效应为 0.22(相当于 4.5 mm 的差异)。

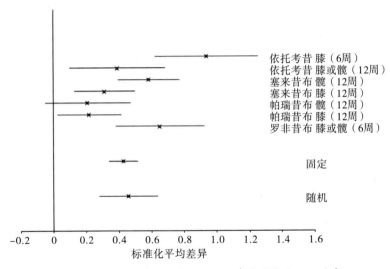

图 2.3　不同 COX-2 临床试验中 WOMAC 身体功能的 meta 分析

2.4.6　经验数据中量化效应量的问题

到目前为止,我们已经讨论了通过使用经验数据来量化效应量的挑战,特别是通过汇总一些研究。然而,假设我们只有一个试验的信息,效应量该如何确定呢?

考虑这个问题之前,我们首先需要考虑以下情况。我们设计了一个研究,假设标准差为s,效应量为d,计算了一个样本量n,检验效能为 90%,双侧显著性水平为 5%。

试验施行后,观察到和设计完全相同的效应(d)和相同的标准差(s)。那么,双侧P值是多少?它不是 5%,实际上$P = 0.002$,远低于设计之初设定的显著性水平。其原因是备择假设下的分布。

假设备择假设为真，则反应的分布为图 2.4 中显示的"d"周围居中分布。如果备择假设为真，则看到大于"d"的效应的概率只有 50%，甚至可能看到效应为 0 或一个 $P > 0.05$ 的效应——这就是为什么会出现 II 类错误（在实际存在差异时宣布没有差异的可能性）。

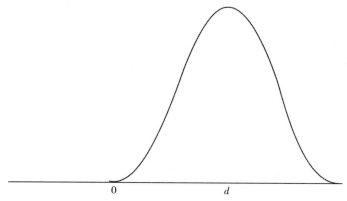

图 2.4　图示备择假设下的治疗反应

事实上，为了得到 $P < 0.05$ 的统计学显著性结果，如果数据分布在研究所依据的真实效应"d"的周围，那么我们只需要看到 $d = 0.60$ 的效应。这种差异被称为最小可检测差异。正是观察到的差异将得出一个统计学显著性结果。

我们讨论的结果是，如果要将单个研究观察到的效应用于设计未来研究的效应量大小，需要小心谨慎。为了确保计划中的研究具有设定的效应量大小所需的效能（基于经验数据），观察到的 P 值需要接近 0.002 而不是 0.05。

2.4.7　从经验数据中量化效应量的其他问题

使用经验数据存在问题，如图 2.5 所示。在这个例子中，两个研究是依次进行的，因此第二个试验仅在第一个研究具有统计学显著性时才进行。这个决断和行动意味着第一个研究在备择假设下的结果遵循截断正态分布。对于研究 1，截断点是效应量在该点以上时具有统计学显著性的点。

注意，在本章中，图 2.4 和图 2.5 都是在 $P < 0.05$ 的截断点下解读的。

对截断正态分布的期望如下，如果 $E(\gamma) = \mu^*$，其中 μ^* 是截断正态分布的期望，则：

$$E(\gamma) = \mu^* = \mu + \sigma \left[\frac{\varphi\left(\frac{a-\mu}{\sigma}\right)}{1 - \Phi\left(\frac{a-\mu}{\sigma}\right)} \right] \quad \text{（公式 2.10）}$$

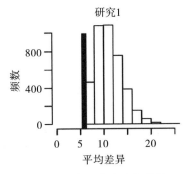 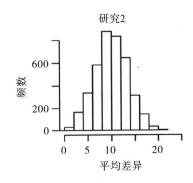

图 2.5 顺序开展的两个研究

其中，$\Phi(\cdots\cdots)$ 为累积分布函数，$\phi(\cdots\cdots)$ 为概率分布函数。这里，μ 和 σ 是潜在正态分布的均值和标准差，a 为截断点。因此可以观察到 $\mu^* > \mu$，即截断分布的平均值。

这意味着，如果一项研究或调查的点估计被用作另一项研究的目标效应，计划研究的开始依赖于用于估计目标效应研究的成功，那么这个点估计将是有偏倚的。然而，如果使用另一项研究的点估计，则该研究的效能越大，偏倚就越小。

如果第一个研究只有 80% 的效能，那么它对效应高估了 11%，这意味着计划的研究将夸大效应。

通常在进行初步研究时，它对最终研究的主要终点效能不足，而对替代或其他结局具备效能。最终研究的结局可能也在第一次试验中进行评估，但不作为次要结局。

对于主要结局，让 μ_1 表示潜在正态分布的效应，μ_1^* 表示来自截断正态分布的效应。次要结局的平均效应估计：

$$\mu_2 = \mu_2^* - \rho \frac{\sigma_2}{\sigma_1}(\mu_1^* - \mu_1) \qquad （公式 2.11）$$

其中，σ_1 和 σ_2 为主要和次要结局的标准差，ρ 为主要和次要结局之间的合并相关系数。因此，如果主要结局存在偏倚，次要结局也会存在偏倚。

表 2.5 在表 2.4 的基础上扩展提供了依次进行的研究之间的次要结局效应比。假设不同主要和次要结局具有不同相关性的情况下，$\sigma_1 = \sigma_2$。第二列给出了主要结局的偏倚为 0.89(80% 的效能)，然后可以看到主要和次要结局之间的相关性对偏倚的影响。

表2.4 顺序研究的点估计的比

效能	研究2/研究1比值
0.80	0.89
0.85	0.92
0.90	0.94
0.95	0.97
0.99	0.99

表2.5 主要和次要结局之间不同相关性的顺序研究中次要结局的点估计的比

ρ	主要结局偏倚				
	0.89	0.92	0.94	0.97	0.99
0.1	0.99	0.99	0.99	1.00	1.00
0.2	0.98	0.98	0.99	0.99	1.00
0.3	0.97	0.98	0.98	0.99	1.00
0.4	0.96	0.97	0.98	0.99	1.00
0.5	0.95	0.96	0.97	0.99	1.00
0.6	0.93	0.95	0.96	0.98	0.99
0.7	0.92	0.94	0.96	0.98	0.99
0.8	0.91	0.94	0.95	0.98	0.99
0.9	0.90	0.93	0.95	0.97	0.99

2.4.8 锚定法示例

目前研究者正在设计一项研究，计划以卒中影响量表(SIS-16)作为主要结局，评分范围为0~100分。假设为了这个例子的目的，SIS-16有临床意义的效应所知有限，但我们知道SIS-16与Rankin量表(范围0~6)相关，而Rankin量表的兴趣效应量是已知的。

为了说明计算过程，首先将每个量表围绕已确定有临床意义的结局分界点进行二分(表2.6)。

对于Rankin量表，样本评分0或1分增加10%的比例被认为是有临床意义的差异或改善。

因此，对于Rankin量表中评分为0或1分的受试者，与安慰剂治疗相比，活性药物使评分增加10%，被认为是临床重要的效应，这个简单计算表明，

100 分 SIS - 16 量表上约 4 分的平均效应与 Rankin 量表上的这种效应相当。

表 2.6 通过将 SIS - 16 与 Rankin 二分量表关联来估计效应量的示例

第 1 步：计算每个 Rankin 分类的平均得分	
Rankin	平均 SIS - 16
0 ~ 1	90
2 ~ 5	51

第 2 步：估计活性药物和安慰剂的比例			
Rankin	平均 SIS - 16	观察到安慰剂比例	预期活性药物比例
0 ~ 1	90	0.33	0.43
2 ~ 5	51	0.67	0.57

第 3 步：平均得分与相应的样本比例相乘，在不同类别中的总和					
Rankin	平均 SIS - 16	观察到安慰剂比例	均值×比例（安慰剂）	预期活性药物比例	均值×比例（活性药物）
0 ~ 1	90	0.33	29.7	0.43	38.7
2 ~ 5	51	0.67	34.2	0.57	29.1
预期均值总和			63.9		67.8

第 4 步：活性药物和安慰剂的均值差异用于评估 SIS - 16 的治疗效应					
Rankin	平均 SIS - 16	观察到安慰剂比例	均值×比例（安慰剂）	预期活性药物比例	均值×比例（活性药物）
0 ~ 1	90	0.33	29.7	0.43	38.7
2 ~ 5	51	0.67	34.2	0.57	29.1
预期均值总和			63.9		67.8
治疗效应					67.8 - 63.9 = 3.9

2.4.9 选择等效性或非劣效性界限

从公共卫生的角度来看，在进行非劣效性试验时，我们希望做的是保护标准疗法已经建立的疗效(Datta et al., 1998)。这是通过量化非劣效性界值来完成的。该界值被定义为临床上可接受的最大差异，超过这个最大差异将影响临床实践(CHMP, 2000)。该差异也不能是(ICH E10, 2000)：

"在计划的试验设置中，大于活性(对照)药物与安慰剂相比能够可靠预期的最小效应。"

然而，除此之外，并没有多少正式的指导。Jones、Jarvis、Lewis 等

(1996)建议，界值的选择应设置在活性对照和安慰剂预期临床意义差异的一半。虽然CHMP(1999)的一篇概念论文中最初指出，对于非死亡率研究，可能可以接受等效性界限，但没有严格的监管指导。

"与安慰剂相比的既定优效的1/2或1/3，特别是如果新药物具有安全性或依从性优势。"

尽管随后的CHMP(2005)指南草案已经偏离了这样明确的指导，但它指出：

"将非劣效性界值定义为活性对比物与安慰剂之间差异的比例并不合适。这些想法旨在确保测试产品优于(假定的)安慰剂；然而，它们可能无法达到这个目的。如果参考产品与安慰剂相比有很大优势，这并不意味着大的差异不重要，这只是意味着参考产品非常有效。"

CPMP还提到了确保在从参考产品切换到测试产品时没有"重要的疗效损失"的界值，并且该界值可以从"调查从业者认为不重要的差异范围"中定义。

可以参考一些回顾性的优效性比较来确定可接受的等效性或非劣效水平(Wiens, 2002; D'Agostino et al., 2003, Hung et al., 2003)。间接与安慰剂比较的方法学已经由Hasselblad和Kong(2001)详细讨论过。

2.4.9.1 活性对照的考量

在计划非劣效性试验设计时，活性对照应考虑以下3点("ABC")(Julieus, 2011; Julieus et al., 2008)：

1. 在安慰剂对照试验和活性对照的非劣效性试验中，活性对照的测试(assay)敏感性是存在的。

2. 通过确保安慰剂对照试验和活性对照试验的患者群体和主要疗效终点基本相同等步骤，可以最小化偏倚(bias)。

3. 对共同对比物效应的恒定(constancy)假设。相继进行的两个试验(试验1和试验2)，试验1中治疗B与安慰剂相比的对照效应，与试验2中治疗B与"安慰剂"相比的对照效应相同。

此外，为了证明与活性对照相比，被研究的治疗没有临床意义的劣效性，非劣效性研究往往涉及间接的试验间交叉评估。间接的推断是通过将被研究的治疗与对照治疗进行比较，来判断新治疗是否保留了部分对照效果或优于未同时研究的"安慰剂"。

然而，这存在一个问题，因为试验1中与安慰剂相比的效应估计可能在试验2的比较中被高估，由于随着时间推移对安慰剂效应改善，即安慰剂"蔓延"。然而，由安慰剂"蔓延"所导致的对照效应缺乏恒定性的问题无法进行正式测试(Wang et al., 2002; Wiens, 2002; D'Agostino Massaro et al., 2003; Hung et al., 2003; Snapinn, 2003; Wang et al., 2003; CHMP, 2005)。尽管对恒定性违背的教育评估可能有所帮助(Wang et al., 2003)。

为了确保界值的选择,从而确保研究没有偏倚,以下因素对定义非劣效性界值很重要:

1. 相对于试验1,在已完成的安慰剂对照试验中,对照效应的异质性及其可变性应该如何被整合?

2. 是否应该对近期(最新)的研究和(或)效应较小的研究的反应赋予不同的权重?

3. 考虑安慰剂"蔓延"的保留部分应该是多少?

2.4.9.2 回顾性安慰剂对照的考量

非劣效性研究可以被认为是在考虑当前试验中使用活性对照,从而间接与安慰剂比较的试验。当对两种疗法进行比较时,如果在相同的患者人群,以往从未在对照试验中同时比较这两种疗法,则可进行两种疗法的间接比较。为了比较兴趣疗法,会使用来自研究这些疗法的试验的共同对照组。

例如,场景1中开展了两项试验,随机选择以下治疗方案:

试验1:安慰剂和治疗A;

试验2:安慰剂和治疗B。

我们可以利用这样一个事实,即两种治疗方案都进行了与安慰剂比较的试验,试验中研究了在同一患者群体中治疗A和B与安慰剂对照相比,对于相同主要疗效终点的效应。

场景2,此时试验1和试验2遵循以下顺序开展:

试验1:安慰剂和治疗A;

试验2:治疗A和治疗B。

为了启动试验2(活性对照试验),试验1(安慰剂对照试验)应该证明治疗A有效。在某些疾病治疗领域,当一种被批准的药物成为标准治疗后,再开展安慰剂对照试验是不符合伦理的。因此,由于伦理限制,试验2不能包括安慰剂组。在场景2中,试验2比较治疗A和B是主要研究目的,有时随后将治疗B与安慰剂比较,从而通过研究间的交叉比较间接推断治疗B的疗效。

在场景2中,将一种新的治疗方法与一种已应用的治疗方法进行比较,目的是证明新的治疗方法并不劣效于这种已应用的治疗方法。

应该注意的是,在顺序试验间进行间接比较时,基于另一个研究的结果开展研究设计可能也会引入偏倚,正如本章前面所讨论的一样。

2.5 第四步：评估人群的方差

样本量计算中最重要的组成部分之一是所使用的方差估计。这种方差估计通常是从回顾性数据中估计的，有时是从一些研究中获取数据。为了判断方差的相对质量，Julous（2004a）建议考虑试验的以下方面以获得方差：

1. 设计：研究设计表面上与你正在设计的研究相似吗？是来自随机对照试验的数据吗？——一般而言，观察性或其他数据可能有更大的变异性。如果你正在进行一项多中心试验，估计的方差是否也来自一个类似设计的试验？这些终点是否与你计划使用的终点相似？——不仅仅是实际的终点，而是相对于治疗的时间，无论兴趣结局或基线是否类似于你的研究。

2. 人群：研究人群与你的研究是否相似？最明显的考量是确定人口学资料是否相同，如果是多中心研究，是否和你的研究在相同的国家开展？不同国家的医疗护理可能不同（如不同的伴随药物），因此可能有不同的试验人群。相同类型的患者是否以相同的方式纳入研究（相同数量的轻度、中度和重度病例）？研究实施是否在相同的季节进行（与哮喘等疾病有关）？

3. 分析：是否也进行了同样的统计分析？这不仅仅意味着在分析中是否使用了相同的程序，还意味着在模型中是否纳入相同的协变量，以及是否使用了相同的汇总统计。

方差的准确性将明显影响试验对方差假设的敏感性，并将显著影响单个临床试验的策略。根据方差估计的质量（或者即使有一个很好的方差估计），如本章前面所讨论的，也建议最好在试验期间进行某种形式的方差重新估计。

现在我们将通过两个案例研究来强调该如何考虑上述观点。在这些例子中，我们假设兴趣效应量已知，但我们需要确定的是对照反应率（对于二分类数据）或人群变异性（对于连续正态数据）。

2.5.1 二分类数据

对于二分类数据，关于对照反应率的假设严重影响样本量计算。这是因为当需要确定一个被研究治疗的反应率时，可能是用对照反应（P_A）和一个固定的效应量大小（d）来推测被研究治疗的反应（$P_B = P_A + d$）。我们将通过一个示例来说明这些问题。

2.5.1.1 可变对照反应二分类数据的示例

表 2.7 给出了来自 8 项不同研究对照反应率的数据(Stamper et al., 1982),其中的 e_i 是每个研究中观察到的事件数(心肌梗死)。从表中可以看出不同研究的反应率在 8%~27%。最后两列给出了 w_i 和 $w_i p_i$ 的计算,因此可计算总体估计值。

表 2.7 单个研究对照数据表

试验	对照		p_i	w_i	$p_i w_i$
	e_i	总计			
1	15	84	0.179	572.66	102.26
2	94	357	0.263	1840.44	484.60
3	17	207	0.082	2746.05	225.52
4	18	157	0.115	1546.72	177.33
5	29	104	0.279	517.18	144.21
6	23	253	0.091	3061.30	278.30
7	44	293	0.150	2295.89	344.78
8	30	159	0.189	1038.68	195.98
总计	270	1614		13 618.91	1952.97

每个研究的反应和总体反应估计值如图 2.6 所示。由此,我们可以从固定效应 meta 分析(图中的固定线)估计总体反应率为 14.3%,标准误为 0.008 6。因此,围绕总体估计数的 95% 置信区间为(0.126~0.160)。

在本例中,不同研究中可能存在一些异质性的证据,可能是因为某些试验是从"不同的"人群中抽样的。这可能会产生这样一个问题:是否应该使用总体反应,还是应该只使用来自同一地理区域的试验数据? 接下来我们将讨论区域和人口学差异如何影响正态数据计算的细节。

2.5.2 正态数据

即使我们对方差有一个良好的估计,也不能保证试验人群在不同研究中是相同的。我们可能进行两个表面上相同的试验(相同的设计、相同的目标、相同的中心),但这并不能确保每个试验都是从相同的人群中抽样的。例如,如果试验在不同的时间进行,那么试验中使用的伴随药物可能会随时间变化,这样人群可能就改变了。同样,就时间而言,与试验相关的技术可能会发生变化:从与研究进行相关的技术到实际评估受试者所使用的技术。我们将通过一个示例来强调这些问题。

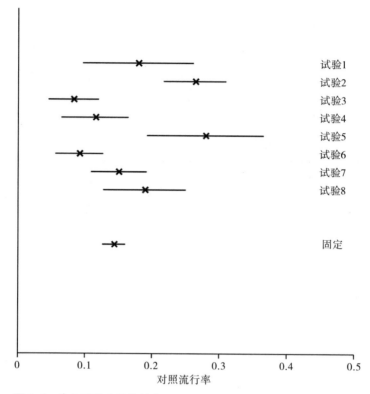

图 2.6　单个研究对照数据表

2.5.2.1　评估正态数据人群差异的示例

在设计抑郁症的临床试验时,我们从一些试验中整理了变异性数据。前瞻性试验的主要终点是汉密尔顿抑郁量表(HAMD)(Hamilton,1960)。因此,在前瞻性研究的设计中需要使用一个适当的方差估计。

整理了来自 20 个随机对照试验的安慰剂数据,主要终点为 HAMD 17 项量表。这些数据集是基于"意向治疗"的数据集,因为这将是未来的试验主要分析的人群。

表 2.8 总结了每项试验的顶级基线人口统计学数据。该数据的时间跨度为 1983—2001 年的 18 年。这些研究是在欧洲和北美两个地区的多个人群中进行的。研究的持续时间从 4 周到 12 周不等。

表2.8 20项随机对照试验的安慰剂数据信息及方差

研究	HAMD纳入标准	中心数	持续时间（周）	年份	人群	地区	分期	样本量	自由度（df）	方差
1	18	1	6	1984	成年	北美	II	25	22	41.59
2	18	1	6	1985	成年/老年	北美	II	169	160	59.72
3	18	6	6	1985	成年/老年	北美	III	240	232	57.11
4	21	3	6	1986	成年/老年	北美	III	12	9	62.97
5	18	10	6	1985	成年/老年	北美	III	51	49	58.32
6	18	28	12	1991	成年/老年	北美	III	117	109	42.51
7	18	23	12	1991	成年/老年	北美	III	140	133	68.98
8	18	12	8	1992	成年/老年	北美	III	129	121	51.81
9	18	1	6	1982	成年	欧洲	III	21	19	62.44
10	15	1	6	1983	成年/老年	欧洲	III	10	8	44.71
11	15	12	12	1994	成年/老年	北美	III	85	80	38.81
12	13～18	12	8	1994	儿童	北美	III	87	85	46.09
13	15	18	10	1994	成年	北美	IV	43	41	60.01
14	15	20	12	1996	成年	北美	III	101	99	61.42
15	20	20	12	1996	成年	北美	III	110	108	61.65
16	18	29	12	1996	老年	北美	III	109	105	45.54
17	20	40	8	2001	成年/老年	北美	III	146	140	58.36
18	18	1	4	1983	成年	欧洲	III	23	20	43.64
19	18	1	4	1983	成年	欧洲	III	3	1	19.32
20	18	1	4	1989	成年	欧洲	II	4	2	43.9

正如我们将在第3章中讨论的，为了获得数个研究方差的总体估计，我们可以使用：

$$s_p^2 = \frac{\sum_{i=1}^{k} df_i s_i^2}{\sum_{i=1}^{k} df_i} \quad (\text{公式 2.12})$$

其中 k 为研究次数，s_i^2 为研究 i 的方差估计（用自由度 df_i 估计），s_p^2 为人群方差的最小方差无偏估计。因此，可以对个体方差进行加权以获得总体估计，这样较大的研究就比较小的研究在方差估计中具有更大的权重。

使用公式2.12计算，方差的合并估计为55.03（自由度1543）。然而，不同亚组的样本方差似乎确实存在一些异质性(表2.9),儿童人群的总体变异性为46.09(自由度85),老年人群为45.54(自由度105)。尽管欧洲的人群较少,但在北美和欧洲这两个地区之间似乎存在差异。

表2.9　20项随机对照试验安慰剂数据的基线人口学和方差

人群	总体		欧洲		北美	
	s_p^2	df	s_p^2	df	s_p^2	df
总体	55.03	1543	50.48	50	55.19	1493
成年	58.59	312	51.58	42	59.70	430
成年/老年	55.66	1041	44.71	8	55.74	1033
儿童	46.09	85	—	—	46.09	85
老年	45.54	105	—	—	45.54	105

这些差异并不是微不足道的,因为20%的方差差异将导致样本量估计存在20%的差异。

这个案例研究很好,因为最初有20项研究,所以我们似乎有足够的数据来为计算样本量估计方差。然而,根据定义,之所以有这么多研究,是为了调查不同人群的治疗反应。一旦我们深入挖掘数据以优化未来试验的计算时(相同的人群、相同的研究设计和相同的地区),可依赖的数据就很少了。

然而,当在全局水平上评估数据时,这些研究之间似乎没有异质性。证据表明,每项研究都是来自相同人群的假设成立,并且一个全局的合并方差估计应该足以为未来研究提供效能。

2.6　第五步:Ⅰ类错误

任何研究的结果都有存在误差的可能性,样本量计算的目的是减少因偶然事件导致的误差的风险,将其降到我们能接受的水平。

图2.7给出了优效性试验零假设下预期反应的图示。即使零假设是正确的,仍然有可能观察到一个极端的值从而拒绝零假设。

因此,Ⅰ类错误是当零假设为真时,拒绝它的可能性。我们可以通过增加要求的"统计学显著性"的水平来降低犯Ⅰ类错误的风险——结果被认为具有统计学显著性的水平被称为Ⅰ类错误率。例如,在接受差异具有统计学显著性之前,我们可以将尾部逐渐远离0,即降低显著性水平(图2.7)。

在某种程度上,Ⅰ类错误水平是预先设定的,并由研究目标决定。它通常被称为社会风险，因为医疗实践可能会因这个结果而发生改变，因此错误的显著结果会导致严重后果。

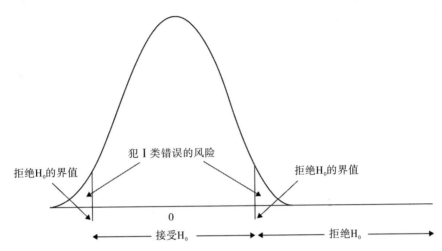

图 2.7　Ⅰ类错误图示

2.6.1　优效性试验

对于将进行双侧显著性检验的优效性试验，惯例是将Ⅰ类错误率设置为5%。对于单侧检验，惯例是将显著性水平减半，即 2.5%（ICH E9，1998）。然而，这些都是惯例，尽管在某种程度上可以被认为是"规范"，但可能在某些优效性试验中，Ⅰ类错误率可能设置得更高或者更低，这取决于治疗领域和药物研发的分期。

正如第 1 章所强调的，一个可以将错误率设定得更低的情况可能发生在提交药物审批时，没有开展要求的 2 项临床试验，而只是进行了 1 项试验。在这种情况下，Ⅰ类错误率可以设置为 0.125%，因为从统计证据的角度来看，证据强度相当于开展两项Ⅰ类错误率为 5% 的试验。

2.6.2　非劣效性和等效性试验

非劣效性和等效性试验的惯例是将Ⅰ类错误率设置为优效性试验中使用的双侧检验的一半，即单侧显著性水平 $\alpha = 0.025$。然而，将非劣效性和等效性试验的Ⅰ类错误率设置为优效性试验的一半，可以认为与优效性试验一致。这是因为尽管在优效性试验中双侧显著性水平设为 5%，但对于大多数试验，实际上进行的是单侧显著性水平为 2.5% 的检验。这通常是因为人们将被研究的治疗和对照治疗相比，只有被研究的治疗在统计上优于对照治疗才是研究者感兴趣的。

在本书其他讨论等效性和非劣效性试验的部分，假设 $\alpha = 0.025$ 和 95% 置信区间将用于最终的统计分析。

第 9 章描述的生物等效性研究，在 I 类错误的设置上有所不同，因为两次模拟检验用 5% 的显著性水平和 90% 置信区间。

2.7　第六步：II 类错误

当零假设为假（而备择假设为真），却不拒绝零假设时，就会发生 II 类错误。从 II 类错误的图（图 2.8）可以看出，在备择假设下，如果备择假设真实地以差异 d 为中心，就会有一反应分布；在备择假设下，仍然有可能观察到一个差异，但这个差异提供的证据不足以拒绝零假设。

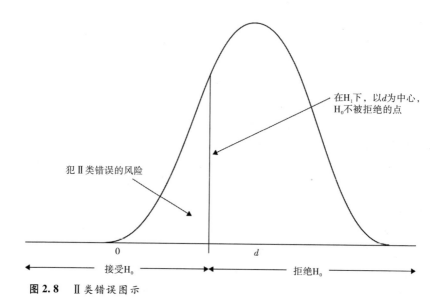

图 2.8　II 类错误图示

因此，样本量计算的目的是找到 I 类错误固定概率的最小样本量，以达到 II 类错误的概率值。II 类错误通常被称为研究者风险，按惯例设为 0.10 ~ 0.20。I 类（通常如前一节所述设定为 5%）和 II 类风险有不同的权重，因为它们反映了错误的影响。如前所述，如果犯 I 类错误，医疗实践可能会转向被研究的治疗，从而产生费用；而犯 II 类错误，医疗实践将保持不变。

一般而言，我们通常不是以 II 类错误为考量，而是以试验的效能（1 - II 类错误的概率）为考量，即在零假设为假的情况下，拒绝零假设的概率。关键试验应设计具有足够的效能，以对主要参数进行统计评估。I 类错误率通常在优效性试验中设定为标准的5%。目前认为标准的效能是90%，最低可考虑到80%。关于应该使用哪个效能水平存在争议，但应该注意，与效能为90%的研究相比，效能只有80%的研究的Ⅱ类错误率会增加一倍，而样本量仅减少25%。

2.8 第七步：其他因素

实际样本量是指用于分析所需的可评估受试者数量。因此，计算的最后一步是确定为了保证可用于分析的受试者数量而需要的总样本量。例如，虽然招募和随机分配了一定数量的受试者，但可能会发现在评估之前有10%~20%的受试者退出。某些方案规定，在统计分析中必须至少有一个可评估的剂量后观察。ICH E9 将所用数据集称为分析数据集（ICH E9，1998）。因此，考虑到一部分受试者没有随机分配后信息的情况，我们应该招募足够数量的受试者，以确保可评估的样本量。

此外，对于那些评估非劣效性的试验，符合方案的数据集要么是主要数据集，要么是共同主要数据集，所以这里的可评估样本量相当于符合方案的人群。

在估计样本量时，还需要考虑其他的一些因素。在一项研究中，考虑潜在的退出率可能是可取的。对这个率的估计可以依据之前的研究和经验。

在 CACTUS 的预试验中（Palmer et al.，2012），卒中后长期失语患者被随机分配至电脑辅助治疗或常规照护组。观察到的退出情况是33人中有5人退出[15%，95% CI（5%，32%）]，转化为完成率为 28/33[85%，95% CI（68%，95%）]。然后，利用这些信息来为确证性研究的样本量计算提供参考，首先使用这里讨论的所有步骤来计算所需样本量，然后将这个值除以完成率。常见的错误是，当退出率为15%时，将可评估样本量乘以 1.15；而实际上，需要将可评估样本量除以 0.85，才能得到必要的总样本量。

此外，有必要确定符合纳入标准的可用参与者人数。当招募中心的患者数量实际上只有250例时，计算出需要500例患者的样本量是没有意义的。在招募试验参与者时需要考虑的一个因素是试验是否从患病人群或就诊人群中招募。

在整群随机对照试验 PLEASANT 中，一项邮政干预措施在暑假被发送给患有哮喘的学童家长或照护者，旨在减少9月份未预约的医疗接诊次数（Horspool et al.，2013）。尽管必须招募全科医生参与试验，但从患者人群来看，该研究人群具有普遍性。在规划研究时，估计在给定的全科医生诊所数量下哮喘患儿的预期数量是非常重要的。

在 RATPAC 临床试验中选择了就诊人群（Goodacre et al.，2011），该试验评估了在疑似但未经证实的急性心肌梗死(AMI)患者中使用即时标记物组合的效果。在这项研究中，研究对象是前往急诊科就诊的疑似 AMI 患者。为建立一个实际可行的试验样本量，估计在参与研究的中心可能出现这种事件并符合纳入标准的人数是非常重要的。

许多试验同时从患病和就诊人群中招募。例如，在 CACTUS 等试验中，最初的招募高峰出现在符合纳入标准的患病人群，然后有一个等待期，直至新的患者出现。

即使预估了可选患者的数量，仍然会发现试验开始后实际招募人数常远远低于预期。Lasagna 定律(van der Wouden et al., 2007)说明了有多少临床试验研究者认为符合标准的试验患者会向招募中心主动报到(图 2.9)。Lasagna 指出，一旦研究开始，可选患者的数量会急剧减少，并在试验结束后迅速恢复到正常水平。

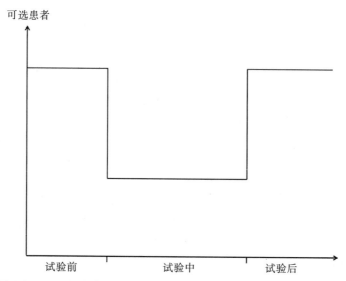

图 2.9　Lasagna 定律图示

即使计划周全，实际招募时也会出现意外，因此在研究计划中仔细预测潜在的招募人群也是有价值的。招募率是一个主要的假设，如果未达到预期的那么好，这可能会影响降低效能的决定。

在这些步骤中，将突出显示样本量计算的一些关键组成部分。确定计算对表 2.10 中这些参数的变化有多敏感是很有用的。

例如，选择 80% 而不是 90% 的效能可以节省 25% 的样本量，但这是以 Ⅱ 类错误率翻倍为代价的。这也会降低试验开始的灵活性，例如招募比预期慢时。

表2.10 参数变化对样本量的影响

	参数增加	参数减少
效应量	样本量减少	样本量增加
Ⅰ类错误	样本量减少	样本量增加
Ⅱ类错误	样本量减少	样本量增加
标准差	样本量增加	样本量减少

为了说明改变这些参数如何影响样本量,我们评估了对优效平行组试验的影响。我们把分配比设置为 $r=1$,其他参数设定为 $\alpha=0.05$,$\beta=0.1$,$d=5$ 和 $\sigma=10$。依次使每个参数在一定的值范围内变化,同时其他参数保持以上给定值,绘制出变化图(图2.10)。

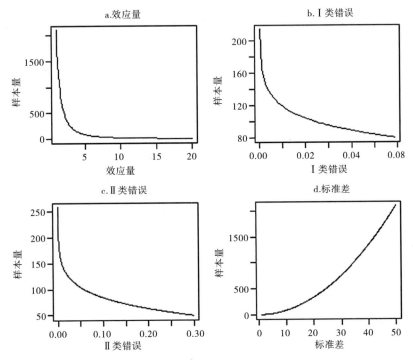

图2.10 样本量对参数选择的敏感性

在图2.10a、b和c中,我们可以看到,当效应量、Ⅰ类错误(α)和Ⅱ类错误(β)分别增加时,样本量减小。然而,在图2.10d中,随着标准差 σ 增加,不精确性增加,因此样本量增加。

2.9 小　结

样本量计算是估计研究样本量过程的最后一步。本章描述了计算步骤，并强调了一个重要步骤——估计计划研究的人群方差。这一估计可以从以前的研究中获得，但需要考虑到之前研究与目前正在计划研究的人群的相似程度。

接下来的重要步骤是量化目标差异。可以由以前研究中观察到的效应作为指导，但强调了应该如何小心解读这些效应。特别是如果目标效应被认为是在之前的研究中观察到的那样。

最后，强调了估计的样本量实际上是一个可评估的样本量，并且可能需要额外的样本量计算，以确保试验有足够的样本量以获得可评估的样本量。

下一章(第 3 章)描述了正态结局平行组临床试验的样本量计算。

（雷翀　译，郑仔钰　审）

第 3 章

正态数据平行组优效性试验的样本量计算

3.1 简 介

本章介绍了预期数据为正态分布的临床试验的样本量计算。首先描述了平行组试验的样本量计算,并强调了其局限性。然后,解释了在设计试验时如何围绕样本量计算进行敏感性分析,以及如何在估计样本量时考虑方差估计的不精确性。

3.2 假设总体方差已知的样本量计算

正如第 1 章所讨论的,对于双侧 α 检验,我们要求:

$$\mathrm{Var}(S) = \frac{d^2}{(Z_{1-\beta} + Z_{1-\alpha/2})^2} \quad (公式3.1)$$

$$\mathrm{Var}(S) = \frac{\sigma^2}{n_A} + \frac{\sigma^2}{n_B} = \frac{r+1}{r} \cdot \frac{\sigma^2}{n_A} \quad (公式3.2)$$

其中 σ^2 为总体方差估计,且 $n_B = rn_A$。注意对于固定的 n,当 $r = 1$ 时,公式 3.2 最小。将公式 3.2 代入公式 3.1 可得(Brush, 1988; Lemeshow, Hosmer et al. , 1990)。

$$n_A = \frac{(r+1)(Z_{1-\beta} + Z_{1-\alpha/2})^2 \sigma^2}{rd^2} \quad (公式3.3)$$

请注意,本章讨论的正态数据的平行组试验中,假设各组的方差相等,即 $\sigma_A^2 = \sigma_B^2 = \sigma^2$,这种假设被称为等方差。对于方差不等的情况,可以用替代公式(Schouten, 1999; Singer, 2001), Julious(2005A)描述了同质性的假设如何影响统计分析。然而,在临床试验的零假设下,假设是总体人群相同,这将得出等方差(及等均值)的推断。

当临床试验完成并且已经收集和整理了用于分析的数据时,通常分析时认为总体方差 σ^2 是未知的,使用样本方差估计 s^2。因此,使用 t 统计量而不是 Z 统计量进行统计推断。这一事实应体现在样本量计算(公式3.3)中,用 t 值代替 Z 值。因此,如果统计分析时,总体方差未知(通常是这种情况),应该用以下公式:

$$n_A \geq \frac{(r+1)(Z_{1-\beta} + t_{1-\alpha/2, n_A(r+1)-2})^2 \sigma^2}{rd^2} \quad (公式3.4)$$

与公式3.3不同的是,这个结果并没有给出样本量的直接估计,因为 n_A 出现在公式3.4的左右两侧;最好用共统计效能来重写方程,然后迭代求解获得 n_A。

$$1-\beta = \Phi\left(\sqrt{\frac{rn_A d^2}{(r+1)\sigma^2}} - t_{1-\alpha/2, n_A(r+1)-2}\right) \quad (公式3.5)$$

其中,$\Phi(\cdots\cdots)$ 定义为 $N(0,1)$ 的累积密度函数。然而,分析时使用样本方差,并非仅用 t 值替换 Z 值那么简单。在这种情况下,应该根据累积 t 分布而不是累积正态分布来估计效能(Brush, 1998; Senn, 1993; Chow et al., 2002; Julious, 2004a)。其原因是,用 s^2 替代 σ^2 后,公式3.5将变成:

$$1-\beta = P\left(\sqrt{\frac{rn_A d^2}{(r+1)s^2}} - t_{1-\alpha/2, n_A(r+1)-2}\right) \quad (公式3.6)$$

其中,$P(\cdots\cdots)$ 表示如下所定义的累积分布。这个方程式又可以被重写为:

$$1-\beta = P\left(\frac{\sqrt{rn_A}d/\sqrt{(r+1)}\sigma}{\sqrt{s^2/\sigma^2}} - t_{1-\alpha/2, n_A(r+1)-2}\right) \quad (公式3.7)$$

将分子和分母除以 σ^2。因此,获得卡方平方根上的正态分布,根据定义,这是一个 t 分布。更具体地说,事实上,由于效能是在备择假设下估计的,在该假设下 $d \neq 0$,因此,效能应该由具有自由度 $n_A(r+1)-2$ 和非中心参数 $\sqrt{rn_A d^2/(r+1)\sigma^2}$ 的非中心 t 分布来估计(Brush, 1988; Kupper et al., 1989; Senn, 1993; Chow, Shao et al., 2002; Julious 2004a)。因此,公式3.5可以重写为:

$$1-\beta = \text{probt}\left(t_{1-\alpha/2, n_A(r+1)-2}, n_A(r+1)-2, \sqrt{\frac{rn_A d^2}{(r+1)\sigma^2}}\right)$$

$$(公式3.8)$$

其中 $\text{probt}(\cdots\cdots, n_A(r+1)-2, \sqrt{rn_A d^2/(r+1)\sigma^2})$ 表示非中心 t 分布的累积分布函数,$n_A(r+1)-2$ 为自由度,非中心参数是 $\sqrt{rn_A d^2/(r+1)\sigma^2}$。注

意，符号 probt($\cdots\cdots, n_A(r+1)-2, \sqrt{rn_A d^2/(r+1)\sigma^2}$)与在统计软件包 SAS 中使用的相同。还要注意，当 $d=0$ 时，将得到一个标准的（中心）t 分布。

非中心 t 分布和正态分布之间的差异可以被认为是微不足道的，如图 3.1 所示，它将不同效应量的分布绘制在一起，这两条曲线大部分是重叠的。注意，当不同治疗之间没有差异时（图 3.1a），略扁平的分布是 t 分布。每个图中，两个分布中较扁平的是 t 分布。在图 3.1d 中最"极端"处，我们可以看到 t 分布与正态相比有轻微的偏离，但分布之间的差异很小。

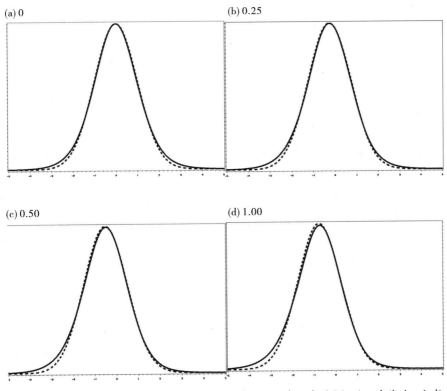

图 3.1 不同效应量 10 个自由度估计的正态分布和 t 分布示意图（d/σ），实线为 t 分布

实际上，我们可以使用公式 3.3 进行初始样本量计算，然后使用公式 3.8 计算该样本量的效能，并根据需要进行迭代，直到达到所需的效能。为了进一步帮助计算，可以给公式 3.3 添加一个修正因子 $Z_{1-\alpha/2}^2/4$，获得近似正态分布（Guenther，1981；Campbell et al.，1995；Julious，2004a）。

$$n_A = \frac{(r+1)(Z_{1-\beta}+Z_{1-\alpha/2})^2 \sigma^2}{rd^2} + \frac{Z_{1-\alpha/2}^2}{4} \quad (公式3.9)$$

为了快速计算，可以使用以下公式来计算样本量（效能为 90%，双侧 5% 的 I 类错误率）：

$$n_A = \frac{10.5\sigma^2}{d^2}\frac{(r+1)}{r} \qquad (公式3.10)$$

或者，当 $r=1$ 时，可用：

$$n_A = \frac{21\sigma^2}{d^2} \qquad (公式3.11)$$

公式3.10的结果来自将10%的Ⅱ类错误率和5%的双侧Ⅰ类错误率代入公式3.3。表3.1给出了得出公式3.10的实际计算值。

表3.1 双侧Ⅰ类错误为5%时不同的Ⅱ类错误率下 $2(Z_{1-\beta}+Z_{1-\alpha/2})^2$ 的计算值

α	β	$2(Z_{1-\beta}+Z_{1-\alpha/2})^2$
0.05	0.20	15.70
0.05	0.15	17.96
0.05	0.10	21.01
0.05	0.05	25.99

公式3.11和公式3.10的结果接近公式3.8，获得的样本量估计值只少1~2个，但提供了相当好的初始估计值。公式3.5的结果更接近公式3.8，大多数情况下可得出相同的结果，偶尔只低估1个。相对于计算复杂性增加的样本量估计方法，使用非中心 t 分布的样本量估计的差异很小，但由于结果易于编程，因此易于计算并编制表格。表3.2给出了不同标准化差异下使用公式3.8的样本量（$\delta = d/\sigma$）。

表3.2 不同标准化差异和分配比在平行组研究中的单组样本量（n_A），效能为90%，双侧 α 设为5%

δ	分配比			
	1	2	3	4
0.05	8407	6306	5605	5255
0.10	2103	1577	1402	1314
0.15	935	702	624	585
0.20	527	395	351	329
0.25	338	253	225	211
0.30	235	176	157	147
0.35	173	130	115	108
0.40	133	100	89	83

续表

δ	分配比			
	1	2	3	4
0.45	105	79	70	66
0.50	86	64	57	53
0.55	71	53	47	44
0.60	60	45	40	37
0.65	51	38	34	32
0.70	44	33	30	28
0.75	39	29	26	24
0.80	34	26	23	21
0.85	31	23	20	19
0.90	27	21	18	17
0.95	25	19	17	15
1.00	23	17	15	14

3.3 示例1

该示例基于医学研究人员临床试验设计实践开展的真实样本量计算。第一个计算包括一个样本量计算中的常见错误，后续提供了正确的计算。

计算时基于Yardley等(2004)的治疗慢性头晕的前庭康复试验。在这项研究中，采用单盲的方式将干预组与常规照护组进行比较。选择这个试验是因为它是一项分析良好的研究，且提供了计算样本量所有必要的信息。

3.3.1 初始错误计算

假设现在计划重复Yardley等(2004)的试验，但只有一个主要终点——眩晕障碍量表，假设效应量为5具有临床重要意义。决定计算在双侧5%的Ⅰ类错误率和90%效能下的样本量。

可以在表3.3中看到Yardley等(2004)的研究数据的方差。

表 3.3　基线数据

	干预组	
	前庭康复	常规治疗
眩晕症状量表	16.57(11.28)	14.70(9.21)
运动性头晕	27.28(5.72)	26.56(7.64)
姿势稳定性睁眼	586.49(249.27)	561.38(278.66)
姿势稳定性闭眼	897.99(459.94)	820.27(422.45)
眩晕障碍量表	40.98(22.52)	37.89(19.74)

因为有两个方差估计，人群总体方差估计可以从以下公式获得：

$$s_p^2 = \frac{\sum_{i=1}^{k} df_i s_i^2}{\sum_{i=1}^{k} df_i} \quad\quad （公式 3.12）$$

自由度为样本量减 1。因此，合并的方差估计是：

$$s_p^2 = \frac{82 \times 22.52^2 + 86 \times 19.74^2}{82 + 86} = 447.01 \quad\quad （公式 3.13）$$

标准差为 21.14。

事实上，公式 3.12 是一个人为设计的计算，因为只用两个方差，获得总体估计。然而，公式 3.13 的结果可以推广到很多方差。

效应量为 5，使用公式 3.3 可估计样本量为 375.77 名或 376 名受试者，公式 3.10 快速计算获得相同的样本量估计。根据使用样本方差进行分析的结果（公式 3.8），也估计每组需要有 376 名可评估受试者。

3.3.2　正确的计算

现在重复计算。不用原始试验论文中的基线资料表，使用统计分析中的方差（表 3.4）。这里，引用平均差异及相应的置信区间。这些分析来自协方差分析，包括分析中的基线变量。对于置信区间，使用了标准差的合并估计(s_p)。

表 3.4　统计分析

变量	N（缺失）	前庭康复 均值(SE)	常规治疗 均值(SE)	组间差异	P 值
眩晕症状量表	170(13)	9.88(0.76)	13.67(0.74)	−3.48(−5.59 ~ −1.38)	0.001
运动性头晕	169(17)	14.55(1.19)	20.69(1.14)	−6.15(−9.40 ~ −2.90)	0.001
姿势稳定性睁眼	168(20)	528.71(19.68)	593.71(18.98)	−65.00(−119.01 ~ −11.00)	0.019
姿势稳定性闭眼	160(20)	731.95(32.05)	854.25(30.48)	−122.29(−209.85 ~ −34.74)	0.006
眩晕障碍量表	170(18)	31.09(1.52)	35.88(1.48)	−4.78(−8.98 ~ −0.59)	0.026

之后，可以估计出标准差的合并估计值，因为置信区间可以从以下公式获得：

$$\bar{x}_A - \bar{x}_B \pm Z_{1-\alpha/2} s_p \sqrt{1/n_A + 1/n_B} \quad （公式3.14）$$

因此：

$$s_p = \frac{CI \text{ 上限} - CI \text{ 下限}}{2Z_{1-\alpha/2}\sqrt{1/n_A + 1/n_B}} \quad （公式3.15）$$

标准差的估计值为：

$$s_p = \frac{8.98 - 0.59}{2 \times 1.96 \sqrt{1/83 + 1/87}} = 13.95 \quad （公式3.16）$$

注意，在这里使用了 Z 值，也可以使用 t 值和 t 值表来进行计算。

使用相同的效应量5，用公式3.3进行样本量估计为每组163.63名或164名受试者，与快速计算公式3.10的结果相同。从公式3.8中获得的样本量估计为165名受试者，我们将在后续示例中演示。

这个样本量估计不到之前计算估计的一半。这是因为表3.3使用了从汇总统计中估计的方差，而表3.4使用了从协方差分析中估计的方差。第二个方差要小得多。

这一点也很重要。如果你计划进行协方差分析，将基线作为协变量纳入最终分析，那么这里描述的使用协方差分析的方差进行样本量计算将是正确的方法。在样本量计算时没有考虑基线，而在最终分析中考虑基线，可能会导致对样本量的严重高估。第3.5节将再次讨论这个问题。

3.3.3 考虑脱落

假设计划研究中预期有15%的脱落。到目前为止，计算的样本量都是可评估的受试者。因此，需要对总样本量进行估计，以获得所需的可评估样本量。

以165作为可评估的样本量，因此总样本量为：

$$165/0.85 = 194.12$$

或者每组195例受试者。

如果可能的话，可评估样本量仍可用于招募受试者，直到165名可评估受试者完成试验。在这种情况下，总样本量的计算仍然有价值，因为它可以达到预算或规划的目的。

请注意，在计算总样本量时，一个非常常见的错误是将可评估的样本量乘以1.15，而不是除以0.85，这将错误地得出一个189.75或190的受试者样本量。

3.4 示例2

有学者强调,如果要在研究中计划进行协方差分析,那么使用协方差分析中的方差估计是很重要的。然而,论文通常不会给出置信区间,只会给出均值差和 P 值。假设表3.4给出这样的结果,那么对于相同的效应量(5)、效能(90%)和 I 类错误率(5%),可以进行以下计算。

我们知道 P 值是由以下计算得来:

$$\frac{\bar{x}_A - \bar{x}_B}{s_p \sqrt{1/n_A + 1/n_B}} \quad (公式3.17)$$

我们也知道 P 值是什么,所以标准差可以从以下计算得出:

$$s_p = \frac{(\bar{x}_A - \bar{x}_B)}{Z_{P值} \sqrt{1/n_A + 1/n_B}} \quad (公式3.18)$$

如果我们使用正态表格,那么 P 值为0.026时 Z 值是2.226。因此,标准差的合并估计是:

$$s_p = \frac{(35.88 - 31.09)}{2.226 \times \sqrt{1/87 + 1/83}} = 13.995 \quad (公式3.19)$$

注意,与前面的置信区间一样,我们也可以使用 t 值和 t 值表来进行计算。

因此,从公式3.8计算出的样本量估计为每组需要166名可评估的受试者。

3.5 设计的注意事项

3.5.1 包含基线或协变量

在分析临床试验结果时,治疗对兴趣结局的效应通常进行预测因素调整,如人口统计学(如性别和年龄)或临床协变量(如基线反应),将它们与干预治疗同时拟合。本节集中讨论基线是兴趣结局预测协变量的情况(尽管结果适用于其他因素),设计是平行组设计,含有基线数据的协方差分析是最终分析。CPMP已经发布了关于设计和分析含有协变量研究的指导(CPMP, 2003)。

Frison 和 Pocock(1992)给出了不同数量的基线变量的方差公式:

$$方差 = \sigma^2 \left(1 - \frac{p\rho^2}{1 + (p-1)\rho}\right) \quad (公式3.20)$$

其中，ρ 是观测值之间的 Pearson 相关系数，假设为复合对称性；p 是每个个体的基线或测量数量。从这个方程中，可以计算出一系列的修正因子（Machin et al.，1997），它给出了不同相关性和不同基线数量下，方差减少和后续的样本量减少。这里的假设是，治疗组间的基线变量（或协变量）是均衡的。任何不均衡（公式 3.20）都将增加方差从而增加样本量（Senn，1997），但是通过随机化，这种不均衡将被最小化。

从公式 3.20 可以清楚地看出，对于固定数量的基线测量，相关性越高，方差和随后的样本量的减少量就越大。例如，如果有 3 个基线变量，基线和结局之间预期的相关性为 0.5，其效应是将方差降低到 $0.6250 \times \sigma^2$。然而，对于相同数量的基线变量，如果基线和结局之间的预期相关性为 0.7，那么方差将降低至 $0.3875 \times \sigma^2$。

从公式 3.20 中得出的另一个结论是，对于固定的相关性而言，尽管随着基线变量数量的增加存在增量效益，但这种增量效益似乎在实际情况下在 3 个基线变量时就趋于渐近。表 3.5 中的结果证明了这一点，它给出了基线变量和结局之间相关性为 0.50 时不同基线测量数量的修正因子。

表 3.5 基线变量数量对方差的影响

基线变量的数量	方差
1	0.7500
2	0.6667
3	0.6250
4	0.6000
5	0.5833
6	0.5714

Frison 和 Pocock 的结果相对简单。例如，他们假设个体内误差是独立的（Senn et al.，2000）。然而，他们确实强调了在临床试验中利用基线变量的优势。

这个小节中的结果表明，在估计样本量时，重要的是从包含所有协变量的完整模型中获取方差估计值。它们还强调如果在进行样本量计算时忽略基线变量和协变量信息，可能会高估样本量，这也在示例 1 中得到了证明。如果协方差分析是计划的分析方法，那么应该始终使用包含协变量的分析结果来进行样本量计算。

3.5.2 通过汇总统计数据总结干预后测量

通常，平行组临床试验中在多个时间点对患者进行随访。利用患者的所有信息，可以提高治疗效应估计的精准度。随着精准度的提高，变异自然随之减少，因此我们需要研究更少的患者来达到设定的效能。假设我们的兴趣是查看所有干预后测量的平均值之间的差异。

$$H_0: \bar{\mu}_A = \bar{\mu}_B \text{ vs. } H_1: \bar{\mu}_A \neq \bar{\mu}_B$$

其中 $\bar{\mu}_A$ 和 $\bar{\mu}_B$ 分别代表两种治疗群体中干预后测量平均值的均值。需要注意的是，在临床试验中，数据通常是纵向测量的，研究者感兴趣的是特定终点的变化率。例如，在慢性肺病的呼吸试验中，假设可能集中在治疗是否改变了肺功能每年的下降情况。然而，最简单的获取汇总测量的方法是将每个受试者的干预后评估做简单平均，并将不同治疗的平均值取平均以获得 $\bar{\mu}_A$ 和 $\bar{\mu}_B$，这被假定为使用的汇总统计量。

假设有 r 个干预后测量，并且这些测量之间的相关性为 ρ，方差可以计算为：

$$方差 = \frac{\sigma^2[1+(r-1)\rho]}{r} \quad （公式3.21）$$

其中，σ^2 表示给定个体干预后测量的方差。

当结合公式3.21时，似乎随着干预后测量之间的相关性增加，方差会增加，所需的总样本量也会增加。这是因为，进行多次测量的优势随着相关性的增加而减少，尽管这可能看起来违反常规。这是由于获取总方差 σ^2 的方式所致（Julious，2000）。

$$\sigma^2 = \sigma_b^2 + \sigma_w^2 \quad （公式3.22）$$

其中，σ_w^2 是个体内变异（如交叉试验中），σ_b^2 是个体间变异。

在这里，重要的是要区分变异的个体内（内部）和个体间（外部）组成部分。个体内变异成分量化了同一受试者重复测量间的预期变异。它是个体内真实变异的复合（将在第4章再次讨论）。而个体间变异成分量化了来自不同个体单次测量的预期变异。如果每个个体只进行一次测量，则不可能估计 σ_w^2 和 σ_b^2，因此只能估计公式3.22中的总变异。

如果我们知道个体间方差和测量之间的相关性，那么可以从以下公式推导出个体内方差：

$$\sigma_w^2 = \left(\frac{1-\rho}{\rho}\right)\sigma_b^2 \quad （公式3.23）$$

因此，对于已知方差 σ^2 的成分和测量之间的相关性，考虑到干预后测量的数量的方差被定义为：

$$方差 = \sigma_b^2 + \frac{\sigma_w^2}{r} \quad （公式3.24）$$

因此，公式3.21实际上是非常直观的。对于常数 r，相关性越高，从公式3.23得出的个体内方差越低，从公式3.24得出的总方差和随后的样本量越低。然而，随着 ρ 的增加和 σ_w^2 的下降，重复测量的影响减弱，因为 σ_w^2 已经构成了整体方差的一小部分。

公式 3.21 的结果还提供了在固定相关性的情况下进行多次干预后测量的增量效益。与基线变量数量一样，尽管随着干预后测量数量的增加存在增量效益，但实际情况中这种增量效益在 4 次干预后测量时就趋于渐近（表 3.6）。干预后测量的相关性固定为 0.50 时，不同数量的干预后测量的方差见表 3.6。

表 3.6　干预后测量数量对方差的影响

干预后测量的数量	方差
1	1.000 0
2	0.750 0
3	0.666 7
4	0.625 0
5	0.600 0
6	0.583 3

3.5.3　包括基线变量或协变量以及干预后测量在内的汇总统计量总结

如前一节所述，可以通过将基线变量作为协变量进行计算，从而进一步节省样本量。Frison 和 Pocock（1992）定义了在将基线（或多个基线）变量作为协变量和不同数量的干预后测量情况下的额外方差，假设有 p 个基线访视和 r 个干预后访视，方差定义为：

$$\text{方差} = \sigma^2 \left[\frac{1+(r-1)\rho}{r} - \frac{p\rho^2}{1+(p-1)\rho} \right] \qquad (\text{公式 3.25})$$

3.6　重新计算示例 1

在第 2 章中，强调了评估样本量计算中使用的方差的重要性。在示例 1 中用于计算的试验论文（Yardley et al., 2004）中的分析存在一个问题，即主要分析是末次观测值结转分析，其中包括了基线的末次观测值结转（BLOCF），即如果没有后续测量，则使用基线来插补结局。

如果你不打算进行 BLOCF 插补，那么使用本研究的方差就会有问题，因为你研究中的方差会更大。很容易说明其背后的原因。

假设我们正在设计一个单一基线研究，并且从协方差分析（ANCOVA）得

出的方差定义为 σ_e^2。因此，如果将基线用于末次观测值结转（LOCF），那么拟合基线作为协变量将产生一个额外的干预后评估的特殊预测。形式上，基线和干预后评估之间的相关性如下（Juious et al.，2008）：

$$\rho_{BLOCF} = \lambda + \rho(1-\lambda) \qquad (公式3.26)$$

其中 λ 为基线结转的受试者比例。观察公式3.20和公式3.26可以看出，λ 越大，ρ_{BLOCF} 就越大。显然，如果 $\lambda=1$，则 $\rho_{BLOCF}=1$。

来自Yardley等（2004）的实例中，已知 $\rho=0.67$ 和 $\lambda=0.12$。因此，从公式3.26可以得出 $\rho_{BLOCF}=0.71$。在实践中，基线和干预后测量之间的相关性预计将低于干预后评估之间的相关性。

这个例子的目的是再次强调如何分析一项研究的重要性。如果计划的分析与从中获得方差估计的研究有所不同，那么这可能会影响样本量。

表3.7列出了公式3.20和公式3.26合理的 λ 和 ρ 值。第一列给出了基线和干预后评估的实际相关性（假设没有数据缺失）。随后的列给出了不同比例缺失数据的基线和干预后评估之间的相关性（假设基线通过BLOCF结转）。

表3.7 不同基线和干预后评估的实际相关性和不同缺失比例（由于基线结转相关性增加）

ρ	受试者缺失数据的比例（λ）			
	0.050	0.100	0.150	0.200
0.90	0.905	0.910	0.915	0.920
0.80	0.810	0.820	0.830	0.840
0.70	0.715	0.730	0.745	0.760
0.60	0.620	0.640	0.660	0.680
0.50	0.525	0.550	0.575	0.600

3.6.1 再次探讨Ⅱ类错误

通常在计算样本量时，对效应量的估计可能比最初预期的要大。解决这个问题的一个办法是将研究的效能降低至80%。现在，对于相同的效应量（5）和标准差（13.95），可评估的样本量是需要每组124名受试者，而不是90%的效能下的每组164名受试者。

因此，与90%效能的研究相比，80%效能的研究需要的受试者少25%（或者说90%效能的研究比80%效能的研究需要的受试者多33%）。然而，在单个研究中，应该强调的是，为了节省样本量，会将Ⅱ类错误增加一倍。

事实上，样本量的计算在很多方面都是一种"妥协"。另一种常见的情况是样本量是固定的，我们希望确定这个样本量可以检测到的效应量。就其内容而言，这是可以接受的，但取决于计算结果的书写方式。如果方案中的文本如下所示：

"对于90%的效能和双侧5%的Ⅰ类错误率，假定人群总体标准差为13.95，效应量为5.742，估计每组需要125名可评估受试者。"

这样描述是不恰当的，因为样本量是先确定的，而不是计算出来的。最好是先说明样本量，然后是效应量。更合适的措辞应该是这样的：

"样本量为每组125名受试者。这一样本量是基于可行性确定的。基于90%的效能和双侧5%的Ⅰ类错误率，并假设人群总体标准差为13.95，这一样本量能够检测出5.742的效应量。"

3.7 敏感性分析

传统计算的一个潜在问题是，它们通常依赖于回顾性数据来量化计算中使用的方差。因此，如果这个方差的估计不精确，将影响计算。

因此，计算中的主要假设使用的方差是人群总体方差，而实际上我们是从以前的研究中估计出来的。因此，需要预先评估研究设计对围绕方差假设的敏感性。关于敏感性的问题，ICH E9 (1998) 发表了以下评论，其中重点是作者的评论：

"计算样本量的方法应在方案中给出，同时给出计算中使用的所有估计值(如方差、平均值、反应率、事件率、待检测的差异)。探索样本量估计对偏离这些假设的各种偏差的敏感性是很重要的。"

试验设计对方差的敏感性相对较容易探明，可以通过计算中使用方差估计的自由度(df)来实现。这个概念是由Julious(2004b)描述的。首先，我们需要使用适当的方差估计按传统计算样本量。接下来，利用这个方差的自由度和卡方分布，我们可以使用以下公式计算方差的上单侧第95百分位数：

$$s_p^2(95) < \frac{df}{\chi^2_{0.05,df}} s_p^2 \qquad (公式3.27)$$

这里，s_p^2 取自公式3.12，用以下自由度估计：

$$df_p = \sum_{s=1}^{n} df_i \qquad (公式3.28)$$

然后，这个方差的上限估计可以带入公式3.8中计算效能。通过调查研究对方差可能的极端合理值的效能，来评估该研究对偏离变异性假设的敏感性。

3.7.1 示例3

在示例1中，我们合并的标准差估计为13.95，我们希望检测到的差异为5，效能为90%，双侧显著性水平为5%。方差估计来自170名受试者，对应的自由度约为168。

我们已知 $\chi^2_{0.05,168} = 138.03$；所以根据公式3.27，我们可以得出：

$$s_p^2(95) < \frac{168}{138.03} \times 13.95^2 = 235.15$$

因此，一个高度合理的 s_p 值为15.33。如果实际的标准差比计算中使用的13.95更接近15.33，那么我们实际上会获得84%的效能。因此，我们可以得出结论：这项研究关于方差的假设是稳健的。

然而，假设样本方差的 df 仅为25。此时 $\chi^2_{0.05,25} = 14.61$，因此：

$$s_p^2(95) < \frac{25}{14.61} \times 13.95^2 = 194.60$$

因此，我们对 s_p 高度合理的估计值为18.25。如果实际标准差更接近于18.25，而不是计算中使用的13.95，那么我们实际上会获得70%的效能。虽然这并不太令人担忧，但可能需要考虑以某种方式解释这种不精确性。我们可以进行样本量的重新估计（详见后文），或者应该向团队强调研究设计对样本量计算假设的敏感性。

3.8 考虑用于样本量计算中的方差不精确性的计算

到目前为止，我们已经强调了在设计试验时，通常情况下 σ^2 是未知的，但样本量必须在试验进行任何观察之前确定，而样本量的确定关键取决于 σ^2。最简单的方法就是假设 σ^2 是已知的，并取一个"假定值"，这是本章前面讨论的传统样本量计算公式的基础。实际上，"假定值"是从使用相同终点的先前类似设计的研究中获得对 σ^2 的估计值 s^2。

为了解释这一事实，我们使用的是 s^2 而不是 σ^2；以下结果可以用来估计效能（Julious，2002a；Julious et al.，2006）：

$$probt\left(\sqrt{\frac{rn_A d^2}{(r+1)s^2}},\ m,\ t_{1-\alpha/2,n_A(r+1)-2}\right) \geq 1-\beta \quad \text{（公式3.29）}$$

其中 m 是关于 s^2（估计的方差）的自由度。公式3.29的样本量计算重写，变为：

$$n_A \geqslant \frac{(r+1)s^2\left[tinv(1-\beta, m, t_{1-\alpha/2, n_A(r+1)-2})\right]^2}{rd^2} \quad （公式3.30）$$

如果我们用 Z 统计量代替 t 统计量，变为：

$$n_A = \frac{(r+1)s^2\left[tinv(1-\beta, m, Z_{1-\alpha/2})\right]^2}{rd^2} \quad （公式3.31）$$

最后的结果（公式3.31）可以被认为是公式3.3的一个版本，它已经调整了未知实际抽样标准差 σ 的不精确性。

由于公式3.29和公式3.30都必须通过迭代来求解给定效能，因此可以使用公式3.31来提供迭代的初始值。通过简单的经验观察，似乎将从公式3.31获得的样本量加1，可以确保至少达到预期的效能 $(1-\beta)$。

值得注意的是，当考虑公式3.3和公式3.31的 n_A 的近似公式时，其比例取决于 α、β 和 m，而不是 r、s 或 d。因此，公式3.3和公式3.31的比将提供一个膨胀因子（IF）来解释样本方差的不精确性。

$$\text{IF} = \frac{(r+1)s^2\left[tinv(1-\beta, m, Z_{1-\alpha/2})\right]^2}{\left[Z_{1-\beta}+Z_{1-\alpha/2}\right]^2} \quad （公式3.32）$$

表3.8中给出了公式3.32的一些值。当使用标准公式（如公式3.3、公式3.4或公式3.8）计算样本量时，以考虑方差的不精确性。

注意，当 n_A 变大时，公式3.31的样本量收敛到公式3.4。在本章的前面，使用公式3.8，样本量也来自一个非中心 t 分布。然而，由于公式3.31收敛到公式3.4，在大 m 的情况下，公式3.31给出的样本量比公式3.8少1。对于IF，虽然使用 $Z_{1-\alpha/2}$ 代替 $t_{1-\alpha/2, n_A(r+1)-2}$，使公式3.8变为公式3.3。因此，IF适用于原始的样本量计算，因为它们是针对大样本的结果。

3.8.1 示例4

重新计算示例3，以自由度25估计方差。之前，假设在计算中方差为人群总体方差，使用公式3.8估计每组需要165名受试者。从表3.8中，我们可以看到，为了考虑样本方差的不精确性，因此，我们需要将先前估计的样本量增加11%至每组184名受试者（从183.15四舍五入而来）。反过来可以说，假设标准差是人群总体估计时，样本量可能被低估了11%。

你可能会觉得，在围绕方差计算样本量时基于如此少的自由度进行大型研究是不现实的。然而，基于少自由度的设计研究，特别是在药物开发的早期阶段，并不少见。因此，对于所有试验，特别是那些对假设敏感的设计，强烈建议在设计中引入某种形式的自适应成分。

表 3.8 不同的双侧显著性水平、Ⅱ类错误及自由度的倍增因子

m	β	双侧显著性水平(α)			
		0.010	0.025	0.050	0.100
5	0.05	2.232	2.145	2.068	1.980
	0.10	1.819	1.761	1.711	1.652
	0.15	1.614	1.571	1.533	1.489
	0.20	1.482	1.449	1.419	1.385
	0.50	1.122	1.120	1.117	1.114
10	0.05	1.488	1.454	1.425	1.392
	0.10	1.346	1.322	1.301	1.276
	0.15	1.268	1.249	1.233	1.214
	0.20	1.215	1.200	1.187	1.172
	0.50	1.056	1.055	1.054	1.053
25	0.05	1.172	1.160	1.150	1.139
	0.10	1.126	1.117	1.109	1.101
	0.15	1.100	1.092	1.086	1.079
	0.20	1.081	1.075	1.070	1.065
	0.50	1.021	1.021	1.021	1.021
50	0.05	1.083	1.077	1.072	1.067
	0.10	1.061	1.057	1.053	1.049
	0.15	1.049	1.045	1.042	1.039
	0.20	1.040	1.037	1.034	1.032
	0.50	1.010	1.010	1.010	1.010
75	0.05	1.054	1.051	1.047	1.044
	0.10	1.040	1.037	1.035	1.032
	0.15	1.032	1.030	1.028	1.026
	0.20	1.026	1.024	1.023	1.021
	0.50	1.007	1.007	1.007	1.007
100	0.05	1.040	1.038	1.035	1.033
	0.10	1.030	1.028	1.026	1.024
	0.15	1.024	1.022	1.021	1.019
	0.20	1.020	1.018	1.017	1.016
	0.50	1.005	1.005	1.005	1.005

3.9 小结

在使用正态分布计算样本量时,用于样本量计算的方差应体现计划的分析。这是因为使用不适当的方差可能导致过高(或过低)的方差估计,从而影响样本量。在这种情况下,花费时间获得恰当的方差估计可能对试验设计的样本量计算有实质性的益处。

即使对方差有良好的估计,也应考虑样本量计算对计算假设的敏感性。

(王丽妮 译,雷翀 审)

第 4 章

正态数据优效性交叉试验的样本量计算

4.1 简 介

本章描述了交叉临床试验的样本量计算,期望数据呈现出合理的正态分布。本章重点介绍试验目标是确定优效性时的样本量计算。

4.2 假设总体方差已知的样本量估算

为了分析交叉试验的数据,本章将重点关注方差分析是主要分析的情况,拟合受试者、分期和治疗项。假设我们正在进行 AB/BA 的交叉试验,尽管所描述的方法可以扩展到多期交叉试验中的成对比较(通过适当调整自由度)。在分析中,假设受试者个体内的残差是来自正态分布的样本。

还有其他替代方法分析交叉试验数据:配对 t 检验和时期调整 t 检验。现在将简要描述这些方法以及方差分析方法。

4.2.1 方差分析(ANOVA)

假设有两组成对的观察数据:组 1 为 x_{11}, x_{12}, $\cdots$, x_{1n},组 2 为 x_{21}, x_{22}, $\cdots$, x_{2n},每组在两个时期对 n 名受试者进行测量,每名受试者都接受两种治疗,均值差为 $\bar{x}_1 - \bar{x}_2$。进行分析时,需要拟合一个一般线性模型,然后用对比法来估计均值差异。

检验统计量用来自方差分析残差线的个体内标准差(s_w)来构建:

$$t = \frac{\bar{x}_1 - \bar{x}_2}{(\sqrt{2} s_w)/\sqrt{n}} \quad (公式4.1)$$

在零假设下,t 的分布是 Student's t 分布,自由度为 $n-2$。

4.2.2 配对 t 检验

对于配对 t 检验，我们简单地将两种治疗观察到的个体效应放在两列中，忽略任何排序。对于每个受试者，计算治疗差异 d_i，然后获得这些差异的均值 $\bar{d}$（等同于 $\mu_A - \mu_B$）和差异的标准差 σ_d。检验统计量为：

$$\frac{\bar{d}\sqrt{n}}{s_d} \tag{公式4.2}$$

这是在 $n-1$ 自由度下与 t 分布比较。

注意，如果方差分析法中没有将时期拟合到模型中，该分析等同于配对 t 检验，即公式 4.2 相当于公式 4.1。

4.2.3 时期调整后的 t 检验

对每个治疗顺序（AB 或 BA）进行时期调整 t 检验中，计算均值差 $\bar{d}_{AB}$（相当于 $\mu_A - \mu_B$）和 $\bar{d}_{BA}$（相当于 $\mu_B - \mu_A$）。假设分配给每个顺序 $n_{AB} = n_{BA} = n/2$，且顺序内方差相等，$s^2_{d_{AB}} = s^2_{d_{BA}} = s^2_d$，则均值差异为 $(\bar{d}_{AB} - \bar{d}_{BA})/2$，方差为 $s^2_d(1/n_{AB} + 1/n_{BA})/4 = s^2_d/\sqrt{n}$。所以，检验统计量为：

$$\frac{1/2(\bar{d}_{AB} - \bar{d}_{BA})}{s_d/\sqrt{n}} \tag{公式4.3}$$

这是在 $n-2$ 自由度下与 t 分布比较。

注意，如果将时期通过方差分析拟合到模型中，这相当于时期调整的 t 检验，即公式 4.3 相当于公式 4.1。

如果不存在时期效应：

$$\frac{1/2(\bar{d}_{AB} - \bar{d}_{BA})}{s_d/\sqrt{n}} \approx \frac{1/2\left((\mu_A - \mu_B) - (\mu_B - \mu_A)\right)}{s_d/\sqrt{n}} \approx \frac{\bar{d}\sqrt{n}}{s_d} \tag{公式4.4}$$

该检验与配对 t 检验等同，但自由度少 1。

两种方法相同的原因是 $s^2_d = 2s^2_w$，观察公式 4.1、4.2 和 4.3 可知，推断相同。

4.2.4 统计分析方法的总结

如前文所强调的，这 3 种不同的统计分析方法接近等同，特别是当存在时期效应时。为什么强调这点？与其他章节论述相同，重要的是使用对于设计中的研究将来要采用的分析方法来说合适的方差。

本章所有的结果均假设方差分析是最终的分析，因此使用个体内方差 σ^2_w 来估计样本量。如果被估计的方差来自以往采用配对 t 检验的一项研究，此时

差异的方差 σ_d^2 可以被估计。对于这种情况,将 σ_d^2 的估计值转化为 σ_w^2 也是非常重要的,否则样本量将会被高估 2 倍。

4.2.5 样本量计算

为了估计交叉试验的样本量,并量化受试者内治疗平均效应差异估计(即效应量),我们还需要估计受试者组内(间)的标准差 σ_w。受试者个体内标准差是从方差分析模型的残差线中获得的,并且量化同一个体重复测量之间的预期变异(Julious et al.,1999)。获得了个体内的标准差和效应量的估计,就可以用第 3 章讨论的平行组研究类似的方法计算样本量。

$$n = \frac{2(Z_{1-\beta} + Z_{1-\alpha/2})^2 \sigma_w^2}{d^2} \quad (公式 4.5)$$

其中 n 是总样本量。

注意,交叉试验不像平行组试验,交叉试验中没有分配比,r 的含义是每个治疗顺序 AB 和 BA 的分配比。假设公式 4.5 是受试者将被平均分配至每个治疗顺序。如果要在分析中使用样本方差,那我们可以将公式 4.5 改写为:

$$n \geqslant \frac{2(Z_{1-\beta} + t_{1-\alpha/2, n-2})^2 \sigma_w^2}{d^2} \quad (公式 4.6)$$

反过来,可以用效能来重新表达,以迭代计算出样本量 n:

$$1 - \beta = \Phi\left(\sqrt{\frac{nd^2}{2\sigma_w^2}} - t_{1-\alpha/2, n-2}\right) \quad (公式 4.7)$$

类似于平行组研究,统计分析时认为总体方差未知,在备择假设 H_1: $d \neq 0$ 下,Ⅱ类错误(效能)应在非中心 t 分布下,以 $n-2$ 的自由度和非中心参数 $\sqrt{nd^2/2\sigma_w^2}$ 计算(Kupper et al.,1989;Senn,1993;Julious,2004a)。所以,公式 4.7 可以被改写为:

$$1 - \beta = \text{probt}\left(t_{1-\alpha/2, n-2},\ n-2,\ \sqrt{\frac{nd^2}{2\sigma_w^2}}\right) \quad (公式 4.8)$$

以同样的方式,在平行组研究中,我们可以将 $Z_{1-\alpha/2}^2/2$ 的修正因子添加到公式 4.5,就可以得到近似正态分布,并将此用于公式 4.8 中的初始计算(Guenther,1981):

$$n = \frac{2(Z_{1-\beta} + Z_{1-\alpha/2})^2 \sigma_w^2}{d^2} + \frac{Z_{1-\alpha/2}^2}{2} \quad (公式 4.9)$$

为了快速计算,我们可以将公式 4.5 简化为计算具有 90% 效能和双侧 5% Ⅰ类错误率的样本量:

$$n = \frac{21\sigma_w^2}{d^2} \quad (公式 4.10)$$

公式 4.9 和公式 4.10 计算出的样本量略小于公式 4.8；与公式 4.8 相比，公式 4.7 将得出几乎相同的样本量，偶尔低估 1 名。表 4.1 给出了使用公式 4.8 计算的不同标准化差异对应的样本量($\delta = d/\sigma$)。

表 4.1 效能为 90%、双侧 I 类错误率 5%，在一定标准化差异范围内交叉研究的总样本量

δ	n	δ	n
0.05	8408	0.80	35
0.10	2104	0.85	32
0.15	936	0.90	29
0.20	528	0.95	26
0.25	339	1.00	24
0.30	236	1.05	22
0.35	174	1.10	20
0.40	134	1.15	19
0.45	106	1.20	17
0.50	87	1.25	16
0.55	72	1.30	15
0.60	61	1.35	14
0.65	52	1.40	13
0.70	45	1.45	13
0.75	40	1.50	12

第 3 章中的每个标准化差异(δ)下，交叉试验的总样本量计算与几乎等同于平行组研究的单组样本量非常接近。这些轻微的差异是由于在公式 4.8 中使用的不同自由度和第 3 章中平行组试验的等效结果所造成的。但实际上，它们是一样的。然而需要注意的是，表 4.1 中的标准化差异代表的数值与平行组试验不同。交叉试验中的受试者个体内方差可以从以下公式获得：

$$\sigma_w^2 = \sigma^2(1-\rho) \quad \text{（公式 4.11）}$$

其中 σ^2 是来自传统平行组试验的总体方差，ρ 是在同一受试者两次测量之间估计的 Pearson 相关系数。对于相对中等的相关系数 0.5，个体内方差是总体方差的一半。因此，相同的标准化差异在交叉设计中比平行组研究大 40%。平行组和交叉试验只有在相关系数为零时才会具有等同的标准化差异。

4.2.6 示例1

Pollock 等（2005）描述了一项关于甲状腺功能减退症患者的交叉试验。将干预组与安慰剂组进行双盲比较。

假设我们希望重复相同的试验，但以促甲状腺素水平作为单一主要终点，设定效应量为1mU/L，假设85%的患者将完成试验。本研究将通过方差分析来进行分析。假设双侧Ⅰ类错误率为5%，效能为90%，利用表4.2中的不同数据进行分析。

表4.2 交叉试验结果的总结

结局	甲状腺素	安慰剂	调整后的差异（95%CI）	P值
促甲状腺素（mU/L）	0.66(0.77)	1.77(1.21)	−1.17(−1.76, −0.59)	<0.001
游离甲状腺素（pmol/L）	17.95(3.03)	13.68(3.37)	4.75(2.67, 6.83)	<0.001
游离三碘甲状腺原氨酸（pmol/L）	3.72(0.66)	3.50(0.54)	0.23(−0.11, 0.56)	0.177
胆固醇（mmol/L）	6.33(1.17)	6.27(1.25)	0.05(−0.27, 0.37)	0.739
催乳素（mU/L）	250(156)	307(331)	−37(−189, 116)	0.622

首先，我们需要估计个体内标准差（s_w）。可从促甲状腺素水平的置信区间获得：

$$s_w = \frac{CI\ 上限 - CI\ 下限}{2Z_{1-\alpha/2}\sqrt{2/n}} = \frac{1.76 - 0.59}{2 \times 1.96\ \sqrt{2/22}} = 0.99$$

当使用 t 值时，获得：

$$s_w = \frac{CI\ 上限 - CI\ 下限}{2t_{n-1,1-\alpha/2}\sqrt{2/n}} = \frac{1.76 - 0.59}{2 \times 2.09\ \sqrt{2/22}} = 0.93$$

使用较大的 s_w 估计值0.99，公式4.8计算的总样本量为24名受试者。还可以使用表4.1。标准化差异为 $1/0.99 \approx 1$。由表4.1可知，得到的样本量与计算结果相同。

如果我们使用0.93作为标准差，用公式4.8估计的样本量略低，为22名可评估受试者。

注意两个计算中，公式4.8给出的样本量都少1名，即每组23名和21名受试者。

样本量的计算给出了需要的总的可评估样本量计算。假设我们只预期有85%的受试者完成试验，因此需要：

- 当SD=0.99时，总样本量为24/0.85，即28.3或29名。
- 当SD=0.93时，总样本量为22/0.85，即25.9或26名。

4.2.7 示例 2

假设游离三碘甲状腺原氨酸是主要终点，我们用于计算的只有均值差和 P 值。希望得到的样本量，可以在 5% 的双侧显著性水平下有 90% 的效能检测到 0.20 pmol/L 的差异。

P 值是 0.177，因而从正态表中来看，Z 值为 1.38（再次提醒，用 t 值的话 SD 略小）。

$$s_p = \frac{\bar{x}_A - \bar{x}_B}{Z_{P值}\sqrt{2/n}} = \frac{0.23}{1.38\sqrt{2/22}} = 0.55$$

用公式 4.8 获得总样本量估计为需 168 例患者。

如果使用标准化差异，得出 0.20/0.55 = 0.36。近似成 0.35，表 4.1 给出的样本量估计为共需 174 例患者。

4.2.8 示例 3

与示例 2 类似，我们通常拥有次优数据来确定样本量。假设可以进行与 Yardly 等（2004）在第 3 章中描述的研究类似的交叉试验。希望用相同的主要终点——头晕障碍清单。假设与平行组试验相同，效应量为 5 具有重要临床意义，因此需要估计样本量以检测到此差异（假设双侧 I 类错误为 5%，效能为 90%）。

当我们正在设计一项交叉试验时，只有从平行组试验中获得的数据作为辅助，这是一个常见的问题。

我们从第 3 章中知道，不同基线测量数的协方差分析的方差公式：

$$\text{方差} = \sigma^2 \left(1 - \frac{p\rho^2}{1+(p-1)\rho}\right) \quad （公式 4.12）$$

其中 ρ 是观测值之间的 Pearson 相关系数，假设复合对称，p 是每个受试者的基线测量数量。受试者内方差可从公式 4.11 获得。

在第 3 章中，我们估计合并方差 σ^2 为 447.01，考虑基线时的方差估计，即公式 4.12，为 13.95 × 13.95 = 194.60。从公式 4.12 可得：

$$194.6 = 447.01(1-\rho^2)$$

所以，连续测量之间的相关性系数可以估计为 0.75。受试者内方差可估计为：

$$\sigma_w^2 = 447.01(1-0.75) = 111.75$$

使用此值作为受试者内方差的估计（受试者内标准差为 10.57），从公式 4.8 计算出样本量为 96 例患者。公式 4.9 也给出了相同的样本量。

4.3 样本量计算中有关方差的敏感性分析

与平行组试验一样,交叉试验中样本量估计的敏感性相对容易探查。下面的结果可以用来评估样本量计算中对方差假设的敏感性:

$$s_w^2(95) < \frac{df}{\chi_{0.05,df}^2} s_w^2 \qquad (公式4.13)$$

4.3.1 示例4

Pollock 最初的试验共有22名受试者。因此,以自由度20进行方差估计。对于促甲状腺激素,使用0.99作为受试者内标准差来估计样本量。方差的一个高度可信值可以计算为:

$$s_w^2(95) < \frac{20}{\chi_{0.05,20}^2} 0.99^2 = \frac{20}{10.85} 0.98 = 1.81$$

因此,受试者内标准差的高度可信值为 $1.34(=\sqrt{1.81})$。如果真实的方差接近1.34,那么共24名受试者,该研究具有70%的效能,低于90%。建议在方案中进行此计算,并与更多的团队成员讨论敏感性,但是该计算可以认为对方差假设相对稳健。

4.4 考虑用于样本量计算的方差不精确时的计算

考虑到样本量计算中使用的方差的不精确性,可以将平行组试验的结果推广为:

$$n \geq \frac{2s_w^2 [tinv(1-\beta, m, t_{1-\alpha/2,n-2})]^2}{d^2} \qquad (公式4.14)$$

其中 n 是公式4.14得出的最小整数值,m 是估计方差 s_w^2 的自由度。我们可以根据效能来重写公式4.14,得到:

$$1-\beta = probt\left(\sqrt{\frac{nd^2}{2s_w^2}}, m, t_{1-\alpha/2,n-2}\right) \qquad (公式4.15)$$

用 Z 统计量替换 t 统计量将会得到:

$$n = \frac{2s_w^2 [tinv(1-\beta, m, Z_{1-\alpha/2})]^2}{d^2} \qquad (公式4.16)$$

可以对样本量进行直接估计,也给出了公式4.14迭代的初始值。

通过取公式 4.16 与公式 4.5 的比值，可以不依赖 S_w 和 d，只用 α、β 和 m 计算出膨胀因子。这些膨胀因子与第 3 章表 3.8 给出的相同，因此在这里不再重复。

4.5 小　结

当设计一个结局数据符合正态分布的交叉试验时，对于样本量计算中的假设，存在与平行组试验相同的问题。建议对这些假设的敏感性进行验证。

（王丽妮　译，雷翀　审）

第 5 章

整群随机试验的样本量计算

5.1 简 介

　　本书的重点是试验中受试者个体被随机分配接受干预。对于医疗卫生技术的评估，出于实际的考虑，不可能总是在个体层面进行随机化。患者可以在医院、初级保健实践、卫生保健医生水平或时间窗等方面进行随机分组。因此，患者是进行整群随机化的。

　　整群随机试验是指将整个社会单位而不是独立的个体随机分配至干预组的试验。例如，在评价大众教育方法的试验中将社区作为试验单元；在评估改善哮喘依从性的试验中将初级保健医院作为试验单元；在评估饮食干预有效性的试验中将家庭作为试验单元。

　　采用整群随机化的原因包括实施方便，可以提高患者的依从性和避免治疗组沾染。后者特别重要，因为如果在初级保健医院中采取教育倡议，在同一实践中，对一个患者采取干预，而其他患者不接受该干预是不可行的。

　　整群随机试验也有一些缺点，特别是当整群之间存在差异时，这些差异会减少有效样本量。问题的严重程度取决于群内相关程度和群的平均大小。影响群内相关性的原因有很多：患者经常选择他们所属的集群，例如患者特征可能与初级保健服务相关；在集群水平上的重要协变量以相同的方式影响集群内的所有个体；集群内的个体经常互动，因此可能对干预的反应类似；最后，传染病更倾向于在家庭或社区内部而非之间更快地传播。

　　正如我们所强调的，集群内患者的结局是相关的，这种相关性被称为群内相关系数（ICC）。虽然 ICC 可能很小，但它仍可能会对研究的效能产生重大影响，这将在本章中加以说明。

5.2 本章内容

　　本章详细描述了样本量的计算，重点放在预期结局呈正态分布的试验上，并且试验的目标是评估优效性。计算分为两个阶段：①个体随机试验；②将膨胀因子(IF)应用于个体随机试验的样本量计算，以考虑试验中的聚类效应。

我们需要注意的是 IF 可以用于任何个体随机试验的样本量计算。因此，如果试验的目的是探索非劣效性或结局是二分类的，那么一般的步骤将是：①像个体随机试验一样，根据结局和试验目的计算样本量；②应用 IF 预估集群大小和集群内相关性。

5.3 样本量计算

标准的样本量估计和统计分析方法并不适用于整群随机试验。这是因为标准的样本量计算方法会导致试验的效能不足，而标准的统计分析方法通常会导致效应估计产生偏差。

在设计整群随机试验时，一个重要的考量是 ICC(ς) 的估计，在一个集群中的个体越相似，ICC 值就越高。就方差组成而言，总反应方差 σ^2 可以表示为两个方差组分之和：

$$\sigma^2 = \sigma_B^2 + \sigma_w^2 \quad \text{（公式 5.1）}$$

其中，σ_B^2 定义为集群间的方差组分，σ_w^2 代表集群内的方差组分，此时：

$$\varsigma = \frac{\sigma^2}{\sigma_B^2 + \sigma_w^2} \quad \text{（公式 5.2）}$$

注意 $\sigma_w^2 = \sigma^2(1-\varsigma)$。

5.3.1 量化集群效应

考虑一个试验有 k 个集群，每个集群大小为 m，随机分配到试验组或对照组。同时，假设反应变量 y 服从正态分布，患者的共同方差为 σ^2。研究设计为优效性试验，零假设 $H_0: \mu_A = \mu_B$；备择假设 $H_1: \mu_A \neq \mu_B$。

μ_A 和 μ_B 的估计值分别为 $\bar{x}_A$ 和 $\bar{x}_B$，假设其样本均值具有共同的总体方差：

$$\frac{[1+(m-1)\varsigma]\sigma^2}{km} \quad \text{（公式 5.3）}$$

其中，ς 是 ICC，k 是集群数量，m 是每个集群的样本量。

5.3.2 整群随机设计的样本量要求

假设 k 个大小为 m 的集群被分配至两个干预组。回顾第 3 章，在近似正态假设下，个体随机试验的样本量可以由以下公式计算：

$$n_A = \frac{2\sigma^2(Z_{1-\alpha/2} + Z_{1-\beta})^2}{d^2} \qquad (公式5.4)$$

考虑到集群的影响，每个干预组需要的样本量从公式5.3和公式5.4中可以估计(Donner et al., 2000)：

$$n_A = \frac{2\sigma^2(Z_{1-\alpha/2} + Z_{1-\beta})^2[1+(m-1)\varsigma]}{d^2} \qquad (公式5.5)$$

取公式5.4与公式5.5结果之比，可以估计IF，以考虑整群随机的影响：

$$IF = 1 + (m-1)\varsigma \qquad (公式5.6)$$

因此，一般集群数越大，IF就越大，需要的样本量就越大。

或者，就整群而言，样本量可以通过以下公式估计：

$$k = \frac{2\sigma^2(Z_{1-\alpha/2} + Z_{1-\beta})^2[1+(m-1)\varsigma]}{md^2} \qquad (公式5.7)$$

表5.1给出了公式5.6中不同 m 和 ς 的样本量IF。

表5.1 不同集群大小和群内相关性下样本量的膨胀因子(IF)

m	群内相关系数(ς)												
	0.005	0.010	0.015	0.020	0.025	0.030	0.040	0.050	0.075	0.100	0.150	0.200	0.250
2	1.01	1.01	1.02	1.02	1.03	1.03	1.04	1.05	1.08	1.10	1.15	1.20	1.25
3	1.01	1.02	1.03	1.04	1.05	1.06	1.08	1.10	1.15	1.20	1.30	1.40	1.50
4	1.02	1.03	1.05	1.06	1.08	1.09	1.12	1.15	1.23	1.30	1.45	1.60	1.75
5	1.02	1.04	1.06	1.08	1.10	1.12	1.16	1.20	1.30	1.40	1.60	1.80	2.00
10	1.05	1.09	1.14	1.18	1.23	1.27	1.36	1.45	1.68	1.90	2.35	2.80	3.25
15	1.07	1.14	1.21	1.28	1.35	1.42	1.56	1.70	2.05	2.40	3.10	3.80	4.50
20	1.10	1.19	1.29	1.38	1.48	1.57	1.76	1.95	2.43	2.90	3.85	4.80	5.75
25	1.12	1.24	1.36	1.48	1.60	1.72	1.96	2.20	2.80	3.40	4.60	5.80	7.00
30	1.15	1.29	1.44	1.58	1.73	1.87	2.16	2.45	3.18	3.90	5.35	6.80	8.25
40	1.20	1.39	1.59	1.78	1.98	2.17	2.56	2.95	3.93	4.90	6.85	8.80	10.75
50	1.25	1.49	1.74	1.98	2.23	2.47	2.96	3.45	4.68	5.90	8.35	10.80	13.25
75	1.37	1.74	2.11	2.48	2.85	3.22	3.96	4.70	6.55	8.40	12.10	15.80	19.50
100	1.50	1.99	2.49	2.98	3.48	3.97	4.96	5.95	8.43	10.90	15.85	20.80	25.75
150	1.75	2.49	3.24	3.98	4.73	5.47	6.96	8.45	12.18	15.90	23.35	30.80	38.25
200	2.00	2.99	3.99	4.98	5.98	6.97	8.96	10.95	15.93	20.90	30.85	40.80	50.75
250	2.25	3.49	4.74	5.98	7.23	8.47	10.96	13.45	19.68	25.90	38.35	50.80	63.25
500	3.50	5.99	8.47	10.98	13.48	15.97	20.96	25.95	38.43	50.90	75.85	100.80	125.75
1000	6.00	10.99	15.99	20.98	25.98	30.97	40.96	50.95	75.93	100.90	150.85	200.80	250.75

请注意，在本章中我们使用正态分布和公式 5.4 来计算样本量。但是，由公式 5.6 中计算的 IF 也可以应用于该结果，使用第 3 章中描述的假设对受试者个体进行随机的非中心 t 分布样本量计算。

公式 5.4 和公式 5.5 的结果差异不是太大。第 3 章讨论了协变量对样本量的影响，如果收集单个基线，其与结局的相关性为 ρ，则可通过以下公式估计样本量：

$$n_A = \frac{2\sigma^2(Z_{1-\alpha/2} + Z_{1-\beta})^2(1-\rho^2)}{d^2} \qquad （公式 5.8）$$

在实践中，公式 5.8 的结果很少用于个体随机试验，常用方差来进行样本量的计算，这是因为方差通常来自一个类似的研究。第 2 章讨论了如何评估方差，如果方差估计的研究从设计、人群和统计分析与计划的研究相似，则可以使用公式 5.4。对于整群随机试验，应该考虑类似的原则，如果方差估计来自与计划进行的整群随机试验具有类似设计和分析的试验，则可以使用公式 5.4。

在集群的数量（k）和样本量（n）已知的情况下，我们可以估计每个集群的样本量：

$$m = \frac{n_A(1-\varsigma)}{k - n_A\varsigma} \qquad （公式 5.9）$$

这个结果只适用于（Hemming et al.，2016）：

$$k < n_A\varsigma \qquad （公式 5.10）$$

否则集群的数量不足。

公式 5.6 和公式 5.9 的结果前提是假定每个集群的样本量是固定的。在实践中，研究中的集群数可能存在差异。为了解释这种变化，以下公式可用于计算 IF（Eldridge et al.，2012）：

$$\text{IF} = 1 + \left[(CV_c^2 + 1)\bar{m} - 1\right]\varsigma \qquad （公式 5.11）$$

其中 $\bar{m}$ 是指平均集群数。例如，当集群数（k）和样本量（n）已知时，可以用以下公式估计平均集群样本量：

$$\bar{m} = \frac{n_A(1-\varsigma)}{\left[k - n_A\varsigma(1+CV_c^2)\right]} \qquad （公式 5.12）$$

由于平均集群数对样本量有影响，一种方法是固定每个集群的样本量，如果有可能的话，固定集群数，这样可以获得样本量相同的集群。

5.3.2.1 示例 1

假设我们希望在初级保健（全科医疗）环境中为新诊断的 2 型糖尿病患者设计一种干预措施。糖尿病的年发病率为 0.1%，每个集群一年平均服务患者数(实践数)为10 000人。如果研究持续时间为1年,那么我们可以期望在每个集群平均1年内收集10 = 0.001 × 10 000名受试者。

对于该研究,主要终点是连续结局——糖化血红蛋白(HbA1c)(糖尿病控制的一项指标),目标差异为0.5%的绝对差异,标准差为2.25%。计划是设计具有90%效能的研究来检测差异,双侧显著性水平为5%来表征统计显著性差异。本研究的ICC假定为 ς = 0.05,每个全科医疗单元有10例患者。

使用公式5.4进行计算,传统的平行组试验需要每组425.25例或426例患者。根据表5.1,集群效应的IF值为1.45,因此需要每组617.7 ≈ 618例患者。

本例中,整群随机试验和个体随机试验之间的样本量差异,意味着整群试验需要多纳入45%的患者。如果集群大小为10,我们需要每组62个全科医疗单元或总共124个全科医疗单元。

平均全科医疗实践规模为10 000人。2006年,英国全科医疗实践的平均集群大小的变异系数估计为0.65(Eldridge et al., 2006)。考虑到集群大小的变异,IF为1.64,样本量的估计为每组69.64或70个全科医疗单元。

由于集群大小的变异系数对样本量的影响,建议研究团队将每个集群的样本量固定在每个医疗实践单元可以招募入组的合理样本量。对于这项研究,团队内部可能需要进行一些讨论,因为考虑到新诊断的糖尿病患者的数量,如果样本量固定在每个集群10人,规模较小的单元也需招募10人的话,那么研究可能会推迟开始。

5.3.3 具有基线数据的整群试验的样本量需求

在临床试验中,如第4章所讨论的,可能有机会收集基线数据。对于此类试验,公式5.6可以改为:

$$IF = [1 + (m-1)\varsigma](1-\rho^2) \quad (公式5.13)$$

其中,ρ 是试验中个体反应的相关性,当试验收集相同个体的基线和结局数据时可以使用。

通常在整群随机试验中,基线也是在集群水平的基线。例如,在医院水平收集干预前后的结局。对于此类研究,公式5.13中的ρ被取代为:

$$\rho = \frac{m\varsigma}{\left(1+(m-1)\varsigma\right)} \quad (公式5.14)$$

其中ρ是集群反应的相关性。

表5.2给出了将公式5.14的结果代入公式5.13计算出的IF。

表5.2 考虑基线时不同集群大小和群内相关系数下的膨胀因子(IF)

m	群内相关系数(ς)												
	0.005	0.010	0.015	0.020	0.025	0.030	0.040	0.050	0.075	0.100	0.150	0.200	0.250
2	1.00	1.01	1.01	1.02	1.02	1.03	1.04	1.05	1.07	1.09	1.13	1.17	1.20
3	1.01	1.02	1.03	1.04	1.05	1.06	1.08	1.09	1.14	1.18	1.26	1.34	1.41
4	1.01	1.03	1.04	1.06	1.07	1.09	1.11	1.14	1.21	1.27	1.39	1.50	1.61
5	1.02	1.04	1.06	1.08	1.10	1.11	1.15	1.19	1.27	1.36	1.51	1.66	1.80
10	1.04	1.09	1.13	1.17	1.21	1.25	1.33	1.41	1.59	1.77	2.11	2.44	2.77
15	1.07	1.14	1.20	1.26	1.32	1.38	1.50	1.62	1.90	2.17	2.69	3.21	3.72
20	1.09	1.18	1.27	1.35	1.43	1.51	1.67	1.82	2.19	2.56	3.27	3.97	4.66
25	1.12	1.23	1.33	1.44	1.54	1.64	1.83	2.02	2.49	2.94	3.84	4.72	5.60
30	1.14	1.27	1.40	1.52	1.64	1.76	1.99	2.22	2.78	3.32	4.40	5.48	6.55
40	1.19	1.36	1.53	1.69	1.85	2.00	2.31	2.61	3.35	4.08	5.54	6.98	8.42
50	1.23	1.45	1.65	1.85	2.05	2.24	2.62	3.00	3.92	4.84	6.67	8.49	10.30
75	1.34	1.66	1.96	2.25	2.54	2.83	3.39	3.95	5.34	6.73	9.49	12.24	14.99
100	1.45	1.86	2.26	2.64	3.03	3.40	4.15	4.90	6.67	8.61	12.30	15.99	19.68
150	1.66	2.26	2.84	3.41	3.98	4.54	5.67	6.79	9.58	12.36	17.93	23.49	29.06
200	1.87	2.66	3.42	4.18	4.93	5.68	7.17	8.67	12.39	16.12	23.56	31.00	38.43
250	2.07	3.04	3.99	4.93	5.87	6.81	8.68	10.55	15.21	19.87	29.18	38.50	47.81
500	3.05	4.95	6.83	8.70	10.58	12.45	16.19	19.93	29.28	38.62	57.31	76.00	94.69
1000	4.95	8.72	12.47	16.21	19.96	23.70	31.19	38.68	57.40	76.12	113.56	151.00	188.44

为了解释平均集群大小的变异,可以使用以下结果来估计IF,而不是公式5.13。

$$\text{IF} = \left(1 + [(CV_c^2 + 1)\bar{m} - 1]\varsigma\right)(1-\rho^2) \quad \text{(公式 5.15)}$$

5.3.3.1 示例2——再次回顾示例1

研究的ICC假定为$\varsigma=0.05$。假设在试验中,我们能够获得10例在前一年新近诊断的患者的数据。

根据表5.3和公式5.14,在集群水平预期结局的相关性为0.17。根据表5.2和公式5.13,相应的IF为1.41。

平行组的样本量为每组426例患者。IF为1.41时,总样本量为每组600.6或601例患者。因此,若集群的大小为10,将需要每组61个全科医疗中心或共需要122个中心。样本量比之前估计的多2个(总共)实践中心。

表5.3 不同集群大小和群内相关系数下集群水平反应性的集群间预期相关性

m	群内相关系数(ς)												
	0.005	0.010	0.015	0.020	0.025	0.030	0.040	0.050	0.075	0.100	0.150	0.200	0.250
2	0	0.01	0.01	0.02	0.02	0.03	0.04	0.05	0.07	0.09	0.13	0.17	0.20
3	0.01	0.01	0.02	0.03	0.04	0.04	0.06	0.07	0.10	0.13	0.17	0.21	0.25
4	0.01	0.02	0.03	0.04	0.05	0.06	0.07	0.09	0.12	0.15	0.21	0.25	0.29
5	0.01	0.02	0.04	0.05	0.06	0.07	0.09	0.10	0.14	0.18	0.23	0.28	0.31
10	0.02	0.05	0.07	0.08	0.10	0.12	0.15	0.17	0.22	0.26	0.32	0.36	0.38
15	0.04	0.07	0.09	0.12	0.14	0.16	0.19	0.22	0.27	0.31	0.36	0.39	0.42
20	0.05	0.08	0.12	0.14	0.17	0.19	0.23	0.26	0.31	0.34	0.39	0.42	0.43
25	0.06	0.10	0.14	0.17	0.20	0.22	0.26	0.28	0.33	0.37	0.41	0.43	0.45
30	0.07	0.12	0.16	0.19	0.22	0.24	0.28	0.31	0.35	0.38	0.42	0.44	0.45
40	0.08	0.14	0.19	0.22	0.25	0.28	0.31	0.34	0.38	0.41	0.44	0.45	0.47
50	0.10	0.17	0.22	0.25	0.28	0.30	0.34	0.36	0.40	0.42	0.45	0.46	0.47
75	0.14	0.22	0.27	0.30	0.33	0.35	0.38	0.40	0.43	0.45	0.46	0.47	0.48
100	0.17	0.25	0.30	0.34	0.36	0.38	0.40	0.42	0.45	0.46	0.47	0.48	0.49
150	0.21	0.30	0.35	0.38	0.40	0.41	0.43	0.44	0.46	0.47	0.48	0.49	0.49
200	0.25	0.33	0.38	0.40	0.42	0.43	0.45	0.46	0.47	0.48	0.49	0.49	0.49
250	0.28	0.36	0.40	0.42	0.43	0.44	0.46	0.47	0.48	0.48	0.49	0.49	0.49
500	0.36	0.42	0.44	0.46	0.46	0.47	0.48	0.48	0.49	0.49	0.49	0.50	0.50
1000	0.42	0.45	0.47	0.48	0.48	0.48	0.49	0.49	0.49	0.50	0.50	0.50	0.50

5.4 试验中的一个臂存在集群

临床试验中的集群甚至可以发生在个体随机的临床试验中。例如，患者个体可以随机分配到一个集体治疗或一个新手术组中。在这两种情况下，"治疗者效应"——实施集体治疗的个人或者实施手术的外科医生的技能将会影响临床结局。因此，即使患者是个体随机的，试验设计和分析也需要考虑试验内的集群。

试验中，只有一组存在集群时，IF可以被修正为：

$$IF = 1 + [(m-1)\varsigma]/2 \qquad (公式5.16)$$

表5.4给出了根据这个公式得出的IF。

为了解释集群样本量的变异，我们可以使用：

$$\text{IF} = 1 + [(CV_c^2 + 1)\bar{m} - 1]\varsigma/2 \quad \text{（公式5.17）}$$

最好用一个例子来说明计算。

表5.4 试验中只有一个臂存在集群时，不同集群大小和群内相关系数之间的膨胀因子(IF)

m	群内相关系数(ς)												
	0.005	0.010	0.015	0.020	0.025	0.030	0.040	0.050	0.075	0.100	0.150	0.200	0.250
2	1.00	1.01	1.01	1.01	1.01	1.02	1.02	1.03	1.04	1.05	1.08	1.10	1.13
3	1.01	1.01	1.02	1.02	1.03	1.03	1.04	1.05	1.08	1.10	1.15	1.20	1.25
4	1.01	1.02	1.02	1.03	1.04	1.05	1.06	1.08	1.11	1.15	1.23	1.30	1.38
5	1.01	1.02	1.03	1.04	1.05	1.06	1.08	1.10	1.15	1.20	1.30	1.40	1.50
10	1.02	1.05	1.07	1.09	1.11	1.14	1.18	1.23	1.34	1.45	1.68	1.90	2.13
15	1.04	1.07	1.11	1.14	1.18	1.21	1.28	1.35	1.53	1.70	2.05	2.40	2.75
20	1.05	1.10	1.14	1.19	1.24	1.29	1.38	1.48	1.71	1.95	2.43	2.90	3.38
25	1.06	1.12	1.18	1.24	1.30	1.36	1.48	1.60	1.90	2.20	2.80	3.40	4.00
30	1.07	1.15	1.22	1.29	1.36	1.44	1.58	1.73	2.09	2.45	3.18	3.90	4.63
40	1.10	1.20	1.29	1.39	1.49	1.59	1.78	1.98	2.46	2.95	3.93	4.90	5.88
50	1.12	1.25	1.37	1.49	1.61	1.74	1.98	2.23	2.84	3.45	4.68	5.90	7.13
75	1.19	1.37	1.56	1.74	1.93	2.11	2.48	2.85	3.78	4.70	6.55	8.40	10.25
100	1.25	1.50	1.74	1.99	2.24	2.49	2.98	3.48	4.71	5.95	8.43	10.90	13.38
150	1.37	1.75	2.12	2.49	2.86	3.24	3.98	4.73	6.59	8.45	12.18	15.90	19.63
200	1.50	2.00	2.49	2.99	3.49	3.99	4.98	5.98	8.46	10.95	15.93	20.90	25.88
250	1.62	2.25	2.87	3.49	4.11	4.74	5.98	7.23	10.34	13.45	19.68	25.90	32.13
500	2.25	3.50	4.74	5.99	7.24	8.49	10.98	13.48	19.71	25.95	38.43	50.90	63.38
1000	3.50	6.00	8.49	10.99	13.49	15.99	20.98	25.98	38.46	50.95	75.93	100.90	125.88

5.4.1 示例3

计划开展的一项试验中，患者个体将被分别随机分配到认知行为疗法（CBT）或常规治疗组来治疗抑郁症。随机分配至CBT组的患者，预计ICC为0.03，每位治疗师预计将治疗20例患者。对于随机分配到常规治疗组的患者，没有发生群组治疗，因此也没有群内相关性。

主要结局是汉密尔顿抑郁量表，目标差异为标准化效应0.3。使用公式5.4，按90%的效能和双侧显著水平0.05，样本量估计为每组233.4或234例患者。

从表 5.1 中，考虑集群的 IF 为 1.58，那么 CBT 组需要 369.72≈370 例患者。不需要扩大常规治疗组的样本量，因此可以随机分配 234 例患者接受常规治疗，370 例患者接受 CBT 治疗。这就意味着一共需要 604 例患者。

让我们重新审视计算，忽略聚类但不泛化公式 5.4，以便允许不均匀分配。

$$n_A = \frac{(r+1)\sigma^2(Z_{1-\alpha/2} + Z_{1-\beta})^2}{rd^2}$$

其中，r 是两组的分配比。

假设希望在治疗组之间平均分配受试者。为了做到这一点，初始分配比需为 370/234 = 1.58；对于个体随机试验，我们需要 190.50 或 191 例患者在 CBT 组，常规治疗组需要 301.78 或 302 例患者。考虑到 ICC，我们现在需要增加 CBT 组的患者至 302 例。因此，两组样本量相同的情况下允许其中一组存在集群。

除了上述的计算外，我们还可以使用公式 5.6 和表 5.4 中的 IF 来估计样本量，其中 IF 是 1.29。对于个体随机试验估计的样本量为 234 例，这意味着对于整群随机试验，我们需要每组 301.86 例患者或共 604 例患者，这与之前的计算结果相同。

5.4.2 整群随机交叉设计试验的样本量要求

如果要将整群随机试验设计为交叉试验，则可以用以下公式来估计样本量：

$$n = \frac{2\sigma^2(Z_{1-\alpha/2} + Z_{1-\beta})^2[1 + (m-1)\varsigma - \rho]}{d^2} \quad (公式 5.18)$$

由此，可以得出 IF：

$$IF = 1 + (m-1)\varsigma - \rho \quad (公式 5.19)$$

与平行组试验一样，ρ 是试验中个体反应的相关性，也是在每个研究阶段结束时结局之间的相关性。

考虑到集群大小的差异，可以使用以下公式：

$$IF = \left(1 + [(CV_c^2 + 1)\bar{m} - 1]\varsigma\right) - \rho \quad (公式 5.20)$$

如果是分析整群随机试验，在每个治疗时期不会有同一患者，则公式 5.18 中的 ρ 替换为：

$$\rho = \frac{m\varsigma}{\left(1 + (m-1)\varsigma\right)} \quad (公式 5.21)$$

其中 ρ 为集群内反应的相关性。表 5.5 根据公式 5.21 和公式 5.18 给出了整群随机交叉试验的 IF。

表 5.5 交叉试验中不同集群大小和群内相关系数的膨胀因子(IF)

m	群内相关系数(ρ)												
	0.005	0.010	0.015	0.020	0.025	0.030	0.040	0.050	0.075	0.100	0.150	0.200	0.250
2	1.00	1.00	1.00	1.00	1.00	1.00	1.00	1.00	1.00	1.00	1.00	1.00	1.00
3	1.00	1.01	1.01	1.01	1.01	1.02	1.02	1.03	1.04	1.05	1.08	1.10	1.13
4	1.01	1.01	1.02	1.02	1.03	1.03	1.04	1.05	1.08	1.10	1.15	1.20	1.25
5	1.01	1.02	1.02	1.03	1.04	1.05	1.06	1.08	1.11	1.15	1.23	1.30	1.38
10	1.02	1.04	1.06	1.08	1.10	1.12	1.16	1.20	1.30	1.40	1.60	1.80	2.00
15	1.03	1.07	1.10	1.13	1.16	1.20	1.26	1.33	1.49	1.65	1.98	2.30	2.63
20	1.05	1.09	1.14	1.18	1.23	1.27	1.36	1.45	1.68	1.90	2.35	2.80	3.25
25	1.06	1.12	1.17	1.23	1.29	1.35	1.46	1.58	1.86	2.15	2.73	3.30	3.88
30	1.07	1.14	1.21	1.28	1.35	1.42	1.56	1.70	2.05	2.40	3.10	3.80	4.50
40	1.10	1.19	1.29	1.38	1.48	1.57	1.76	1.95	2.43	2.90	3.85	4.80	5.75
50	1.12	1.24	1.36	1.48	1.60	1.72	1.96	2.20	2.80	3.40	4.60	5.80	7.00
75	1.18	1.37	1.55	1.73	1.91	2.10	2.46	2.83	3.74	4.65	6.48	8.30	10.13
100	1.25	1.49	1.74	1.98	2.23	2.47	2.96	3.45	4.68	5.90	8.35	10.80	13.25
150	1.37	1.74	2.11	2.48	2.85	3.22	3.96	4.70	6.55	8.40	12.10	15.80	19.50
200	1.50	1.99	2.49	2.98	3.48	3.97	4.96	5.95	8.43	10.90	15.85	20.80	25.75
250	1.62	2.24	2.86	3.48	4.10	4.72	5.96	7.20	10.30	13.40	19.60	25.80	32.00
500	2.25	3.49	4.74	5.98	7.23	8.47	10.96	13.45	19.68	25.90	38.35	50.80	63.25
1000	3.50	5.99	8.49	10.98	13.48	15.97	20.96	25.95	38.43	50.90	75.85	100.80	125.75

平行组试验和交叉试验的样本量估计结果的主要差异在于，平行组试验的样本量为其中一组的样本量，记为 n_A。对于交叉研究，样本量为总样本量，在本章中，n 表示总样本量。没有必要给出每一组的样本量，因为每个集群接受所有的治疗干预。

5.4.2.1 示例 4

一项计划在急诊科进行的试验，以探索一种新的护士分诊与常规流程(标准分诊)。目的是调查在最紧急的情况下，新的分诊制度能否将时间缩短 5 min。

该研究被设计为交叉研究，以便急诊科被随机分为接受 1 周的新的护士分诊策略和1周的常规分诊策略。分诊方法的顺序被随机化。

标准差预计为25 min，ICC为0.025。本研究的设计为90%的效能，双侧Ⅰ类错误率为5%。预计每个研究时期的每个集群需要50例患者，因此在整个研究期间共需100例患者。

从第4章可知，患者个体随机的交叉研究的样本量将为共525例患者。从表5.5中可知，IF为1.6，以此样本量估计为共840例患者。

在集群方面，该研究将在9个急诊科进行。

我们在第4章中讨论了重复交叉试验。对于这项周期较短的研究，是有机会进行重复设计的，使每个急诊科在4个研究时期内，随机接受常规分诊或新护士分诊各2次。这种设计使总样本量减少一半（至420例患者），并将所需的急诊科数量减少到5个。

5.5 整群随机试验是否需要更多的受试者？

有一种观点认为，整群试验需要的受试者比个体的随机试验多得多。本章通过在两个阶段进行样本量计算来强化这种认知：先在个体随机的框架下估计样本量，然后应用IF来增加样本量。

整群随机试验并不一定需要更多的患者。这可能是由于组间沾染的风险较大，使个体随机试验不可行。

在对特定的治疗方法存在偏好时，沾染就可能会发生。例如，假设计划进行一项实效性开放标签试验，评估两种健康技术A和B。没有证据表明A优于B时为什么要计划该试验，但是临床医生对A有一种强烈的偏好，即使患者被随机分配至B，这些患者中有一部分(w)实际上会得到A治疗。

这将沾染研究效应，因为即使A优于B，治疗效应会降低($1-w$)，考虑到这点，样本量需要增加$1/(1-w)^2$。

下一个示例展示了实际遇到的问题，可能会选择开展整群随机试验而不是个体随机试验。

5.5.1 示例5

计划开展新试验对急诊科就诊的胸痛患者应用即时检测，以发现心肌梗死。主要终点为4 h内出急诊科且1个月内无后续不良事件的患者比例。患者在4 h内出院是急诊科的一个重要指标，从急诊科外获得当前心肌梗死检测结果需要12 h。因此，一个可以在急诊科内进行的即时检测是很有意义的。然而，只有约10%的胸痛患者实际上患有心肌梗死，这种诊断可以通过临床判断(观察生命体征和其他检查)来排除,而不需要进一步的检测。因此,对所有患者使用即时检测,可能会不必要地增加患者在急诊科的时间。

目前,大约有50%的患者在4 h内出院,研究者相信新的即时检测将把这一比例提高到60%。研究按90%的效能和双侧5%的显著性水平来评估差异。

这个设计存在几个问题。尽管患者被前瞻性地随机化,而且随机化结果对急诊科的医护人员设盲,但一旦患者被随机化后(进行即时检测或常规治疗),该试验就不再符合盲法。研究人员认为,一旦急诊科的工作人员有了新的设备,他们可能会忽视随机化的结果而选择使用即时检测,即使患者没有被随机分配至即时检测组。预计在即时检测组中,将会有20%的"沾染",即每5例随机分配至常规治疗组患者中,就有1例患者将接受即时检测。然而,这是一个总体的平均估计,最初预期的沾染很少,但随着研究持续的时间越长,沾染就会越多。

如果考虑了整群随机试验,根据以往的经验,群内相关系数 $s = 0.01$。每个急诊科预计将在12个月内招募50例患者。

我们在这里对个体和整群随机试验分别进行计算,并在不同的情况下进行比较。预期的效应量是5%。然而,对于个体随机试验,将有20%的沾染,这意味着观察到的效应量将变为4%(因为沾染意味着对照组患者得到干预)。

二分类结局的每组样本量可以用以下公式进行估计(见第12章):

$$n_A = \frac{\left(Z_{1-\alpha/2}\sqrt{2\bar{\pi}(1-\bar{\pi})} + Z_{1-\beta}\sqrt{\pi_A(1-\pi_A) + \pi_B(1-\pi_B)}\right)^2}{(\pi_A - \pi_B)^2}$$

(公式5.22)

因此,对于0.60与0.50的差异,个体随机试验的样本量为估计每组519例患者。对于整群随机试验,ICC为0.01,集群大小为50,IF为1.49,样本量估计为每组773.31或774例患者。预计每群有50例患者,这意味着每组需要16个或总共32个急诊单元。

如上所述,预计在个体随机试验中会有20%的沾染,这样20%随机至常规治疗的患者将得到即时检测。这意味着预期的效果不是0.60 vs. 0.50,而是0.58 vs. 0.50。个体随机试验的样本量是每组814例患者,比整群随机试验的样本量多。

个体随机试验还有一个问题,并不是每个患者都会被纳入试验。假设只有60%符合条件的患者被纳入了个体随机试验,而整群随机试验中所有符合条件的患者(100%)都能被纳入,因为中心的所有患者都会得到治疗。在本例中,没有获得受试者的个人知情同意。

在本例中,对于个体随机试验,需要多于67%(=1/0.60)的符合条件的患者,即每组1357例或总共2714例患者进入急诊科,以满足每组招募814例患者的样本量。

如果在试验中有32个急诊科,那么在整群随机试验中,他们可以在1年内完成招募。然而,对于一项个体随机试验,假设每年有1600(=32×50)例符合纳入、排除标准的患者进入急诊科,需要1.69年才能完成招募。

这个例子说明了在选择个体随机试验而不是集群试验时,决策比IF更加微妙。设计试验的人需要考虑个体随机试验中的沾染率和招募速度等因素。

5.6 阶梯楔形试验

阶梯楔形试验是一种实效的整群随机试验,通常用于服务评估。如本章所述,在常规整群试验中,对集群进行随机化,因而一半的集群获得了常规治疗,而另一半获得了新的医疗技术。

在阶梯楔形试验中,所有的集群将从标准治疗开始,然后在某个固定的时间点过渡到新的医疗技术。例如,新的卫生技术可以在一个区域内的所有全科诊所中得到实施。实际上,不可能一次完成所有的更替,可能需要培训或新设备。因此,在阶梯楔形试验中,随机化的是新医疗技术实施的时间。

5.6.1 样本量计算

阶梯楔形试验设计的IF由以下公式获得:

$$\mathrm{IF} = (t+1)\frac{1+\varsigma(tm+m-1)}{1+\varsigma\left(\frac{tm}{2}+m-1\right)} \frac{3-(1-\varsigma)}{2\left(1-\frac{1}{t}\right)} \quad (公式5.23)$$

其中 t 表示测量时间,m 和 ς 分别为平均集群大小和群内相关系数(Hemming et al., 2016; Hussey et al., 2017),是每个步骤每个集群的数量。相应的集群数可以由以下公式获得:

$$k = \frac{n_A}{m(t+1)} \quad (公式5.24)$$

此外,还需要考虑每个集群的总样本量[$M = m(t+1)$]和每步的集群数($g = k/t$),以完善试验设计。

表5.6给出了使用公式5.23得出的不同集群内相关性的IF。

表 5.6 阶梯楔形整群试验中不同集群大小和群内相关系数的膨胀因子（IF）

t	M	群内相关系数 (ρ)												
		0.005	0.010	0.015	0.020	0.025	0.030	0.040	0.050	0.075	0.100	0.150	0.200	0.250
2	5	3.06	3.11	3.15	3.19	3.22	3.25	3.30	3.34	3.40	3.41	3.36	3.26	3.12
	10	3.12	3.22	3.30	3.37	3.42	3.47	3.53	3.58	3.63	3.63	3.54	3.40	3.23
	15	3.18	3.32	3.42	3.50	3.56	3.61	3.68	3.72	3.76	3.74	3.62	3.46	3.27
	20	3.23	3.40	3.51	3.60	3.67	3.71	3.78	3.82	3.84	3.80	3.67	3.49	3.30
	25	3.28	3.47	3.59	3.68	3.75	3.79	3.85	3.88	3.89	3.84	3.70	3.51	3.31
	50	3.48	3.72	3.85	3.93	3.98	4.01	4.04	4.05	4.01	3.94	3.76	3.55	3.34
	75	3.63	3.86	3.98	4.05	4.09	4.11	4.12	4.11	4.06	3.97	3.78	3.57	3.35
	100	3.73	3.96	4.07	4.12	4.15	4.16	4.17	4.15	4.08	3.99	3.79	3.58	3.36
	250	4.05	4.21	4.26	4.28	4.28	4.28	4.25	4.22	4.13	4.03	3.81	3.59	3.37
	500	4.23	4.32	4.34	4.34	4.33	4.32	4.29	4.25	4.15	4.04	3.82	3.60	3.37
3	5	2.32	2.38	2.43	2.47	2.51	2.55	2.60	2.65	2.71	2.73	2.70	2.62	2.50
	10	2.39	2.50	2.58	2.65	2.71	2.75	2.82	2.87	2.92	2.92	2.85	2.73	2.59
	15	2.45	2.59	2.70	2.78	2.84	2.89	2.95	2.99	3.02	3.00	2.91	2.78	2.63
	20	2.51	2.68	2.79	2.87	2.93	2.98	3.04	3.07	3.08	3.05	2.94	2.80	2.64
	25	2.56	2.74	2.86	2.95	3.00	3.05	3.10	3.12	3.12	3.09	2.96	2.82	2.65
	50	2.76	2.97	3.09	3.16	3.20	3.22	3.25	3.25	3.22	3.16	3.01	2.85	2.68
	75	2.89	3.10	3.20	3.25	3.28	3.30	3.31	3.30	3.25	3.18	3.03	2.86	2.68
	100	2.99	3.18	3.27	3.31	3.33	3.34	3.34	3.33	3.27	3.20	3.03	2.86	2.69
	250	3.26	3.38	3.42	3.43	3.43	3.43	3.41	3.38	3.31	3.22	3.05	2.87	2.70
	500	3.40	3.47	3.48	3.48	3.47	3.46	3.43	3.40	3.32	3.23	3.05	2.88	2.70

续表

t	M	\multicolumn{13}{c}{群内相关系数 (s)}
		0.005	0.010	0.015	0.020	0.025	0.030	0.040	0.050	0.075	0.100	0.150	0.200	0.250
4	5	2.08	2.15	2.21	2.27	2.31	2.35	2.41	2.46	2.53	2.55	2.52	2.44	2.33
	10	2.16	2.29	2.38	2.46	2.52	2.56	2.63	2.68	2.72	2.72	2.65	2.54	2.41
	15	2.23	2.39	2.50	2.59	2.65	2.69	2.75	2.79	2.82	2.80	2.71	2.58	2.44
	20	2.30	2.48	2.60	2.68	2.74	2.78	2.83	2.86	2.87	2.84	2.74	2.60	2.45
	25	2.35	2.55	2.67	2.75	2.81	2.84	2.89	2.91	2.91	2.87	2.75	2.61	2.46
	50	2.56	2.78	2.88	2.94	2.98	3.00	3.02	3.02	2.99	2.93	2.79	2.64	2.48
	75	2.69	2.90	2.99	3.03	3.06	3.07	3.08	3.07	3.02	2.95	2.81	2.65	2.49
	100	2.79	2.97	3.05	3.08	3.10	3.11	3.11	3.09	3.03	2.97	2.81	2.65	2.49
	250	3.04	3.15	3.18	3.19	3.19	3.18	3.16	3.14	3.06	2.99	2.82	2.66	2.50
	500	3.16	3.22	3.23	3.23	3.22	3.21	3.18	3.15	3.07	2.99	2.83	2.66	2.50
5	5	1.97	2.06	2.12	2.18	2.23	2.27	2.34	2.39	2.46	2.48	2.45	2.37	2.26
	10	2.06	2.20	2.31	2.38	2.45	2.49	2.56	2.61	2.65	2.65	2.57	2.46	2.33
	15	2.14	2.32	2.43	2.52	2.58	2.62	2.68	2.72	2.74	2.72	2.62	2.50	2.36
	20	2.21	2.41	2.53	2.61	2.67	2.71	2.76	2.78	2.79	2.76	2.65	2.51	2.37
	25	2.27	2.48	2.60	2.68	2.73	2.77	2.81	2.83	2.82	2.78	2.66	2.52	2.38
	50	2.49	2.70	2.81	2.86	2.90	2.92	2.93	2.93	2.89	2.83	2.70	2.55	2.39
	75	2.62	2.82	2.90	2.94	2.97	2.98	2.98	2.97	2.92	2.85	2.71	2.56	2.40
	100	2.72	2.89	2.96	2.99	3.00	3.01	3.00	2.99	2.93	2.86	2.71	2.56	2.40
	250	2.95	3.05	3.07	3.08	3.08	3.07	3.05	3.03	2.96	2.88	2.72	2.57	2.41
	500	3.06	3.11	3.12	3.11	3.11	3.09	3.07	3.04	2.96	2.89	2.73	2.57	2.41

续表

t	M	群内相关系数 (s)												
		0.005	0.010	0.015	0.020	0.025	0.030	0.040	0.050	0.075	0.100	0.150	0.200	0.250
6	5	1.91	2.01	2.08	2.15	2.20	2.25	2.32	2.37	2.44	2.46	2.42	2.34	2.23
	10	2.02	2.17	2.28	2.36	2.42	2.47	2.54	2.58	2.62	2.61	2.54	2.42	2.29
	15	2.10	2.29	2.41	2.49	2.55	2.60	2.65	2.68	2.70	2.68	2.58	2.45	2.31
	20	2.18	2.38	2.50	2.58	2.64	2.68	2.72	2.75	2.75	2.71	2.60	2.47	2.33
	25	2.24	2.45	2.58	2.65	2.70	2.74	2.77	2.79	2.78	2.73	2.62	2.48	2.33
	50	2.46	2.68	2.77	2.83	2.86	2.87	2.89	2.88	2.84	2.78	2.65	2.50	2.35
	75	2.60	2.79	2.86	2.90	2.92	2.93	2.93	2.92	2.86	2.80	2.66	2.51	2.35
	100	2.69	2.85	2.92	2.94	2.95	2.96	2.95	2.93	2.88	2.81	2.66	2.51	2.35
	250	2.91	3.00	3.02	3.03	3.02	3.01	2.99	2.97	2.90	2.82	2.67	2.52	2.36
	500	3.01	3.06	3.06	3.06	3.05	3.03	3.01	2.98	2.91	2.83	2.67	2.52	2.36
8	5	1.86	1.97	2.06	2.13	2.19	2.24	2.32	2.37	2.44	2.45	2.41	2.32	2.20
	10	1.98	2.15	2.27	2.36	2.42	2.47	2.54	2.57	2.60	2.59	2.50	2.39	2.26
	15	2.08	2.28	2.41	2.49	2.55	2.59	2.64	2.67	2.68	2.64	2.54	2.41	2.27
	20	2.16	2.38	2.50	2.58	2.63	2.67	2.71	2.72	2.72	2.68	2.56	2.43	2.28
	25	2.23	2.45	2.57	2.65	2.69	2.72	2.75	2.76	2.74	2.69	2.57	2.43	2.29
	50	2.47	2.67	2.76	2.80	2.83	2.84	2.85	2.84	2.79	2.73	2.60	2.45	2.30
	75	2.60	2.77	2.84	2.87	2.88	2.89	2.88	2.87	2.81	2.75	2.61	2.46	2.31
	100	2.68	2.83	2.88	2.90	2.91	2.91	2.90	2.88	2.82	2.76	2.61	2.46	2.31
	250	2.88	2.96	2.97	2.97	2.97	2.96	2.94	2.91	2.84	2.77	2.62	2.47	2.31
	500	2.97	3.00	3.00	3.00	2.99	2.98	2.95	2.92	2.85	2.77	2.62	2.47	2.31

续表

t	M	群内相关系数 (s)												
		0.005	0.010	0.015	0.020	0.025	0.030	0.040	0.050	0.075	0.100	0.150	0.200	0.250
10	5	1.84	1.97	2.07	2.15	2.21	2.27	2.34	2.39	2.45	2.46	2.41	2.31	2.20
	10	1.98	2.17	2.29	2.38	2.45	2.49	2.55	2.59	2.61	2.59	2.50	2.38	2.24
	15	2.09	2.30	2.43	2.51	2.57	2.61	2.65	2.67	2.67	2.64	2.53	2.40	2.26
	20	2.18	2.40	2.53	2.60	2.65	2.68	2.71	2.72	2.71	2.66	2.54	2.41	2.27
	25	2.25	2.48	2.59	2.66	2.70	2.72	2.75	2.75	2.73	2.68	2.55	2.42	2.27
	50	2.49	2.68	2.76	2.80	2.82	2.83	2.83	2.82	2.78	2.71	2.58	2.43	2.28
	75	2.62	2.78	2.84	2.86	2.87	2.87	2.87	2.85	2.79	2.73	2.58	2.43	2.28
	100	2.70	2.83	2.87	2.89	2.90	2.90	2.88	2.86	2.80	2.73	2.59	2.44	2.29
	250	2.88	2.94	2.95	2.95	2.94	2.94	2.91	2.89	2.82	2.74	2.59	2.44	2.29
	500	2.95	2.98	2.98	2.97	2.96	2.95	2.92	2.89	2.82	2.75	2.59	2.44	2.29

考虑到集群大小的变异，IF 可以按以下公式计算：

$$IF = (t+1) \frac{1+\varsigma \left(\frac{t[CV_c^2+1]\bar{m}}{1} + [CV_c^2+1]\bar{m}-1 \right)}{1+\varsigma \left(\frac{t[CV_c^2+1]\bar{m}}{2} + [CV_c^2+1]\bar{m}-1 \right)} \frac{3(1-\varsigma)}{2\left(1-\frac{1}{t}\right)}$$

（公式 5.25）

相应的集群数量可以从以下公式获得：

$$k = \frac{n_A}{\bar{m}[CV_c^2+1](t+1)}$$

（公式 5.26）

请注意，阶梯楔形试验的样本量计算并不是简单地即时计算（Hemming et al.，2015）。如图 5.1 所示，评估是随着时间的推移而进行的。可能干预措施具有短期即时效应，然后随着时间逐渐减弱，但仍然保持有益。干预可能存在季节性。例如，对于像哮喘这样随月份发生变化的疾病，如果正在评估一项哮喘的干预措施，就需要考虑季节性。

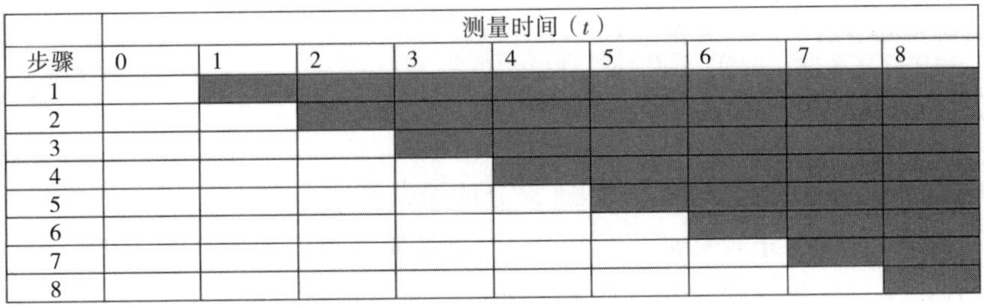

步骤	测量时间（t）								
	0	1	2	3	4	5	6	7	8
1		■	■	■	■	■	■	■	■
2			■	■	■	■	■	■	■
3				■	■	■	■	■	■
4					■	■	■	■	■
5						■	■	■	■
6							■	■	■
7								■	■
8									■

图 5.1 阶梯楔形试验的示意图

对于所有的整群试验，都可以考虑阶梯楔形试验的原则。参考图 5.2 所示的试验。在这里，该研究被设计为一个传统的试验，主要结局在时间点 4 进行评估。然而，这项研究可能会评估两个研究干预时期到时间点 8 的干预效果。这样的研究设计可能会鼓励集群加入试验，因为他们将接受干预，但不会立即接受干预。这样的研究设计也被称为延迟对照研究。

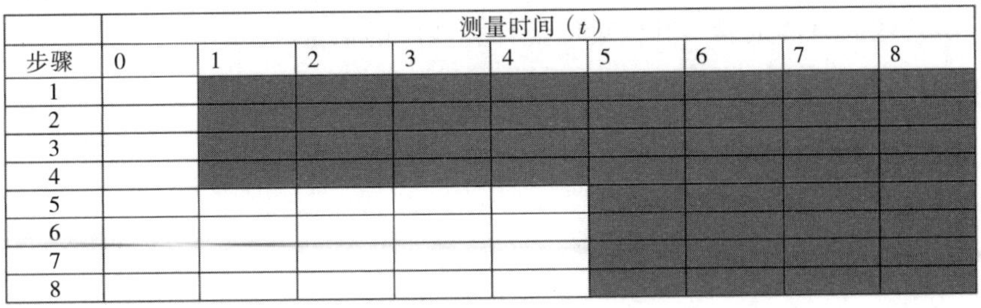

步骤	测量时间（t）								
	0	1	2	3	4	5	6	7	8
1		■	■	■	■	■	■	■	■
2		■	■	■	■	■	■	■	■
3		■	■	■	■	■	■	■	■
4		■	■	■	■	■	■	■	■
5						■	■	■	■
6						■	■	■	■
7						■	■	■	■
8						■	■	■	■

图 5.2 有限的阶梯楔形试验的示意图

5.6.2 示例6——再次回顾示例1

假设示例1中描述的研究设计为阶梯楔形设计,在18个月的时间内分2个步骤,每个步骤包含5例患者,因此设计将采用图5.3中描述的形式。

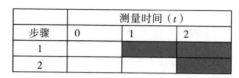

图5.3 示例的阶梯楔形试验示意图

传统的平行组试验需要每组426例患者。从表5.6可以看出,考虑到阶梯楔形试验设计,$\varsigma=0.05$、$m=5$时的IF为3.34,因此需要每组$1422.84\approx1423$例患者,或者每组需要$1423/15=94.87\approx95$个集群。

5.7 小 结

整群随机试验的样本量计算通常分两个阶段。最初,使用个体随机试验的方法来估计样本量,在此之前应用IF来解释聚类的影响。为了估计整群试验的样本量,需要围绕平均集群大小和群内相关性做出假设。

在个体随机试验中,如果患者被随机分配给某位医生,该医生治疗的患者形成集群。如果医生影响了患者的结局,这就是群内相关性,这也需要加以考虑。

本章强调,如果在个体随机试验中存在沾染的可能,那么整群试验并不一定需要更大的样本量。这种沾染将减少效应量,因此将增加个体随机研究的样本量。

描述样本量计算的最后一种试验类型是阶梯楔形试验。阶梯楔形试验是一种实效性的整群试验,其假设围绕计算效应的稳定性。

(王丽妮 译,雷翀 审)

第 6 章

允许多重性的临床试验的样本量计算

6.1 简 介

临床试验通常会设计多个结局来评估治疗效应。就主要终点而言，只要其中一个结局有统计学显著性的治疗效应，就足以认为该试验是成功的。试验结局的多重性可能增加Ⅰ类或Ⅱ类错误。

研究必须在两个剂量组都具有统计学显著效应时，可能才会被认为试验成功，此类研究被称为多次必胜型试验（multiple must-win trials）。这类试验尽管不存在Ⅰ类错误问题，但因多重性而存在Ⅱ类错误问题，需要在样本量计算中考虑，以防止Ⅱ类错误发生（Julious et al.，2012）。

本章我们将讨论多重性，即在试验性治疗方面呈现出有统计学显著性的结果，并在这种情况下控制试验中的错误率。实际上，这些试验可能是如上述有优效性目标，也可能有非劣效性或等效性目标，在这种情况下，试验的成功不是基于统计学显著性，而是所有的比较达到预先设定的非劣效性或等效性边界。因此，虽然案例是基于优效性目标编写的，但结果也可以推广到非劣效性或等效性试验中。

6.2 本章内容

本章提供了样本量计算，重点在预期结局呈正态分布的试验上，并且试验的目标是评估优效性。本章中的计算分为两个阶段：

1. 单一主要结局的评估。
2. 在单一结局的样本量计算中应用膨胀因子（IF），以允许试验的多重性。

需要注意的是，IF 可以用于任何优效性随机试验的计算。例如，试验被设计为整群随机试验或具有二分类数据的交叉试验时，则可以应用 IF。

6.3 多重治疗比较

特别是对于Ⅱ期后期的临床试验，需要对剂量反应进行效能足够的评估。此类研究需要至少包括安慰剂和两个活性治疗剂量（ICH E4，1994），而且可能需要滴定每个剂量。

此类试验也可能使用活性对照。在药物研发试验中，通过纳入活性对照来评估研究的敏感性，如果活性对比物相对于安慰剂有效，但选择的观察性治疗无效，这表明观察性治疗失败。在一些情况下，若活性对照和观察性治疗都无法展现出疗效，则研究失败。

因此，在一项有两个活性剂量（剂量1和剂量2）的三臂试验中，需要通过与安慰进行比较来决定哪个剂量继续进行后期研发，这些比较包括：

1. 比较1：剂量1与安慰剂相比。
2. 比较2：剂量2与安慰剂相比。

该试验的目标是证明任一剂量优于安慰剂。因此，有两个兴趣比较。如果治疗的较高剂量可能比较低剂量治疗有更多的不良事件，那么可以考虑这样的试验设计。出于这个原因，较低剂量的治疗可能具有更好的治疗依从性，因此有更好的疗效。

样本量的计算采用一种传统的计算，即基于与安慰剂的成对比较。因此，可以采用第3章中的两组法来估计每次比较的样本量。基于模型的方法仍然可以作为次要分析来应用。

6.3.1 独立比较的多重性调整

对于此类设计，需要采取一些方法将总体Ⅰ类错误率控制在5%，因为有多个与安慰剂的成对比较，产生了多重比较。

6.3.1.1 Bonferroni法

Bonferroni校正只是简单地用试验中比较的次数，平均分割总体Ⅰ类错误水平，将其作为本研究中的统计学显著性水平。因此，如果总体Ⅰ类错误水平设置为α，并且有k个兴趣比较，那么每个比较的统计显著性水平将为α/k。

为了说明Bonferroni校正的问题，考虑一个包含两次比较的案例。这两次比较中的任何一次具有统计学显著性，都足以让研究得出组间存在差异的结论。如果总体的Ⅰ类错误率是5%，那么每一次比较都将在双侧2.5%的显著性水平下进行检验，如图 6.1，该图改编自 Fernandes(2010)的研究。

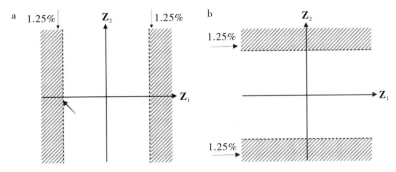

图 6.1 用 Bonferroni 检验进行两次统计比较的拒绝区域图示。a. 比较 1；b. 比较 2

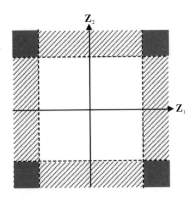

图 6.2 图示 Bonferroni 检验进行两次统计比较的拒绝区域的重复计算

如图 6.2 中强调的，对于零假设下的每一个比较，都有一个名义上的双侧显著性水平(每侧 1.25%)。然而，Bonferroni 校正的简单性意味着在检验的保守性上有一定的成本。在这两个角上的拒绝区域被重复计算(Fernandes et al.，2010)。独立比较下，Ⅰ类错误率实际上是 $0.05 - (4 \times 0.012\,5^2) \approx 0.049\,4$，略小于 0.05，表明在独立比较下，Bonferroni 方法是保守的 (Fernandes et al.，2010)。

关于样本量，Bonferroni 校正增加了样本量，因为样本量是使用 2.5% 的显著性水平而不是 5% 来计算的。

6.3.1.2 Hochberg 法

另一种方法是用 Hochberg 法对 k 次统计学检验进行校正，是对 Bonferroni 法的改良。该方法的工作原理如图 6.3 所示，这是一种逐步上升法。如果在某个步骤中拒绝了零假设，那么在该步骤之前的所有假设上有统计学显著性。如果所有步骤都没有拒绝零假设，则接受所有零假设。

Hochberg 法
·将 P 值从小到大进行排序 ·如果最大的 $P < 0.05$，所有的零假设都被拒绝 ·如果最大的 $P > 0.05$，第二大的 $P < 0.05/2$，则除最大的 P 值外，其他的零假设都被拒绝 ·如果前面不成立，第三大的 $P < 0.05/3$，则自第三大的 P 值以下的零假设都被拒绝 ·以此类推，直到：如果最小的 $P < 0.05/k$，则只有该零假设被拒绝

图 6.3 涉及 k 个独立比较的多重检验的 Hochberg 法

两次比较采用 Hochberg 法时，如果在显著性水平 α 下两次比较都有显著性，或者任一比较在显著性水平 $\alpha/2$ 下有显著性，则认为有统计学显著性。因此，如果双侧 I 类错误率为 5%，那么如果两次比较都在 5% 的显著性水平下显著，或者任一比较在双侧 2.5% 的显著性水平下显著，则认为有统计学显著性。

图 6.4 显示了形成类似"瑞士国旗"的 Hochberg 检验的拒绝区域（Fernandes et al.，2010）。当进行独立比较时，总体显著性水平为 5%。

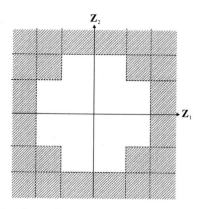

图 6.4 涉及 k 个比较的多重检验的 Hochberg 法

Hochberg 法的优点是，即使存在多重比较，也不需要增加样本量来考虑这种多重比较。因此，在设计临床试验时，可以使用 0.05 作为统计学显著性水平。

在 k 个检验中可能设定允许一个结果不具有统计学显著性，并设定 0.025 为统计学显著水平。如果采用这种方法，那么对于两个结局，Hochberg 法与

Bonferroni 法会得出相同的样本量，但如果结局超过两个时 Hochberg 法计算的样本量更小。如果样本量计算中使用 0.025 的显著性水平，但从 0.05 开始逐步降低显著性水平，那么我们还可以考虑修改效能，例如从 0.90 改为 0.80。

在备择假设下，如果效能为 80%，双侧显著性水平为 2.5%，那么在此条件下估计的样本量，对于 5% 的双侧显著性水平，我们将有 87% 的效能。

6.3.1.3 Holm 法

k 个统计检验时，Bonferroni 法的另一种替代方法是 Holm 法。此法的工作原理如图 6.5 所示，被称为逐步下降法。在该方法中，我们从显著的检验开始，并持续进行，直到不再拒绝零假设。

Holm 法
· 将 P 值从大到小排序
· 如果最小的 $P < 0.05/k$，则拒绝零假设
· 如果第二小的 $P < 0.05/(k-1)$，则拒绝该零假设
· 以此类推

图 6.5 涉及 k 个独立比较的多重检验的 Holm 法

两个比较采用 Holm 法时，如果一个比较在 $\alpha/2$ 水平上显著，或者如果任意一个比较在 α 水平上显著，则提示统计学显著性。因此，如果双侧 I 类错误率为 5%，任一比较在 2.5% 水平上具有统计学显著性，或两次比较在双侧 5% 水平上均具有统计学显著性，则提示具有统计学显著性。

与 Hochberg 法一样，Holm 法的优点是，即使存在多重检验，也不需要增加样本量来考虑这种多重检验。因此，在设计临床试验时，可以使用名义 0.05 水平作为统计学显著水平。

6.3.1.4 序贯检验的门控方法

还可以使用如图 6.6 所示的序贯门控法。因此，在一项包括低剂量和高剂量治疗的 3 臂试验中，首先评估高剂量治疗的效果，只有在高剂量治疗具有统计学显著性的情况下，才评估低剂量治疗的效果。

序贯门控法
· 根据希望检测的顺序，将剂量排序（通常从高到低）
· 在预先设定的顺序下进行假设检验，显著性水平为 5%

图 6.6 序贯门控法

这个方法的优点是不需要扩大样本量。但是它的缺点是，如果序贯门控法最开始失败了，则不能继续进行其他检验。

在使用序贯门控法时，应谨慎行事。理论上，采用这种方法可以进行尽可能多的比较。例如，一旦所有剂量在一个终点都通过了检验，可以进行下一个终点的检验，然后继续进行。然而，应该避免列出一长串不同的终点指标的"琐碎清单"，同时，在构建序贯门控法程序时，应在临床重要性与最可能（具有统计学显著性）之间做出先验平衡。

任何统计上的多重比较，正如我们所描述的，都面临着在寻找具有统计学显著性和具有临床重要性之间的平衡的挑战。一个具有统计学显著性的结果可能不具备临床重要性，而反过来，一个在临床上重要的结果可能在统计学上不显著。在多重检验中特别重要的是，可能在临床上最不重要的终点指标具有最大的统计效能。例如，如果正在评估的两个结局是住院和死亡，前者可能具有最大的统计效能，但后者可能具有最大的临床意义。

6.3.2 相关比较的多重性校正

然而，在多臂试验中，三臂是独立的。如果有一个共同的对照组，如在前述的例子中，我们正在评估治疗的差异：

1. 剂量 1 与安慰剂相比。
2. 剂量 2 与安慰剂相比。

然后在研究设计中引入相关性。这是因为这两种治疗与共同对照进行比较。例如，如果安慰剂组随机出现高效应，那么相对于安慰剂，剂量 1 和剂量 2 的治疗效应都较低。相反，如果安慰剂组随机出现低效应，那么相对于安慰剂组，剂量组的治疗效应更高。

在形式上，对比组之间的相关性为：

$$\mathrm{Corr}(剂量1-安慰剂, 剂量2-安慰剂) = \frac{\mathrm{cov}(\bar{x}_{剂量1} - \bar{x}_{安慰剂}, \bar{x}_{剂量2} - \bar{x}_{安慰剂})}{\sqrt{\mathrm{var}(\bar{x}_{剂量1} - \bar{x}_{安慰剂})\mathrm{var}(\bar{x}_{剂量2} - \bar{x}_{安慰剂})}}$$

（公式 6.1）

$$= \frac{\sigma^2 / n_{安慰剂}}{\sqrt{\left(\sigma^2\left(\frac{1}{n_{剂量1}} + \frac{1}{n_{安慰剂}}\right)\right)\left(\sigma^2\left(\frac{1}{n_{剂量2}} + \frac{1}{n_{安慰剂}}\right)\right)}}$$

（公式 6.2）

$$\mathrm{Corr}(剂量1-安慰剂, 剂量2-安慰剂) = \frac{1}{\sqrt{\left(\frac{n_{安慰剂}}{n_{剂量1}} + 1\right)\left(\frac{n_{安慰剂}}{n_{剂量2}} + 1\right)}}$$

（公式 6.3）

其中 $\bar{x}_{剂量1}$、$\bar{x}_{剂量2}$ 和 $\bar{x}_{安慰剂}$ 是 3 组的平均效应，$n_{剂量1}$、$n_{剂量2}$ 和 $n_{安慰剂}$ 是 3 组

各自的样本量。假设这 3 组有一个共同的方差 σ^2。如果每组的样本量相等——平均分配至各治疗组，那么相关性为：

$$\text{Corr}(剂量1-安慰剂,剂量2-安慰剂)=\frac{1}{\sqrt{4}}=\frac{1}{2} \quad (公式6.4)$$

在实际应用中，其 I 类错误率不是前述 Bonferroni 法和 Hochberg 法的 0.049 4 和 0.050，而分别是 0.046 5 和 0.048。

考虑到对比中的相关性，需要对 Bonferroni 法和 Hochberg 法的显著性水平进行调整。

6.3.2.1 Hochberg 法

对于两种相关比较的特殊情况，需要修正 Hochberg 方法，因此：

1. 如果最大的 $P<0.05$，则可以拒绝所有的零假设。
2. 如果最大的 $P>0.05$，且第二大的 $P<0.026\ 18$，则拒绝该零假设。

如前述，在设计临床试验时，通常名义 0.05 用作统计显著性水平。

在设计一项研究时，可能会在 k 个检验中允许一个结局不具有统计学显著性，将试验的统计学显著性水平设计为 0.026 18。如果我们使用 0.026 18 来计算样本量——但从 0.05 开始逐步下降——那么我们也可以考虑修改效能，即我们不使用 90% 的效能，而采用 80%。

在备择假设下，如果 80% 的效能、双侧显著性水平为 2.618%，那么在估计的样本量下，对于双侧 5% 的显著性水平将有 87% 的效能。

Holm 法也可以用类似的方法来估算样本量。

6.3.2.2 Dunnett 检验

对于 Bonferroni 检验，若考虑试验设计的相关性，在特定条件下的两次比较，每次比较应使用双侧 2.695% 的显著性水平，以保持总体双侧 5% 的显著性水平。

这种替代方法也称 Dunnett 检验，专门用于与共同对照组的成对比较。它调整了显著性水平，尽管有多重相关比较，但 I 类错误率仍为 5%。

与 Bonferroni 法一样，Dunnett 检验的缺点是，与简单的成对检验相比，它需要更大的样本量以允许调整显著性水平(不允许多重性)。然而，主要的优点是，只需要一个比较具有显著性就可以提示存在统计学显著性。

现在我们将讨论 Dunnett 检验的样本量计算。

6.3.3 允许结局指标多重性的样本量计算

首先，我们需要考虑一个没有多重比较的简单两臂试验的案例。对于两臂平行组试验，如果只有一个连续的正态分布终点，我们可以使用第 3 章中描述的简单近似正态公式来估计样本量。

$$n_A = \frac{(r+1)(Z_{1-\beta}+Z_{1-\alpha/2})^2\sigma^2}{rd^2}$$（公式6.5）

如第3章所述，n_A是治疗组A的样本量，r是治疗组之间的分配比（$n_A = rn_B$），σ^2是总体方差，d是兴趣效应量，即最小临床重要均值差 $d = \bar{x}_A - \bar{x}_B$。效应量也可以考虑为标准化差异，即均值差除以标准差，即 $\delta = d/\sigma$。

如果有数个比较，那么计算显然会因此而变得复杂。样本量的计算可以通过使用Sankoh（1997）的结果来估计，对于Ⅰ类错误率：

$$\alpha_t = (1 - \sqrt[k]{1-c\alpha})$$（公式6.6）

其中：

$$k = t^{1-\rho}$$（公式6.7）

t是比较的次数，ρ是（常数）比较之间的相关性，β是名义上的Ⅱ类错误率，α_t是要代入公式6.5的值，因此可以用以下公式估计样本量：

$$n_A = \frac{(r+1)(Z_{1-\beta}+Z_{1-\alpha_t/2})^2\sigma^2}{rd^2}$$（公式6.8）

对于这个计算，我们需要进一步假设效应量（根据标准化差异 $\delta = d/\sigma$）在各个终点是恒定的。c值见表6.1，来自Sankoh（1997）和Julius（2012）。

表6.1 不同比较次数（t）的c值

t	相关性									
	0	0.1	0.2	0.3	0.4	0.5	0.6	0.7	0.8	0.9
2	1	0.94	0.91	0.87	0.83	0.78	0.75	0.71	0.74	0.76
3	1	0.89	0.84	0.78	0.71	0.63	0.62	0.60	0.64	0.68
4	1	0.87	0.81	0.73	0.67	0.61	0.57	0.53	0.59	0.60
5	1	0.85	0.77	0.68	0.63	0.58	0.52	0.46	0.49	0.51
6	1	0.85	0.75	0.66	0.61	0.55	0.50	0.44	0.47	0.49
7	1	0.85	0.74	0.65	0.60	0.55	0.49	0.44	0.47	0.49

因此，根据公式6.6得到α_t，可以在公式6.8中使用α_t的估计值（表6.2）来估计样本量。注意在表6.2中，对于相关性为0.5和$t=2$，我们得到的值为0.028，这与Dunnett检验下未调整的显著性水平非常相似。

对于样本量的计算，我们假设在终点指标之间相关性恒定，即单一的相关性。在许多情况下，例如，与同一对照组进行多重比较的试验，相关性是试验设计中固有的，假设每组的患者数量相等，相关性将是恒定的。在其他情况下，假定相同的相关性不太可能是正确的。然而，除非已知的相关性差异很大，否则假定相关性恒定是一个实用的解决方案。

表 6.2 不同检验次数和相关性时，用于样本量计算的未调整的显著性水平

t	相关性									
	0	0.1	0.2	0.3	0.4	0.5	0.6	0.7	0.8	0.9
2	0.025	0.025	0.026	0.027	0.028	0.028	0.029	0.029	0.032	0.036
3	0.017	0.017	0.018	0.018	0.019	0.018	0.020	0.022	0.026	0.031
4	0.013	0.013	0.014	0.014	0.015	0.015	0.016	0.018	0.022	0.026
5	0.010	0.010	0.011	0.011	0.012	0.013	0.014	0.014	0.018	0.022
6	0.009	0.009	0.009	0.010	0.011	0.011	0.012	0.013	0.016	0.021
7	0.007	0.008	0.008	0.008	0.009	0.010	0.011	0.012	0.016	0.020

根据公式 6.5 和公式 6.8，我们可以得出：

$$\text{IF} = \frac{(Z_{1-\alpha_t/2} + Z_{1-\beta})^2}{(Z_{1-\alpha/2} + Z_{1-\beta})^2} \qquad (公式 6.9)$$

它给出了考虑 I 类错误、II 类错误和终点数量时用于样本量计算的 IF。为了计算样本量，我们将使用公式 6.5（或其等效结果），假设我们只有一个终点，然后使用公式 6.9 来膨胀样本量，以考虑终点的数量。

注意公式 6.9 的一个特性是 IF 只依赖于终点的数量及相关系数和 I、II 类错误，不需要对效应量进行估计而为增加样本量提供信息，以考虑进行多次必胜比较。

因此，建议分两步计算样本量。首先，使用传统的方法来估计样本量，然后使用 IF 来考虑多重比较导致的 I 类错误。表 6.3 给出了公式 6.9 中不同相关性和比较次数的 IF。

表 6.3 不同相关性和比较次数（t）优效性试验的膨胀因子，II 类错误为 10%、双侧显著性水平为 5%

t	相关性									
	0	0.1	0.2	0.3	0.4	0.5	0.6	0.7	0.8	0.9
2	1.18	1.18	1.17	1.16	1.16	1.15	1.15	1.14	1.11	1.09
3	1.28	1.28	1.27	1.26	1.26	1.26	1.24	1.22	1.17	1.13
4	1.35	1.36	1.34	1.33	1.32	1.31	1.29	1.27	1.21	1.17
5	1.41	1.41	1.40	1.39	1.37	1.35	1.34	1.33	1.27	1.22
6	1.46	1.45	1.44	1.43	1.40	1.38	1.36	1.35	1.29	1.23
7	1.50	1.49	1.48	1.46	1.43	1.40	1.38	1.36	1.30	1.24

6.3.4 示例1——3个终点的样本量估计

一项正在设计中的研究，有3个共同主要终点：患者全局评估（PGA）、西安大略和麦克马斯特大学（WOMAC）疼痛分量表和WOMAC身体功能。它们都是用以毫米为单位的视觉模拟评分来测量，每个终点预期标准差约为22 mm。对于每个结局，目标治疗差异为0.5的标准化差异。将新的治疗方法与安慰剂进行比较，如果其中任意一个终点具有统计学显著性，则将被认为有效果。这3个终点之间的预期相关系数为0.7。

本研究的双侧Ⅰ类错误率为5%、Ⅱ类错误率为10%。对于公式6.5中的单个终点，初始样本量估计为每组84例患者。

根据表6.3，对于 $t=3$、相关系数为0.7，与单一主要终点的试验相比，应增加22%的样本量。因此，每组的样本量将为 $84 \times 1.22 = 102.48 \approx 103$ 例患者。

我们将在下一节关于多次必胜的试验中重新回顾这个例子。

6.4 在治疗比较中允许多次必胜

本章描述了存在多个比较的情况下进行计算的情况，一个结局的统计学显著性将意味着可以得出一个治疗优于另一个的结论。在这种情况下，重要的是修正原始统计学显著性水平，以确保不增加Ⅰ类错误。

在某些情况下，为了使试验被认为是成功的，有必要在所有的共同主要终点上"获胜"。如果试验的目标是证明优效性，那么在这种情况下，试验的成功将依赖于对所有主要观察终点在统计学上显著的正向效应。因此，该试验可以被认为有多个"必胜"的比较。

例如，在骨关节炎试验中，显示有疗效通常需要以下3个结局有统计学显著性的改善：PGA、WOMAC疼痛和WOMAC身体功能。这是因为为了显示疗效，通常的观点是，临床需要在代表病情不同方面的3个终点上均显示获益，而不是单独在一个终点上显示获益。由于3个组成部分必须全部具有统计学显著性（并且在同一方向上，即治疗是有益的），这是一个包含多个必胜假设检验的多重比较试验的例子。

在以下这些例子中，我们可能会进行多个必胜比较：

1. 多个共同主要终点，如上文提及的骨关节炎例子，其中所有终点必须显著才能够认为有显著性。
2. 生物等效性研究，其中 AUC 和 Cmax 的比较需要在预先指定的生物等效性边界内，以声明生物等效性（见第9章）。

3. 包括多个分析群体的试验，其中多个患者群体的比较必须具有显著性，才能够认为有总体显著性。例如，一项非劣效性试验，其中非劣效性必须在意向性治疗（ITT）和符合方案（PP）人群中都得到证明。

4. 活性药物和安慰剂-对照的非劣效性试验，设3个组，这样我们需要对照组和活性药物组均优于安慰剂组，以及活性药物组和对照组的比较落在预先设定的界值内。

在这些情况下，有必要使主要终点有关的所有比较均"获胜"，才能认为试验是成功的。由于在所有比较中获胜比在一次比较中获胜的难度更高，因此不存在Ⅰ类错误膨胀的问题（Berger et al., 1996）。

另一种情况是，我们希望产生一个全局统计检验（Chen et al., 2002; Dallow et al., 2008），或者我们只需"赢得"其中的一个主要终点，就可以认为试验是成功的。对于此类试验，如前文所讨论的，存在在Ⅰ类错误膨胀。

虽然Ⅰ类错误不存在问题，但涉及多个必胜比较的试验确实会影响总体的Ⅱ类错误。简单地说，如果任何一个比较失败，研究就是失败的，其结果是多重比较对Ⅱ类错误产生影响，因此应该在设计此类试验时将该因素考虑在内。这个问题在ICH E9（1998）中有所提及，其中指出：

"如果试验的目的是展现所有指定的主要变量的效应，那么就不需要调整Ⅰ类错误，但应该仔细考虑对Ⅱ类错误和样本量的影响。"

6.4.1 忽略多重性对Ⅱ类错误影响的多次必胜试验的样本量计算

样本量计算的第一个解决方案是简单地忽略多重性对Ⅱ类错误的影响这一事实。这可能是计算样本量最常见的方法，而且实际上，这种方法确实具有优点。

如果研究有2个共同主要终点，那么样本量将由最大方差或最小兴趣效应量的终点指标来确定。例如，如果我们有两个终点指标，每个终点具有相同的兴趣治疗效应（就平均差异而言），但一个终点指标的方差是另一个的2倍，那么就用这个终点指标来进行样本量计算。

图6.7展示了一个终点指标如何在样本量计算中占主导地位，其样本量估计过程如下。假设有两个不相关的终点指标，各自的标准化差异为：

$$\delta_1 = d_1/\sigma_1 \quad \text{和} \quad \delta_2 = d_2/\sigma_2 \qquad (公式6.10)$$

其中，d_1 和 d_2 是两个终点的兴趣效应量（平均差异），σ_1 和 σ_2 是它们各自的标准差。此外，假设 δ_2 是标准化差异最小终点的标准化差异，即如果试验忽略了多重比较对Ⅱ类错误的影响，在检验效能足够的情况下，δ_2 将驱动样本量的计算。因此，我们可以计算出：

$$m = \frac{\delta_1}{\delta_2} \qquad \text{(公式 6.11)}$$

图 6.7 给出了仅使用 δ_2 由公式 6.5 和公式 6.14 计算的样本量的比，在本章后文使用 δ_2 和 δ_1。从图 6.7 中可见，随着 m 的增加，样本量很快接近公式 6.5 的简单结果，即标准化差异最小的终点主导了样本量的计算。相反，可以看到，若每个终点的标准化差异相同，为了两个比较均具有统计学显著性，与忽略多重性对Ⅱ类错误影响的样本量计算相比，整体试验在 90% 的检验效能下，样本量应该增加大约 22%。这一发现将在后文(6.4.3.2 节)中进行更详细的讨论。

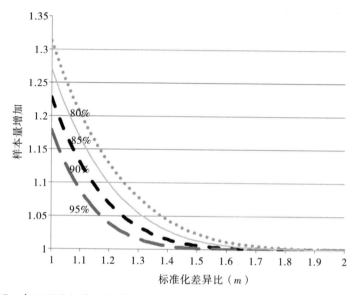

图 6.7 在不同的标准化差异比(m)，分配比(r)为 1，以及检验效能为 80%、85%、90% 和 95% 的情况下，与单个终点相比，两个终点的样本量增加

但是，我们通常不建议忽略关于多重性对Ⅱ类错误的影响。如果一个终点占主导地位，且具有相对较高的方差，那么基于方差较大终点的样本量计算将接近最终样本量的估计。

因此，建议使用方差最大的终点来估计研究样本量，因为这样可以提供样本量的下界估计，尤其是在研究中涉及多个终点时。

6.4.1.1 示例 2——再次回顾示例 1，将其视为多重必胜试验，但忽略多重性

假设我们正在设计一项针对骨关节炎患者的优效性研究，将一种新的观察性治疗方法与安慰剂进行比较。我们希望评估 3 个共同主要终点：PGA、WOMAC 疼痛分量表和 WOMAC 身体功能。假设如示例 1：预期的标准差为 22 mm，目标效应量的标准差为 0.5(即 $\delta = 0.5$)。

设定双侧Ⅰ类错误率为5%、Ⅱ类错误率为10%。3个终点必须同时具有显著性才能认为具有统计学显著性。因此，多重性不影响Ⅰ类错误，但对Ⅱ类错误有影响。

如果我们忽略了多重性对Ⅱ类错误的影响，简单地用公式6.5估计样本量，设定β为10%，双侧Ⅰ类错误率为5%，标准化差异为0.5，那么样本量估计为每组84例患者。

6.4.2 具有两个终点并考虑多重性对Ⅱ类错误影响的样本量

单变量的正态密度函数为：

$$f(x) = \frac{1}{\sqrt{2\pi}\sigma} e^{-\frac{(\bar{x}-\mu)^2}{2\sigma^2}} \quad (公式6.12)$$

这是使用公式6.5计算样本量的基础。因此，在单变量情况下，密度是根据总体均值(μ)和方差(σ^2)来定义的。在计算优效性试验的样本量时，μ是兴趣终点的均值差，在没有治疗差异的零假设下将为零，$\bar{x}$是均值差的数学期望。

对于有两个终点和双变量正态密度的特殊情况：

$$f(x) = \frac{1}{2\pi\sigma_1\sigma_2\sqrt{(1-\rho^2)}} e^{\frac{1}{2(1-\rho^2)}\left[\left(\frac{\bar{x}_1-\mu_1}{\sigma_1}\right)^2 + \left(\frac{\bar{x}_2-\mu_2}{\sigma_2}\right)^2 - 2\sigma\left(\frac{\bar{x}_1-\mu_1}{\sigma_1}\right)\left(\frac{\bar{x}_2-\mu_2}{\sigma_2}\right)\right]}$$

（公式6.13）

与单变量情况一样，这里的密度是根据总体均值差μ_1和μ_2，以及这些差异的方差σ_1^2和σ_2^2定义的。然而，它还涉及一个额外的参数ρ，这是两个终点之间的相关性。对于优效性试验，μ_1和μ_2通常为零，$\bar{x}_1$和$\bar{x}_2$通常为d_1和d_2——观察到的兴趣效应量。对于比较之间的相关性来自试验设计中固有因素的设计，例如包含一个共同的对照组，可以计算出ρ的精确值。对于其他设计，如果比较之间的相关性来自内在联系，例如共同主要终点之间的相关性，ρ的值可能需要从历史数据中估计。

请注意，对于$\rho=0$的特殊情况，公式6.13简单地变成两个单变量正态密度的乘积。

假设为两变量正态分布，给定样本量的检验效能可以从以下公式中估计：(Xiong et al., 2005; Eaton et al., 2007)

$$1-\beta = \text{probbnrm}\left(\frac{\sqrt{rn_{A_1}}d_1}{\sqrt{(r+1)\sigma_1^2}} - t_{1-\alpha/2, n_{A_1}(r+1)-2}, \frac{\sqrt{rn_{A_2}}d_2}{\sqrt{(r+1)\sigma_2^2}} - t_{1-\alpha/2, n_{A_2}(r+1)-2}, \rho\right)$$

（公式6.14）

在这里，probbnrm$(\cdots\cdots)$表示两变量正态分布，并采用统计软件SAS中两变量正态函数的符号表示；d_1和d_2是每个终点的兴趣均值差，σ_1^2和σ_2^2是各终点的方差，n_{A1} 和 n_{A2} 是每个终点 A 组的样本大小，r 是治疗组之间样本分配比例，ρ 是相关性。为了估计样本量，我们迭代样本大小，直到达到所需的检验效能。

假设 $d_1 = d_2 = d$，$\sigma_1^2 = \sigma_2^2 = \sigma^2$，且 $n_{A1} = n_{A2} = n_A$，公式 6.14 可以简化为：

$$1 - \beta = \text{probbnrm}\left(\frac{\sqrt{rn_A}\,d}{\sqrt{(r+1)\sigma^2}} - t_{1-\alpha/2, n_A(r+1)-2},\ \frac{\sqrt{rn_A}\,d}{(r+1)\sigma^2} - t_{1-\alpha/2, n_A(r+1)-2},\ \rho\right)$$

（公式 6.15）

各组的共同标准化差异：

$$\delta = d/\sigma \qquad \text{（公式 6.16）}$$

注意，当考虑有两个共同主要终点的样本量估计时，做出 $n_{A1} = n_{A2}$ 的假设是合理的，但两个共同主要人群可能不是这种情况。

表 6.4 列出了用公式 6.15 计算 δ 及从公式 6.16 定义的不同标准化差异计算的样本量。相关系数为 1 将等同于单变量正态样本量的计算。

表6.4 给定相关性和标准化差异（$\delta = d/\sigma$）优效性试验的样本样，Ⅱ类错误率为 10%、双侧显著性水平为 5%

δ	相关性										
	0	0.10	0.20	0.30	0.40	0.50	0.60	0.70	0.80	0.90	1.00
0.05	10 324	10 287	10 240	10 179	10 104	10 009	9891	9740	9540	9247	8047
0.10	2582	2573	2561	2546	2527	2503	2474	2436	2386	2313	2103
0.15	1148	1144	1139	1132	1124	1113	1100	1083	1061	1029	935
0.20	646	644	641	637	633	627	619	610	597	579	527
0.25	414	413	411	408	405	401	397	391	383	371	337
0.30	288	287	286	284	282	279	276	272	266	258	235
0.35	212	211	210	209	207	205	203	200	196	190	173
0.40	162	162	161	160	159	158	156	153	150	146	133
0.45	129	128	128	127	126	125	123	121	119	115	105
0.50	104	104	104	103	102	101	100	99	97	94	85
0.55	86	86	86	85	85	84	83	82	80	78	71
0.60	73	73	72	72	71	71	70	69	67	65	60
0.65	62	62	62	61	61	60	60	59	58	56	51
0.70	54	54	53	53	53	52	52	51	50	48	44
0.75	47	47	47	46	46	46	45	44	44	42	39
0.80	42	41	41	41	41	40	40	39	38	37	34
0.85	37	37	37	36	36	36	35	35	34	33	30
0.90	33	33	33	33	32	32	32	31	31	30	27
0.95	30	30	30	29	29	29	29	28	28	27	25
1.00	27	27	27	27	26	26	26	26	25	24	22

从表 6.4 中可见，在高相关性为 0.9 时，考虑多重性对 Ⅱ 类错误的影响，样本量有一个轻度的增加，约为 10%。0.5 的相关性意味着样本量增加略小于 20%。当相关性为 0 时，样本量增加最大约为 23%。

6.4.2.1 示例 3——再次回顾示例 1，两个终点的多次必胜试验的样本量估计

这个例子存在假定因素，因为我们之前说过，我们希望在骨关节炎试验中 3 个共同的主要终点的结果在统计学上显著。然而，作为一个暂时示例，假设我们希望在只有两个终点的情况下估计样本量，比如 WOMAC 疼痛分量表和 WOMAC 身体功能。

假设从我们自己的数据估计出两个终点之间的相关系数约为 0.7，我们将其作为总体相关系数 ρ 的值。根据表 6.4，我们可估计每组的样本量为 99 例患者（假设两种治疗方案的标准化差异均为 0.5，双侧Ⅰ类错误率为 5%，Ⅱ类错误率为 10%）。与忽略多重性比较的样本量估计为每组 84 例相比，样本量更大。

请注意，如果忽略了多重性对 Ⅱ 类错误的影响，以每组 85 例患者开展试验，则根据公式 6.15，实际的检验效能为 85%，即 Ⅱ 类错误率为 15%。这意味着 Ⅱ 类错误相比预期增加了 50%。

6.4.3 两个以上终点的多次必胜试验的样本量

对于两个或更多比较的一般情况，样本量计算可以被概括为：不是一个单一的相关性（两个终点之间的相关性），而是多个终点之间的相关性矩阵（两个或更多终点之间的相关性）。

我们可以将 Sankoh（1997）对 Ⅱ 类错误的结果进行扩展：

$$\beta_t = 1 - (\sqrt[k]{1 - c\beta}) \qquad \text{（公式 6.17）}$$

其中：

$$k = t^{1-\rho} \qquad \text{（公式 6.18）}$$

t 是比较的次数，ρ（常数）是比较之间的相关系数，β 是名义Ⅱ类错误率，β_t 是要代入以下公式的值：

$$n_A = \frac{(r+1)(Z_{1-\beta_t} + Z_{1-\alpha/2})^2 \sigma^2}{rd^2} \qquad \text{（公式 6.19）}$$

该计算中，我们需要进一步假设效应量（根据标准化差异 $\delta = d/\sigma$）在各个终点上是恒定的。c 值见表 6.1。

计算时，假设终点之间存在恒定的相关性。恒定相关性假设是一个合理的假设，是对零相关假设或忽略多重性对 Ⅱ 类错误影响等其他计算方法的改进。本节的样本量计算可以与其他估计相结合以进行解读，即忽略相关性导

致的所需样本量被低估,而假设终点之间没有相关性,则提供了一个上限估计,这种方法(假设恒定相关性)提供了一个合理的中间值。

如果上述3种计算方法估计出的样本量之间有较大的差异,这可能表明样本量对设计假设很敏感。如此,可以继续对样本量进行更精确的估计。

从公式6.5和公式6.1,我们可以得出:

$$\text{IF} = \frac{(Z_{1-\alpha/2} + Z_{1-\beta_t})^2}{(Z_{1-\alpha/2} + Z_{1-\beta})^2} \qquad (公式6.20)$$

其中给出了考虑到Ⅰ类错误、Ⅱ类错误和必胜终点数的样本量的IF。为了计算样本量,我们使用公式6.5(或等价的结果),假设只有一个终点,然后使用公式6.20来膨胀样本量,以考虑终点的数量。

与公式6.9的结果一样,公式6.20的一个特征是可以直接计算IF,而不需要知道效应量或总体方差。因此,样本量可以像以前一样按两步计算:首先使用传统方法估计样本量,然后使用IF来考虑多重比较对Ⅱ类错误的影响。

表6.5给出了公式6.20计算出的不同相关系数和比较次数的IF。对于两个比较,表6.5的结果应可以计算出表6.4的结果,即将相关性为1(最后一列)的列乘以多重因子,以得出其他相关性的样本量。

表6.5 不同相关性和比较次数(t)优效性试验的膨胀因子,Ⅱ类错误为10%、双侧显著性水平为5%

t	相关性									
	0	0.1	0.2	0.3	0.4	0.5	0.6	0.7	0.8	0.9
2	1.23	1.23	1.22	1.21	1.20	1.20	1.19	1.19	1.15	1.12
3	1.36	1.36	1.35	1.34	1.33	1.34	1.31	1.28	1.23	1.17
4	1.45	1.45	1.43	1.42	1.41	1.39	1.37	1.35	1.27	1.22
5	1.52	1.52	1.50	1.49	1.47	1.45	1.43	1.42	1.35	1.28
6	1.58	1.57	1.56	1.54	1.51	1.49	1.47	1.45	1.37	1.30
7	1.62	1.62	1.60	1.58	1.55	1.52	1.49	1.47	1.38	1.31

6.4.3.1 再次回顾示例1,3个终点多次必胜试验的样本量估计

根据之前的示例,我们有3个共同的主要终点:PGA、WOMAC疼痛和WOMAC身体功能。对于每个终点,标准化差异为0.5,并且这3个终点之间预期的相关系数为0.7。双侧Ⅰ类错误率为5%,Ⅱ类错误率保持在10%,根据表6.5提示与单一主要终点试验相比,我们应该将样本量增加28%。因此,样本量为每组84 × 1.28 = 107.52 ≈ 108例患者。

如果我们忽略试验中的多重性，则 IF 为 1，在公式 6.20 中 $\beta_t = \beta$，根据公式 6.17 和公式 6.18 中，Ⅱ类错误率是：

$$\text{Ⅱ类错误率} = \frac{1-(1-\beta_t)^k}{c} \qquad （公式 6.21）$$

因此，Ⅱ类错误率实际上是 21%（是计划的 2 倍），效能是 79%。

6.4.3.2 不恒定的治疗效应

对于两个或更多的终点，我们必须假设在所有终点之间都有一个恒定的效应量。为了展示这种效果，我们给出了通过模拟生成的表 6.6 和表 6.7。

表 6.6 不同相关性和比较次数（t）优效性试验的膨胀因子，Ⅱ类错误率为 10%、双侧显著性水平为 5%，不同标准化差异比（m），其中一个终点的效应量小于其他终点的效应量

m	t	相关性									
		0	0.1	0.2	0.3	0.4	0.5	0.6	0.7	0.8	0.9
1.05	2	1.19	1.19	1.19	1.19	1.18	1.17	1.14	1.13	1.13	1.08
	3	1.31	1.31	1.31	1.29	1.25	1.23	1.20	1.18	1.14	1.12
	4	1.37	1.35	1.40	1.34	1.34	1.34	1.27	1.24	1.18	1.12
	5	1.44	1.44	1.42	1.39	1.38	1.37	1.32	1.26	1.20	1.14
	6	1.51	1.48	1.45	1.44	1.42	1.37	1.35	1.27	1.22	1.14
	7	1.51	1.50	1.50	1.49	1.45	1.40	1.40	1.32	1.24	1.18
1.15	2	1.15	1.15	1.15	1.12	1.12	1.09	1.08	1.07	1.05	1.04
	3	1.18	1.17	1.17	1.15	1.12	1.12	1.12	1.12	1.12	1.07
	4	1.25	1.25	1.25	1.21	1.20	1.20	1.18	1.13	1.12	1.07
	5	1.31	1.27	1.26	1.21	1.26	1.23	1.20	1.16	1.14	1.07
	6	1.31	1.30	1.33	1.28	1.28	1.24	1.20	1.17	1.14	1.07
	7	1.31	1.34	1.33	1.32	1.32	1.29	1.23	1.19	1.14	1.07
1.25	2	1.09	1.08	1.07	1.07	1.06	1.06	1.05	1.04	1.04	1.02
	3	1.11	1.11	1.11	1.11	1.08	1.08	1.08	1.08	1.06	1.02
	4	1.15	1.15	1.15	1.15	1.11	1.09	1.08	1.08	1.06	1.02
	5	1.17	1.17	1.17	1.17	1.12	1.10	1.10	1.10	1.06	1.02
	6	1.17	1.17	1.17	1.17	1.15	1.15	1.12	1.10	1.07	1.02
	7	1.20	1.20	1.20	1.20	1.16	1.15	1.12	1.10	1.07	1.02
1.50	2	1.04	1.04	1.03	1.03	1.03	1.03	1.03	1.03	1.03	1.03
	3	1.05	1.05	1.04	1.04	1.04	1.04	1.04	1.04	1.04	1.04
	4	1.06	1.05	1.04	1.04	1.04	1.04	1.04	1.04	1.04	1.04
	5	1.06	1.05	1.04	1.04	1.04	1.04	1.04	1.04	1.04	1.04
	6	1.06	1.06	1.06	1.06	1.06	1.04	1.04	1.04	1.04	1.04
	7	1.06	1.06	1.06	1.06	1.06	1.04	1.04	1.04	1.04	1.04

表6.7 不同相关性和比较次数(t)优效性试验的膨胀因子，Ⅱ类错误率为10%、双侧显著性水平为5%，不同标准化差异比(m)，其中两个终点的效应量小于其他终点的效应量

m	t	相关性									
		0	0.1	0.2	0.3	0.4	0.5	0.6	0.7	0.8	0.9
1.05	3	1.10	1.10	1.10	1.10	1.10	1.10	1.10	1.08	1.08	1.05
	4	1.17	1.17	1.16	1.14	1.14	1.12	1.12	1.12	1.12	1.08
	5	1.20	1.20	1.19	1.19	1.18	1.16	1.16	1.15	1.12	1.09
	6	1.23	1.23	1.23	1.23	1.23	1.22	1.18	1.15	1.12	1.09
	7	1.26	1.26	1.26	1.25	1.24	1.23	1.18	1.15	1.14	1.10
1.15	3	1.07	1.07	1.07	1.07	1.07	1.06	1.06	1.06	1.05	1.01
	4	1.09	1.09	1.09	1.09	1.09	1.06	1.06	1.06	1.05	1.01
	5	1.12	1.12	1.11	1.11	1.09	1.09	1.06	1.06	1.06	1.03
	6	1.14	1.14	1.14	1.14	1.09	1.10	1.06	1.06	1.06	1.03
	7	1.15	1.15	1.14	1.14	1.14	1.14	1.12	1.10	1.06	1.03
1.25	3	1.05	1.05	1.05	1.05	1.05	1.05	1.05	1.02	1.02	1.01
	4	1.07	1.07	1.07	1.05	1.05	1.05	1.05	1.05	1.02	1.01
	5	1.09	1.09	1.09	1.05	1.05	1.05	1.05	1.02	1.02	1.01
	6	1.09	1.09	1.09	1.06	1.06	1.06	1.05	1.02	1.02	1.02
	7	1.09	1.09	1.09	1.07	1.07	1.07	1.05	1.05	1.02	1.02
1.50	3	1.03	1.03	1.03	1.02	1.02	1.02	1.02	1.02	1.02	1.01
	4	1.03	1.03	1.03	1.02	1.02	1.02	1.02	1.02	1.02	1.01
	5	1.03	1.03	1.03	1.02	1.02	1.02	1.02	1.02	1.02	1.02
	6	1.03	1.03	1.03	1.02	1.02	1.02	1.02	1.02	1.02	1.02
	7	1.03	1.03	1.03	1.02	1.02	1.02	1.02	1.02	1.02	1.02

第一种情况，一个终点的效应量小于其他终点的效应量，其效应量与其他终点效应量的比值为 $m = \delta_2/\delta_1 = \delta_3/\delta_1$。表6.6给出了与效应量最小的一个终点估计的样本量相比较的 IF（假设其他终点具有相同的效应量）。

第二种情况，有两个终点的效应量比其他终点的效应量更小（但这两个效应量相等）。表6.7给出了最小效应量的两个终点估计样本量相比的 IF，样本量的估计来自公式6.15。

从这些表中可以看出，如果一个终点的效应量明显较小，那么相应的 IF 相应就较小。实际上对于这类研究，应该设计成单一的终点研究，并从这一个终点估计样本量。

6.5 小　结

即使有独立的治疗组，具有共同对照组的比较也可以在比较中引入相关性，这需要在样本量计算中加以考虑。

根据研究的目的，与没有多重比较的试验相比，适当控制Ⅰ类错误或Ⅱ类错误的研究设计将需要更大的样本量。然而，忽略试验中的多重性可能会增加Ⅰ类或Ⅱ类错误。

（王丽妮　译，雷翀　审）

第 7 章

正态数据非劣效性临床试验的样本量计算

7.1 简 介

第 3 章中描述了旨在证明一种治疗优于另一种治疗的临床试验的样本量计算。在本章中,我们将探讨的试验目标是证明一种治疗方法不逊于另一种治疗试验的样本量计算。

第 8 章将对等效性试验的样本量计算进行详细的描述。非劣效性和等效性试验之间的主要区别在于,等效性试验的目的是证明两种治疗方法是等效的,即我们希望证明治疗方法之间的差异完全在区间$(-d_E, d_E)$内。然而,在非劣效性试验中,我们只关注一个界值(如$-d_{NI}$),并预期证明研究治疗与对照治疗的平均差异足够远离这个界值,以宣布非劣效性。

此外,平均差异与界值距离越远越好。当距离足够远时,我们可以宣布研究治疗在统计学上更优,即大于 0,这也是一个良好的结果。这类试验被描述为"一样好或更好的试验",这个概念在第 1 章已被提及,并将在本章末尾重新讨论。

7.2 平行组试验

7.2.1 假定总体方差已知的样本量估计

回顾第 1 章,样本方差可以由下公式获得:

$$\mathrm{Var}(S) = \frac{(d_{\mathrm{NI}} - \Delta)^2}{(Z_{1-\alpha} + Z_{1-\beta})^2} \qquad \text{(公式 7.1)}$$

与优效性试验相似,样本方差定义为:

$$\operatorname{Var}(S) = \frac{r+1}{r} \cdot \frac{\sigma^2}{n_A} \qquad (公式7.2)$$

其中，σ^2 为总体方差估计，$n_B = rn_A$。将公式7.2代入公式7.1（用 $\mu_A - \mu_B$ 替代 Δ），样本量的直接估计则为：

$$n_A = \frac{(r+1)\sigma^2(Z_{1-\alpha}+Z_{1-\beta})^2}{r\left((\mu_A-\mu_B)-d_{NI}\right)^2} \qquad (公式7.3)$$

重写公式7.3，在给定的样本量下可得出检验效能：

$$1-\beta = \Phi\left(\sqrt{\frac{\left((\mu_A-\mu_B)-d_{NI}\right)^2 rn_A}{(r+1)\sigma^2}} - Z_{1-\alpha}\right) \qquad (公式7.4)$$

当样本方差未知时，检验效能为：

$$1-\beta = \Phi\left(\sqrt{\frac{\left((\mu_A-\mu_B)-d_{NI}\right)^2 rn_A}{(r+1)\sigma^2}} - t_{1-\alpha,n_A(r+1)-2}\right) \qquad (公式7.5)$$

如第3章中优效性试验所示，最好在假设非中心 t 分布的情况下计算检验效能（Julious，2004A）。

$$1-\beta = \operatorname{probt}\left(t_{1-\alpha,n_A(r+1)-2},\ n_A(r+1)-2,\ \tau\right) \qquad (公式7.6)$$

其中 τ 定义为：

$$\tau = \left|\frac{((\mu_A-\mu_B)-d_{NI})\sqrt{rn_A}}{\sqrt{(r+1)\sigma^2}}\right| \qquad (公式7.7)$$

快速计算，当检验效能为90%且Ⅰ类错误率为2.5%时，样本量可由以下公式获得：

$$n_A = \frac{10.5\sigma^2(r+1)}{\left((\mu_A-\mu_B)-d_{NI}\right)^2 r} \qquad (公式7.8)$$

当 $r=1$ 时，公式7.8可简化为：

$$n_A = \frac{21\sigma^2}{\left((\mu_A-\mu_B)-d_{NI}\right)^2} \qquad (公式7.9)$$

这种快速计算公式为样本量的计算提供了合理的估计，但一定程度上轻微低估了所需样本量。表7.1给出了依据公式7.6得出的组间分配相等的情况下，不同标准化非劣效性界值（$\delta_{NI}=d_{NI}/\sigma$）和不同标准化均值差的样本量。

表7.1和表7.4（下一节交叉试验中详细描述）中需要强调的一个特点是，在不同真实均值差异的取值下对样本量不对称的影响。在非劣效性试验中，只有当真实均值差异接近非劣效性界值时，样本量才会增加。如果预期真实均值差异有利于研究性治疗（相对于对照组），则样本量会减少。

表 7.1 平等分配的平行组非劣效性研究的一组，不同标准化非劣效性界值（$\delta_{NI} = d_{NI}/\sigma$）和真实均值差异（非劣效性界值的百分比）的样本量（n_A），效能为 90%、I 类错误率为 2.5%

δ_{NI}	均值差异百分比									
	−25%	−20%	−15%	−10%	−5%	0	5%	10%	15%	20%	25%
0.05	5381	5839	6358	6949	7626	8407	9316	10 379	11 636	13 136	14 945
0.10	1346	1461	1590	1738	1908	2103	2330	2596	2910	3285	3737
0.15	599	650	708	773	849	935	1036	1155	1294	1461	1662
0.20	338	366	399	436	478	527	584	650	729	822	935
0.25	217	235	256	279	306	338	374	417	467	527	599
0.30	151	164	178	194	213	235	260	290	325	366	417
0.35	111	121	131	143	157	173	192	213	239	270	306
0.40	86	93	101	110	121	133	147	164	183	207	235
0.45	68	74	80	87	96	105	116	130	145	164	186
0.50	55	60	65	71	78	86	95	105	118	133	151
0.55	46	50	54	59	64	71	78	87	98	110	125
0.60	39	42	46	50	54	60	66	74	82	93	105
0.65	33	36	39	43	47	51	57	63	70	79	90
0.70	29	31	34	37	40	44	49	54	61	68	78
0.75	25	27	30	32	35	39	43	48	53	60	68
0.80	23	24	26	29	31	34	38	42	47	53	60
0.85	20	22	23	26	28	31	34	37	42	47	53
0.90	18	20	21	23	25	27	30	34	37	42	48
0.95	16	18	19	21	23	25	27	30	34	38	43
1.00	15	16	17	19	21	23	25	27	31	34	39

7.2.2 非劣效性试验与优效性试验

均值差异对样本量的不对称影响并非微不足道。普遍认为非劣效性试验需要比优效性试验更大的样本量。这是因为试验中非劣效性界值的设定，是基于之前在安慰剂对照的优效性试验中观察到的在该非劣效性试验中活性对照效应的某个比例。因此，如果 d_S 表示之前安慰剂对照优效性试验中观察到的效应，非劣效性界值 d_{NI} 设定为 $d_{NI} = 0.5d_S$，则推断我们需要 4 倍于类似优效性试验的样本量。这个逻辑来自以下优效性样本量计算的结果：

$$n_A = \frac{(r+1)\sigma^2(Z_{1-\beta}+Z_{1-\alpha/2})^2}{d_s^2} \qquad (公式7.10)$$

对于单侧Ⅰ类错误（Ⅰ类错误设定为双侧检验的一半），样本量计算公式为：

$$n_A = \frac{(r+1)\sigma^2(Z_{1-\beta}+Z_{1-\alpha})^2}{d_s^2} \qquad (公式7.11)$$

非劣效性研究中等价于公式7.11的单侧检验样本量计算，重写公式7.3可得（假设 $d_{NI}=0.5d_S$）：

$$n_A = \frac{(r+1)\sigma^2(Z_{1-\beta}+Z_{1-\alpha})^2}{r\left((\mu_A-\mu_B)-0.5d_s\right)^2} \qquad (公式7.12)$$

特殊情况下，当 $\mu_A-\mu_B=0$ 时，该公式简化为：

$$n_A = \frac{4(r+1)\sigma^2(Z_{1-\beta}+Z_{1-\alpha})^2}{rd_s^2} \qquad (公式7.13)$$

因此，当 $d_{NI}=0.5d_S$ 时，看似公式7.13估计的样本量比公式7.10大4倍。然而，公式7.10中涉及的 d_S 是用于检验效能足够的活性药物与安慰剂对照组效应比较的试验；而公式7.13用于检验效能足够的展示研究治疗与活性对照效应比较的试验。这一要点往往被忽略。实际上，如果一项研究被设成优效性试验时，那么它等同于一个界值设定为零的非劣效性研究（即 $d_{NI}=0$），此时：

$$n_A = \frac{(r+1)\sigma^2(Z_{1-\beta}+Z_{1-\alpha})^2}{r(\mu_A-\mu_B)^2} \qquad (公式7.14)$$

在这种情况下，我们可以辩称，如果我们十分确信 $\mu_A>\mu_B$，则可以设计一个优效性研究，那么在公式7.14中设定的界值 $-d_{NI}$ 的效应将使样本量大幅减少。

在设计非劣效性试验时，应考虑均值差异对样本量的不对称影响，因为即使是一个较小的、对新的研究性治疗有利的预期均值差异，也可能对样本量产生显著影响。

需要注意的一点是，对于非零均值差异，唯一可比较的是可评估的样本量，这在非劣效性和优效性试验之间可能是相似的。通常，非劣效性试验中用于分析的一个共同主要数据集是符合方案数据集（per protocol set），因此可能需要招募更多的受试者，以确保这个数据集有足够数量的可评估受试者。

优效性和非劣效性的概念是相互关联的。实际上，可能会有这样的情况：与其设计一项研究以证明研究性治疗在2.5%的显著性水平上不劣效于活性对照组，我们可能更希望设计一个统计学显著性高于名义双侧5%（即单侧2.5%）的优效性研究。这样的研究更能确保研究性治疗不劣效于活性对照。

CHMP（2005）对此评论道：

"在极端情况下，采用比 $P=0.05$ 更宽容的显著性水平来进行药物优效性试验可能是一个可行的选择。这需要权衡增加的假阳性风险与错过一种可能具有重要疗效优势的药物的风险。从伦理角度来看，确定我们对药物优效性所需的信心水平，可能比设定一个在临床上无显著意义的额外死亡人数更为合理且易于接受。"

进一步延伸理解该观点：

"例如，对于一个数据集，如果 85% 置信区间（定义上比 95% 区间窄）的下限接近零，那么可能 95% 区间接近 -5。如果 δ 被定义为 -5，那么在这个例子中实现非劣效性将相当于在 15% 的显著性水平上证明了优效性。"

表 7.2 提供了使用公式 7.6，针对不同的标准化均值差异 $[(\mu_A-\mu_B)/\sigma]$ 和显著性水平计算的样本量，同时考虑到组间等额分配，假设非劣效性界值设定为零。

表 7.2　不同标准化实际均值差下，平行组非劣效性研究中两组平均分配时的单组样本量（n_A），效能为 90%，不同单侧 I 类错误率，假定非劣效性界值为 0

$(\mu_A-\mu_B)/\sigma$	单侧显著性水平					
	0.025	0.050	0.075	0.100	0.125	0.150
0.05	8407	6852	5924	5257	4732	4299
0.10	2103	1714	1482	1315	1184	1075
0.15	935	762	659	585	527	478
0.20	527	429	371	329	297	269
0.25	338	275	238	211	190	173
0.30	235	191	166	147	132	120
0.35	173	141	122	108	97	88
0.40	133	108	94	83	75	68
0.45	105	86	74	66	59	54
0.50	86	70	60	53	48	44
0.55	71	58	50	44	40	36
0.60	60	49	42	37	34	31
0.65	51	42	36	32	29	26
0.70	44	36	31	28	25	23

续表

$(\mu_A - \mu_B)/\sigma$	单侧显著性水平					
	0.025	0.050	0.075	0.100	0.125	0.150
0.75	39	32	27	24	22	20
0.80	34	28	24	21	19	18
0.85	31	25	22	19	17	16
0.90	27	22	19	17	15	14
0.95	25	20	17	16	14	13
1.00	23	18	16	14	13	12

7.2.3 示例1

研究者希望设计一项试验比较两种治疗高血压的方法，其目标是显示一种治疗（研究性疗法）不劣效于另一种治疗（标准疗法）。能够得出非劣效结论的最大临床可接受效应是血压变化为 2.5 mmHg(d)。试验人群中，两种治疗之间的真实平均差异被认为是零，预期标准差为 10 mmHg(σ)。两组之间的平均分配比($r=1$)，并且Ⅰ类和Ⅱ类错误率分别固定为 2.5% 和 10%。根据表 7.1，估计所需的样本量为每组 338 例患者。

然而，假设我们相信研究性疗法略优于标准疗法，即真实平均差异被认为是 0.5 mmHg。这相当于非劣效性界值的 20%（0.2 = 0.5/2.5）。根据表 7.1，样本量减少到每组 235 例患者。

将 235 作为样本量，我们现在需要计算总样本量以确保有该数量的足够可评估患者。在这里，符合方案数据集为共同的首要数据集，假设我们只预期有 75% 的受试者在这个数据集中。因此，总样本量为 235/0.75 = 313.33，或者说每组需要 314 例患者。

7.2.4 关于样本量计算中均值差的敏感性分析

与之前的优效性试验和第 8 章中将要讨论的等效性试验相似，一般我们可以估计一个较大但合理的总体方差。同时需要研究实际均值差异假设对于计算的敏感性。如果假定无均值差异($\mu_A - \mu_B = 0$)，当实际的均值差异非零时，这将会影响研究的检验效能。正如前文讨论的，均值差异对研究检验效能的影响并不是对称的，如果差异有利于研究干预，则对检验效能产生积极影响。

7.2.5 示例2

在之前的示例中，假设两种治疗方法间存在微小的差异，即研究治疗组效果更好(0.5 mmHg)。然而，如果这个假定过于乐观，实际的真实差距其实为零，即 $\mu_A - \mu_B = 0$，那么这个研究的检验效能只有77%。

7.2.6 考虑样本量计算中使用的方差不精确时的计算

考虑到在样本量计算中使用的样本方差可能不精确，本章关于优效性试验的结果可以扩展至：

$$n_A \geq \frac{(r+1)s^2[tinv(1-\beta, m, t_{1-\alpha, n_A(r+1)-2})]^2}{r((\mu_A - \mu_B) - d)^2} \quad （公式7.15）$$

其中 m 是估计方差 s^2 的自由度，而所需的样本量是使公式7.15成立的最小整数值。对公式7.15转换后可得检验效能公式为：

$$1 - \beta = \text{probt}(\tau, m, t_{1-\alpha, n_A(r+1)-2}) \quad （公式7.16）$$

其中 τ 定义为：

$$\tau = \left| \frac{((\mu_A - \mu_B) - d)\sqrt{rn_A}}{\sqrt{(r+1)s^2}} \right| \quad （公式7.17）$$

通过数值迭代的方法用 Z 统计量替换 t 统计量对公式7.15求解可得：

$$n_A = \frac{(r+1)s^2[tinv(1-\beta, m, Z_{1-\alpha/2})]^2}{r((\mu_A - \mu_B) - d)^2} \quad （公式7.18）$$

这个公式可以对样本量进行直接估计，并给出公式7.15中迭代的初始值。

表7.3给出了假设总体方差已知的情况下，不同自由度和 I 类、II 类错误对应的倍增因子。这是针对组间无平均差异的特殊情况制定的，即 $\mu_A - \mu_B = 0$。这些倍增因子可用于考虑方差不精确时扩大样本量。

表7.3 不同的单侧显著性水平、II类错误和自由度下的倍增因子 m

| m | β | 显著性水平(α) | | | |
		0.010	0.025	0.050	0.100
5	0.05	2.167	2.068	1.980	1.875
	0.10	1.776	1.711	1.652	1.581
	0.15	1.582	1.533	1.489	1.436
	0.20	1.457	1.419	1.385	1.344
	0.50	1.120	1.117	1.114	1.111

续表

m	β	显著性水平(α)			
		0.010	0.025	0.050	0.100
10	0.05	1.463	1.425	1.392	1.353
	0.10	1.328	1.301	1.276	1.248
	0.15	1.254	1.233	1.214	1.192
	0.20	1.204	1.187	1.172	1.154
	0.50	1.055	1.054	1.053	1.053
25	0.05	1.163	1.150	1.139	1.125
	0.10	1.119	1.109	1.101	1.091
	0.15	1.094	1.086	1.079	1.071
	0.20	1.076	1.070	1.065	1.058
	0.50	1.021	1.021	1.021	1.020
50	0.05	1.078	1.072	1.067	1.060
	0.10	1.058	1.053	1.049	1.044
	0.15	1.046	1.042	1.039	1.035
	0.20	1.037	1.034	1.032	1.028
	0.50	1.010	1.010	1.010	1.010
75	0.05	1.052	1.047	1.044	1.040
	0.10	1.038	1.035	1.032	1.029
	0.15	1.030	1.028	1.026	1.023
	0.20	1.025	1.023	1.021	1.019
	0.50	1.007	1.007	1.007	1.007
100	0.05	1.038	1.035	1.033	1.030
	0.10	1.029	1.026	1.024	1.022
	0.15	1.023	1.021	1.019	1.017
	0.20	1.019	1.017	1.016	1.014
	0.50	1.005	1.005	1.005	1.005

7.3 交叉试验

7.3.1 假定总体方差已知的样本量估算

对于交叉试验，与公式 7.3 等价的样本量公式为：

$$n = \frac{2\sigma_w^2 (Z_{1-\beta} + Z_{1-\alpha})^2}{((\mu_A - \mu_B) - d)^2} \quad (\text{公式 7.19})$$

其中 n 是总样本量。对应的检验效能为：

$$1 - \beta = \Phi\left(\sqrt{\frac{((\mu_A - \mu_B) - d)^2 n}{2\sigma_w^2}} - Z_{1-\alpha}\right) \quad (\text{公式 7.20})$$

用 t 统计量替换 Z 统计量后，检验效能的计算公式等价于：

$$1 - \beta = \Phi\left(\sqrt{\frac{((\mu_A - \mu_B) - d)^2 n}{2\sigma_w^2}} - t_{1-\alpha, n-2}\right) \quad (\text{公式 7.21})$$

与平行组设计一样，最好在假设存在非中心 t 分布的情况下计算 II 类错误率（和效能），因此公式 7.21 可以写成（Julious，2004A）：

$$1 - \beta = \text{probt}(t_{1-\alpha, n-2}, n-2, \tau) \quad (\text{公式 7.22})$$

其中 τ 定义为：

$$\tau = \left| \frac{\left((\mu_A - \mu_B) - d\right)\sqrt{n}}{\sqrt{2\sigma_w^2}} \right| \quad (\text{公式 7.23})$$

检验效能为 90%、I 类错误率为 2.5% 的情况下，为了快速计算，样本量公式可写作：

$$n = \frac{21\sigma_w^2}{\left((\mu_A - \mu_B) - d\right)^2} \quad (\text{公式 7.24})$$

与平行组估计相似，快速计算公式与公式 7.22 相比，轻微低估了样本量。表 7.4 使用公式 7.22 在假设组间平均分配的情况下，不同标准化等效性界值（$\delta = d/\sigma$）和标准平均化差异所对应的样本量。

表 7.5 给出了用公式 7.22 计算的假设非劣效性界值为零时，不同标准化平均差异 $[(\mu_A - \mu_B)/\sigma]$ 和显著性水平对应的样本量。

表7.4 不同标准化非劣效性界值($\delta_{NI} = d_{NI}/\sigma$)和实际平均差异(用等效性界值百分比表示)下,组间平均分配交叉非劣效性研究的总样本量(n),检验效能为90%,Ⅰ类错误率为2.5%

δ_{NI}	平均差异的百分比									
	-25%	-20%	-15%	-10%	-5%	0	5%	10%	15%	20%	25%
0.05	5382	5840	6359	6949	7627	8408	9316	10 380	11 637	13 137	14 946
0.10	1347	1462	1591	1739	1909	2104	2331	2597	2911	3286	3738
0.15	600	651	709	774	850	936	1037	1156	1295	1462	1663
0.20	339	367	400	437	479	528	585	651	730	823	936
0.25	218	236	257	280	307	339	375	418	468	528	600
0.30	152	165	179	195	214	236	261	291	326	367	418
0.35	112	122	132	144	158	174	193	214	240	270	307
0.40	87	94	102	111	122	134	148	165	184	208	236
0.45	69	75	81	88	97	106	117	131	146	165	187
0.50	56	61	66	72	79	87	96	106	119	134	152
0.55	47	51	55	60	65	72	79	88	99	111	126
0.60	40	43	47	51	55	61	67	75	83	94	106
0.65	34	37	40	44	48	52	58	64	71	80	91
0.70	30	32	35	38	41	45	50	55	62	69	79
0.75	26	29	31	33	36	40	44	49	54	61	69
0.80	24	25	27	30	32	35	39	43	48	54	61
0.85	21	23	25	27	29	32	35	38	43	48	54
0.90	19	21	22	24	26	29	31	35	38	43	49
0.95	18	19	20	22	24	26	28	31	35	39	44
1.00	16	17	19	20	22	24	26	29	32	35	40

表7.5 不同标准化实际均值差异下交叉非劣效性研究总样本量(n_A),检验效能为90%,不同的Ⅰ类错误率,假定非劣效性界值为0

$(\mu_A - \mu_B)/\sigma$	显著性水平					
	0.025	0.050	0.075	0.100	0.125	0.150
0.05	8408	6853	5925	5257	4732	4299
0.10	2104	1715	1482	1315	1184	1076
0.15	936	763	660	585	527	479

续表

$(\mu_A - \mu_B)/\sigma$	显著性水平					
	0.025	0.050	0.075	0.100	0.125	0.150
0.20	528	430	372	330	297	270
0.25	339	276	238	212	190	173
0.30	236	192	166	147	133	120
0.35	174	142	122	109	98	89
0.40	134	109	94	83	75	68
0.45	106	86	75	66	60	54
0.50	87	70	61	54	48	44
0.55	72	59	51	45	40	37
0.60	61	49	43	38	34	31
0.65	52	42	37	32	29	26
0.70	45	37	32	28	25	23
0.75	40	32	28	25	22	20
0.80	35	29	25	22	20	18
0.85	32	26	22	20	18	16
0.90	28	23	20	18	16	14
0.95	26	21	18	16	14	13
1.00	24	19	16	15	13	12

7.3.2 考虑到用于样本量计算的方差不精确时的计算

考虑到样本量计算中所使用方差存在不精确性,平行组试验的结果为:

$$n \geqslant \frac{s_w^2 [tinv(1-\beta, m, t_{1-\alpha, n-2})]^2}{[(\mu_A - \mu_B) - d]^2} \quad \text{(公式 7.25)}$$

其中 n 是公式 7.25 成立所需的最小整数,m 是对应估计方差 s_w^2 的自由度。重写公式 7.25,检验效能为:

$$1 - \beta = probt\left(\frac{\sqrt{n} |(\mu_A - \mu_B) - d|}{\sqrt{2 s_w^2}}, m, t_{1-\alpha, n-2}\right) \quad \text{(公式 7.26)}$$

用 Z 统计量替换 t 统计量后,样本量的计算公式为:

$$n = \frac{2 s_w^2 [tinv(1-\beta, m, Z_{1-\alpha/2})]^2}{[(\mu_A - \mu_B) - d]^2} \quad \text{(公式 7.27)}$$

这不仅可以直接计算样本量,也可以给出公式 7.25 对应的初始值。

与平行组试验类似,可以通过计算倍增因子来处理均值不精确的问题。由于倍增因子只依赖于Ⅰ类、Ⅱ类错误和自由度,因此与平行组和交叉试验中的相同。

7.4 一样好或更好试验

为计算"一样好或更好"试验所需的样本量,我们应用第3章中描述的优效性试验的方法及本章提供的方法。

对于一样好或更好试验,考虑到我们也同时研究优效性,假设两组之间有轻微差异,设计检验效能足够的非劣效性检验可能更为合适。正如本章前面所讨论的,这种假设可能会对样本量计算产生巨大影响,但计算结果本身就对均值差异的假设非常敏感。在这种情境下,非劣效性计算应作为确定样本量的主要考虑因素,并在样本量计算部分对预期可能满足优效性的检验效能进行陈述。

一样好或更好试验中的另一个考虑因素是主要数据集的选择,这进一步增加了问题的复杂性。对于优效性试验,主要数据集将是意向性治疗(ITT)数据集;对于非劣效性试验,主要数据集可以是符合方案数据集(PP)和ITT(CPMP, 2000)。因此,需要估计适当的样本量,以获得PP和ITT数据集中都有足够的可评估患者数量。

7.4.1 示例3

在示例1中,研究者希望设计一项在高血压患者中进行的试验,其目的是证明一种治疗方法(研究疗法)不劣效于另一种治疗方法(标准治疗)。宣布非劣效的最大可接受临床效应为2.5 mmHg(d)的血压变化。组间平均分配,且Ⅰ类错误和Ⅱ类错误率分别设定为2.5%和10%。

如果确实认为研究疗法略优于标准治疗,假设真实均值差异为0.5 mmHg,则所需总样本量为236例患者(从表7.1中得知)。

236为需要的可评估样本量,假设只有75%的受试者在PP中,因此总样本量应为315例患者,以确保获得236例可评估的患者。

然而,我们预期90%的受试者在ITT人群中。则该数据集中的总样本量应为178 × 0.90 = 160.2或161例受试者。以这个样本量对于0.5 mmHg的差异,研究将具有7.4%的效能检验优效性。显然,当预计治疗差异(甚至是真实的差异)更大时,研究的统计效能更大。

7.5 小　结

在设计一项非劣效性研究时，需要量化一个非劣效性界值。这个值必须足够小，以允许我们可以证明治疗差异小于这个值时，试验组间无临床有意义差异。

样本量计算中的一个关键假设是关于两个治疗组之间真实均值差异。即使可以假设有一种研究治疗有利的小差异，也会减少研究的样本量估计。

我们将在下一章对等效性试验的样本量计算进行描述，其中治疗之间的均值差异对样本量的影响是对称的。

（郑仔钰　译，雷翀　审）

第8章

正态数据等效性临床试验的样本量计算

8.1 简 介

到目前为止,本书中描述的样本量计算主要集中在我们希望确定一种新的治疗相比于另一种(对照)治疗是否更优,或者至少不会更糟的情况下。正如在第1章中所讨论的,一个试验的目的也可以是证明它们在临床上具有等效性。

在本章中,我们将讨论正在设计的试验的计算情况,即我们希望证明两种治疗是等效的,并且假设主要结果呈正态分布。

8.2 平行组试验

8.2.1 假设总体方差已知的样本量估计

8.2.1.1 一般情况

回忆第1章中,II类错误(定义为 $\beta = \beta_1 + \beta_2$)可由以下公式计算:

$$Z_{1-\beta_1} = \frac{-d_E - \Delta}{\sqrt{\mathrm{Var}(S)}} = -Z_{1-\alpha} \quad \text{和} \quad Z_{1-\beta_2} = \frac{d_E - \Delta}{\sqrt{\mathrm{Var}(S)}} - Z_{1-\alpha} \quad (\text{公式 8.1})$$

对于一般情况下的等效性试验,由于总的II类错误是每个单侧检验的II类错误的总和,如果期望的真实平均差异不固定为零,则不能直接获得样本量。与优效性检验一样,var(S)可被定义为:

$$\mathrm{var}(S) = \frac{\sigma^2}{n_A} + \frac{\sigma^2}{n_B} = \frac{r+1}{r} \cdot \frac{\sigma^2}{n_A} \quad (\text{公式 8.2})$$

其中 σ^2 为总体方差估计，两组样本量满足 $n_B = rn_A$。结合 $\beta = \beta_1 + \beta_2$，可得到Ⅱ类错误率（和检验效能）：

$$1 - \beta = \Phi\left(\sqrt{\frac{((\mu_A - \mu_B) - d_E)^2 rn_A}{(r+1)\sigma^2}} - Z_{1-\alpha} \right)$$

$$+ \Phi\left(\sqrt{\frac{((\mu_A - \mu_B) + d_E)^2 rn_A}{(r+1)\sigma^2}} - Z_{1-\alpha} \right) - 1 \qquad (公式 8.3)$$

在不能直接计算样本量的情况下，我们必须进行迭代直到达到一个满足预先设定的Ⅱ类错误率（即检验效能）的样本量。当统计分析假定方差未知时，用公式8.4可得：

$$1 - \beta = \Phi\left(\sqrt{\frac{((\mu_A - \mu_B) - d_E)^2 rn_A}{(r+1)\sigma^2}} - t_{1-\alpha, n_A(r+1)-2} \right)$$

$$+ \Phi\left(\sqrt{\frac{((\mu_A - \mu_B) + d_E)^2 rn_A}{(r+1)\sigma^2}} - t_{1-\alpha, n_A(r+1)-2} \right) - 1 \qquad (公式 8.4)$$

正如第3、第4章中对优效性试验的讨论一样，在计算Ⅱ类错误率和检验效能时我们最好假设非中心 t 分布，检验效能可通过以下公式来计算（Owen, 1965; Dilletti et al., 1991; Julious, 2004a）：

$$1 - \beta = \text{Probt}\left(-t_{1-\alpha, n_A(r+1)-2}, \ n_A(r+1) - 2, \ \tau_2 \right) -$$

$$\text{Probt}\left(t_{1-\alpha, n_A(r+1)-2}, \ n_A(r+1) - 2, \ \tau_1 \right) \qquad (公式 8.5)$$

其中，τ_1 和 τ_2 为非中心性参数，其定义如下：

$$\tau_1 = \frac{\left((\mu_A - \mu_B) + d_E \right) \sqrt{rn_A}}{\sqrt{(r+1)\sigma^2}} \quad 和 \quad \tau_2 \frac{\left((\mu_A - \mu_B) - d_E \right) \sqrt{rn_A}}{\sqrt{(r+1)\sigma^2}} \qquad (公式 8.6)$$

为了方便快速计算并提供迭代样本量的初始值，样本量的估计值可由以下公式获得：

$$n_A = \frac{(r+1)\sigma^2 (Z_{1-\beta} + Z_{1-\alpha})^2}{r \left((\mu_A - \mu_B) - d_E \right)^2} \qquad (公式 8.7)$$

这为 $\mu_A - \mu_B > 0$ 提供了合理近似值，尤其是当平均差异接近 d 时。当需要快速计算样本量时（90%检验效能和2.5%的Ⅰ类错误率），我们可以使用以下公式：

$$n_A = \frac{10.5\sigma^2(r+1)}{\left((\mu_A - \mu_B) - d_E \right)^2 r} \qquad (公式 8.8)$$

当 $r=1$ 时：

$$n_A = \frac{21\sigma^2}{\left((\mu_A - \mu_B) - d_E\right)^2} \quad \text{（公式 8.9）}$$

8.2.1.2 无组间差异的特殊情况

对于没有组间差异的特殊情况，$\mu_A - \mu_B = 0$，公式 8.3 可以被重写以直接估算样本量：

$$n_A = \frac{(r+1)\sigma^2(Z_{1-\beta/2} + Z_{1-\alpha})^2}{rd_E^2} \quad \text{（公式 8.10）}$$

这里 $\beta_1 = \beta_2$ 且 $\beta = \beta_1 + \beta_2$，由此可得 $\beta = 2\beta_1$，$\beta/2 = \beta_1 = \beta_2$。因此，对于没有组间差异的特殊情况，Ⅱ类错误被等份分配给每一个单侧检验，可以根据公式 8.3 获得检验效能。因此，公式 8.10 可以用来直接估计样本量。

在方差未知的情况下，公式 8.10 可以写作：

$$n_A \geq \frac{(r+1)\sigma^2(Z_{1-\beta/2} + t_{1-\alpha, n_A(r+1)-2})^2}{rd_E^2} \quad \text{（公式 8.11）}$$

公式 8.11 的结果可以重写成对应样本量可提供的检验效能的形式：

$$1 - \beta = 2\Phi\left(\sqrt{\frac{rd_E^2 n_A}{(r+1)\sigma^2}} - t_{1-\alpha, n_A(r+1)-2}\right) - 1 \quad \text{（公式 8.12）}$$

在非中心 t 分布的假设下，检验效能为：

$$1 - \beta = 2\text{probt}(-t_{1-\alpha, n_A(r+1)-2}, n_A(r+1)-2, \tau) - 1 \quad \text{（公式 8.13）}$$

其中 τ 为：

$$\tau = \frac{-\sqrt{rn_A} d_E}{\sqrt{(r+1)\sigma^2}} \quad \text{（公式 8.14）}$$

假设 90% 的检验效能和 2.5% 的Ⅰ类错误率，与公式 8.8 相似，样本量的快速计算可由以下公式获得：

$$n_A = \frac{13\sigma^2(r+1)}{d_E^2 r} \quad \text{（公式 8.15）}$$

当 $r=1$ 时：

$$n_A = \frac{26\sigma^2}{d_E^2} \quad \text{（公式 8.16）}$$

快速计算公式仅低估 1~2 个样本量，因此可以对样本量做出合理的估计，从而为公式 8.5 和公式 8.13 提供合理的初始值。

值得一提的是，公式 8.15、公式 8.16 与公式 8.8、公式 8.9 之间的差异。

系数 10.5 和 21 相较于 13 和 26，它们之间的差异源于I类错误的非对称分配。

表 8.1 给出了针对不同的标准化等效性界值（$\delta_E = d_E/\sigma$），使用公式 8.5 计算等效性试验的样本量。

表 8.1 对于不同标准化等效性界值（$\delta_E = d_E/\sigma$）和真实平均差异（等效性界值的百分比）的等配（$r=1$）平行组等效性研究的单组样本量（n_A），检验效能为 90%、I 类错误率为 2.5%

δ_E	平均差异百分比				
	|0|	|10%|	|15%|	|20%|	|25%|
0.05	10 397	11 042	11 915	13 218	14 960
0.10	2600	2762	2980	3306	3741
0.15	1157	1228	1325	1470	1664
0.20	651	691	746	827	936
0.25	417	443	478	530	600
0.30	290	308	332	369	417
0.35	214	227	245	271	307
0.40	164	174	188	208	235
0.45	130	138	149	165	186
0.50	105	112	121	134	151
0.55	87	93	100	111	125
0.60	74	78	84	93	105
0.65	63	67	72	80	90
0.70	55	58	62	69	78
0.75	48	51	54	60	68
0.80	42	45	48	53	60
0.85	37	40	43	47	53
0.90	34	36	38	42	48
0.95	30	32	34	38	43
1.00	27	29	31	35	39

请注意，该表使用的是绝对值。这是因为平均差异的正负不会影响样本量计算。这将在示例中说明。

8.2.1.3 示例 1

假设我们想设计一项疼痛试验，比较两种不同的治疗方法对骨关节炎疼痛的缓解效果，目标是证明这两种治疗方法之间的等效性。可以设定等效的最大临床可接受效应是在视觉模拟评分(VAS)疼痛评估中的平均差异为 10 mm(d)。在各组之间进行平均分配。两种治疗方法之间的真实平均差异被认为是 0，并且在纳入试验的人群中，预期的标准差为 100 mm(σ)。I 类和 II 类错误率分别为 2.5% 和 10%。

使用近似正态分布，由公式 8.10 可得每组样本量为 2599.2 或 2600 名受试者。与表 8.1 中使用非中心 t 方法计算的样本量进行比较，我们可以看到表中也给出了每组 2600 名受试者的样本量估计。

将 2600 作为可评估样本量，我们需要足够多的受试者以确保我们有 2600 名受试者可进行分析。对于这个等效性试验，共同主要数据集为符合方案数据集。假设我们预计只有 80% 的受试者在这个数据集中，那我们需要每组招募 2600/0.80 = 3250 名受试者。

8.2.1.4 示例2

对于同样的例子，假设真实的平均差异是 2 mm。这相当于等效性界限 10 mm 的 20%，即 0.2 = 2/10。我们现在可以看到，从表 8.1 中得出的样本量增加到每组 3306 名受试者。

需要注意的是，在等效性研究中，组间平均差异对样本量的影响是对称的。这里假设的平均差异为 2，当假设的平均差异为 -2 时，其对样本量的影响是相同的。这是因为对于 -2 或 +2 的等效性研究，平均差异与等效性界值是相同的。

需要进一步指出的是，如第 7 章中非劣效性试验中所讨论的，等效性试验样本量的计算同样对均值和方差的假设很敏感。我们将在下文进行讨论。

8.2.2 用于样本量计算的假设平均差异的敏感性分析

与第 3 章中的优效性试验类似，样本量估计对于计算中使用的方差的敏感性相对容易进行调查。例如，使用方差的自由度，我们可以估算一个高度可信的方差值，以便对研究样本量计算中使用方差的假设敏感性进行调查。

在等效性试验中，我们还需要进一步研究关于真实平均差异的计算的敏感性。如果我们假设两种治疗方法之间没有差异，而实际上差异是非零的，那么这将影响研究的效能。

8.2.2.1 示例3

我们对示例 1 重新进行计算，在示例 1 中估计每组样本量为 2600 例患者。在这里，我们假设两种治疗方法之间没有差异。假设在计算中使用的方差是用 25 个自由度估算的，并且我们希望调查研究对均值和方差假设的敏感性。

表8.2 显示了原始计算对于原始假设下不同平均差异的研究的敏感性（基于总体的估计），以及对于方差的一个高可信值（使用25个自由度估算的第95百分位数）。

表8.2 个体等效性研究的敏感性分析实例，针对平均差异的不同假设和方差的高可信值（第95百分位数）

真实差异(%)	检验效能	
	25自由度	总体估计
0	0.57	0.90
5	0.57	0.89
10	0.56	0.88
15	0.54	0.85
20	0.51	0.81
25	0.47	0.77

从这项研究中可以看出，在不存在实际组间差异的情况下，如果真实的方差高于计算中使用的值，那么我们的检验效能可能更接近57%。然而，如果我们对均值和方差的假设都不准确，那么检验效能将受到更严重的影响。如果方差的假设是正确的，那么该研究对平均差异的假设就不那么敏感了。

8.2.3 考虑到方差不精确性的样本量计算

8.2.3.1 一般情况

对第3章和第4章中讨论的优效性试验进行延伸，考虑到样本方差中的自由度，检验效能可由下述公式得出：

$$1-\beta = \text{probt}(\tau_1, m, t_{1-\alpha, n_A(r+1)-2}) + \text{probt}(\tau_2, m, t_{1-\alpha, n_A(r+1)-2}) - 1$$

（公式8.17）

其中 m 为估计方差 s^2 的自由度，τ_1、τ_2 为绝对标准化的等效性界值：

$$\tau_1 = \frac{|(\mu_A - \mu_B) - d_E|\sqrt{rn_A}}{\sqrt{(r+1)s^2}} \quad \text{和} \quad \tau_2 = \frac{|(\mu_A - \mu_B) + d_E|\sqrt{rn_A}}{\sqrt{(r+1)s^2}}$$

（公式8.18）

此时，样本量大小为通过迭代公式8.17获得的满足需要的检验效能的最小值。

对于非零组间治疗差异(即 $\mu_A - \mu_B > 0$),大多数Ⅱ类错误只来自一侧,因此检验效能可由下式获得:

$$1 - \beta = \text{Probt}\left(\frac{|(\mu_A - \mu_B) - d_E|\sqrt{rn_A}}{\sqrt{(r+1)s^2}}, \ m, \ t_{1-\alpha, n_A(r+1)-2}\right)$$

(公式 8.19)

则可得样本量 n 的公式:

$$n_A \geqslant \frac{(r+1)s^2 [\text{tinv}(1-\beta, \ m, \ t_{1-\alpha, n_A(r+1)-2})]^2}{r((\mu_A - \mu_B) - d_E)^2}$$

(公式 8.20)

将 t 统计量替换为 Z 统计量代入公式 8.20,可以从以下公式直接得到样本量的近似值:

$$n_A = \frac{(r+1)s^2 [\text{tinv}(1-\beta, \ m, \ Z_{1-\alpha})]^2}{r((\mu_A - \mu_B) - d_E)^2}$$

(公式 8.21)

这个近似值可作为公式 8.17 的初始值。

8.2.3.2 无治疗差异的特殊情况

对于没有治疗差异的特殊情况,检验效能为:

$$1 - \beta = 2\text{probt}(\tau, \ m, \ t_{1-\alpha, n_A(r+1)-2}) - 1$$

(公式 8.22)

其中 τ 定义为:

$$\tau = \frac{\sqrt{rn_A}\, d_E}{\sqrt{(r+1)s^2}}$$

(公式 8.23)

则可计算样本量 n:

$$n_A \geqslant \frac{(r+1)s^2 [\text{tinv}(1-\beta, \ m, \ t_{1-\alpha, n_A(r+1)-2})]^2}{rd_E^2}$$

(公式 8.24)

用 Z 统计量替代 t 统计量,代入公式 8.24,直接估算的样本量近似值为:

$$n_A = \frac{(r+1)s^2 [\text{tinv}(1-\beta/2, \ m, \ Z_{1-\alpha})]^2}{rd_E^2}$$

(公式 8.25)

表 8.3 针对治疗组间没有均值差异的特殊情况,提供了与假设方差是总体方差的计算相比,对于不同自由度、Ⅰ类错误和Ⅱ类错误的倍增因子。类似于优效性试验,公式 8.25 收敛到公式 8.12;然而,这些倍增因子可用于不考虑原始公式的情况。

表8.3 不同单侧显著性水平、II类错误和自由度水平的倍增因子

m	β	显著性水平(α)			
		0.010	0.025	0.050	0.100
5	0.05	2.649	2.509	2.385	2.238
	0.10	2.167	2.068	1.980	1.875
	0.15	1.929	1.850	1.780	1.696
	0.20	1.776	1.711	1.652	1.581
	0.50	1.367	1.337	1.311	1.278
10	0.05	1.611	1.562	1.520	1.470
	0.10	1.463	1.425	1.392	1.353
	0.15	1.382	1.351	1.323	1.290
	0.20	1.328	1.301	1.276	1.248
	0.50	1.166	1.153	1.141	1.127
25	0.05	1.208	1.192	1.178	1.162
	0.10	1.163	1.150	1.139	1.125
	0.15	1.137	1.126	1.116	1.105
	0.20	1.119	1.109	1.101	1.091
	0.50	1.062	1.058	1.053	1.058
50	0.05	1.099	1.091	1.085	1.077
	0.10	1.078	1.072	1.067	1.060
	0.15	1.066	1.061	1.056	1.051
	0.20	1.058	1.053	1.049	1.044
	0.50	1.031	1.028	1.026	1.024
75	0.05	1.065	1.060	1.056	1.051
	0.10	1.052	1.047	1.044	1.040
	0.15	1.044	1.040	1.037	1.033
	0.20	1.038	1.035	1.032	1.029
	0.50	1.020	1.019	1.017	1.016
100	0.05	1.048	1.044	1.041	1.038
	0.10	1.038	1.035	1.033	1.030
	0.15	1.033	1.030	1.028	1.025
	0.20	1.029	1.026	1.024	1.022
	0.50	1.015	1.014	1.013	1.012

8.3 交叉试验

在交叉设计的等效性试验中,方法学和假设与平行组等效性试验(方法学方面)以及优效性交叉试验(参数假设方面)是相同的。因此,本节将简要介绍使用交叉设计进行等效性试验的样本量计算。

8.3.1 假设总体方差已知的样本量估计

8.3.1.1 一般情况

Ⅱ类错误率(和检验效能)可由以下公式获得:

$$1-\beta = \Phi\left(\sqrt{\frac{((\mu_A-\mu_B)-d_E)^2 n}{2\sigma_w^2}} - Z_{1-\alpha}\right) + \Phi\left(\sqrt{\frac{((\mu_A-\mu_B)+d_E)^2 n}{2\sigma_w^2}} - Z_{1-\alpha}\right) - 1$$

(公式 8.26)

其中,n 表示总样本量。如果考虑到方差在统计分析中是未知的,则公式 8.26 可以重写为:

$$1-\beta = \Phi\left(\sqrt{\frac{((\mu_A-\mu_B)-d_E)^2 n}{2\sigma_w^2}} - t_{1-\alpha,n-2}\right) + \Phi\left(\sqrt{\frac{((\mu_A-\mu_B)+d_E)^2 n}{2\sigma_w^2}} - t_{1-\alpha,n-2}\right) - 1$$

(公式 8.27)

在检验效能为非中心 t 分布的假设下(Owen, 1965; Diletti et al., 1991):

$$1-\beta = \text{probt}(-t_{1-\alpha,n-2}, n-2, \tau_2) - \text{probt}(t_{1-\alpha,n-2}, n-2, \tau_1)$$

(公式 8.28)

其中 τ_1 和 τ_2 分别为:

$$\tau_1 = \frac{((\mu_A-\mu_B)+d_E)\sqrt{n}}{\sqrt{2\sigma_w^2}} \quad \text{和} \quad \tau_2 = \frac{((\mu_A-\mu_B)-d_E)\sqrt{n}}{\sqrt{2\sigma_w^2}}$$

(公式 8.29)

对应样本量的快速计算公式:

$$n = \frac{2\sigma_w^2(Z_{1-\beta}+Z_{1-\alpha})^2}{((\mu_A-\mu_B)-d_E)^2}$$

(公式 8.30)

假设检验效能为 90% 和 Ⅰ 类错误率 2.2%,样本量可由以下公式获得:

$$n = \frac{21\sigma_w^2}{((\mu_A-\mu_B)-d_E)^2}$$

(公式 8.31)

8.3.1.2 治疗组间无差异的特殊情况

对于 $\mu_A - \mu_B = 0$ 的特殊情况,样本量可由以下公式直接估计:

$$n = \frac{2\sigma_w^2(Z_{1-\beta/2} + Z_{1-\alpha})^2}{d_E^2} \quad (公式8.32)$$

当方差未知时:

$$n \geq \frac{2\sigma_w^2(Z_{1-\beta/2} + t_{1-\alpha,n-2})^2}{d_E^2} \quad (公式8.33)$$

重新整理公式8.33后,检验效能为:

$$1 - \beta = 2\Phi\left(\sqrt{\frac{d_E^2 n}{2\sigma_w^2}} - t_{1-\alpha,n-2}\right) - 1 \quad (公式8.34)$$

假设非中心 t 分布,公式8.34等同于:

$$1 - \beta = 2\text{probt}(-t_{1-\alpha,n-2}, n-2, \tau) - 1 \quad (公式8.35)$$

其中 τ 为:

$$\tau = \frac{\sqrt{n}\,d_E}{2\sigma_w^2} \quad (公式8.36)$$

假设90%的检验效能和2.5%的Ⅰ类错误率,样本量计算可简化为:

$$n = \frac{26\sigma_w^2}{d_E^2} \quad (公式8.37)$$

与平行组试验一样,这些快速计算可以合理地估计样本量,仅低估1~2名受试者,因此为迭代提供合理的初始值。表8.4列出了使用公式8.17计算的各种标准化等效界值($\delta_E = d_E/\sigma$)和均值差异的样本量。

表8.4 不同标准化等效性界值($\delta_E = d_E/\sigma$)和真实平均差异(等效性界限的百分比)交叉等效性研究的总样本量(n),90%的检验效能、Ⅰ类错误率为2.5%

δ_E	平均差异百分比				
	ǀ 0 ǀ	ǀ 10% ǀ	ǀ 15% ǀ	ǀ 20% ǀ	ǀ 25% ǀ
0.05	10 398	11 043	11 916	13 219	14 961
0.10	2601	2763	2981	3307	3742
0.15	1158	1229	1326	1471	1665
0.20	652	692	747	828	937
0.25	418	444	479	531	601
0.30	291	309	333	370	418
0.35	215	228	246	272	308

续表

δ_E	平均差异百分比				
	|0|	|10%|	|15%|	|20%|	|25%|
0.40	165	175	189	209	236
0.45	131	139	150	166	187
0.50	106	113	122	135	152
0.55	88	94	101	112	126
0.60	75	79	85	94	106
0.65	64	68	73	81	91
0.70	56	59	63	70	79
0.75	49	52	55	61	69
0.80	43	46	49	54	61
0.85	39	41	44	48	54
0.90	35	37	39	43	49
0.95	31	33	36	39	44
1.00	29	30	32	36	40

8.3.2 考虑方差不精确性的样本量计算

8.3.2.1 一般情况

考虑到受试者内样本方差的自由度，可以使用以下公式来计算检验效能：

$$1-\beta = \text{probt}(\tau_1, m, t_{1-\alpha,n-2}) + \text{probt}(\tau_2, m, t_{1-\alpha,n-2}) - 1$$

（公式 8.38）

其中 m 是关于估计方差 s_w^2 的自由度，τ_1 和 τ_2 是非中心参数：

$$\tau_1 = \frac{|(\mu_A - \mu_B) - d_E|\sqrt{n}}{\sqrt{2} s_w} \text{ 和 } \tau_2 = \frac{|(\mu_A - \mu_B) + d_E|\sqrt{n}}{\sqrt{2} s_w}$$（公式 8.39）

为了计算样本量，我们需要迭代以获得能够从公式 8.38 得到所需检验效能的最小值。

对于非零治疗差异（如 $\mu_A - \mu_B > 0$），可以从以下公式估算检验效能：

$$1-\beta = \text{probt}\left(\frac{|(\mu_A - \mu_B) - d_E|\sqrt{n}}{\sqrt{2} s_w}, m, t_{1-\alpha,n-2}\right)$$（公式 8.40）

则样本量 n 为：

$$n \geq \frac{2s_w^2[tinv(1-\beta, m, t_{1-\alpha,n-2})]^2}{\left((\mu_A - \mu_B) - d_E\right)^2} \quad \text{(公式 8.41)}$$

用 Z 统计量替换公式 8.41 中的 t 统计量可得近似样本量为：

$$n = \frac{2s_w^2[tinv(1-\beta, m, Z_{1-\alpha})]^2}{\left((\mu_A - \mu_B) - d_E\right)^2} \quad \text{(公式 8.42)}$$

这个直接估计值可以用作公式 8.38 的初始值。

8.3.2.2 无治疗差异的特殊情况

对于没有干预差异的特殊情况，检验效能可以由以下公式估算：

$$1 - \beta = 2\text{probt}(t, m, t_{1-\alpha,n-2}) - 1 \quad \text{(公式 8.43)}$$

其中 τ 为：

$$\tau = \frac{\sqrt{n}\, d_E}{\sqrt{2}\, s_w} \quad \text{(公式 8.44)}$$

则 n 为：

$$n \geq \frac{2s_w^2[tinv(1-\beta/2, m, t_{1-\alpha,n-2})]^2}{d_E^2} \quad \text{(公式 8.45)}$$

用 Z 统计量替代 t 统计量后，样本量可近似于：

$$n = \frac{2s_w^2[tinv(1-\beta/2, m, Z_{1-\alpha})]^2}{d_E^2} \quad \text{(公式 8.46)}$$

8.4 小　结

在设计等效性试验时，样本量对关于均值和方差的假设都非常敏感。等效性试验对关于平均差异的假设尤其敏感，其对样本量的影响与平均差异的正负无关。

（郑仔钰　译，王丽妮　审）

第 9 章

生物等效性试验的样本量计算

9.1 简 介

第 1 章中已经介绍了生物等效性试验。在这些试验中,药代动力学作为安全性和有效性的替代指标,因此在药代动力学上的等效性被假定为在安全性和有效性方面的等效性。

本章介绍了生物等效性试验的样本量计算。与之前的章节略有不同,本章从交叉试验开始,这是最常见的生物等效性研究的设计类型。

9.2 交叉试验

9.2.1 假设总体方差已知的样本量估计

9.2.1.1 一般情况

样本量结果的推导与等效性试验类似。对于一般情况,即期望的真实几何均值比不固定为 1 的情况,无法直接计算出样本量。相反,我们需要迭代,直到找到满足所需的 II 类错误和检验效能的样本量为止。

为了在 5% 的显著性水平下计算两个单侧检验的检验效能,其中生物等效性接受界值为 (0.80, 1.25),对于任何给定的真实几何均值比 μ_T/μ_R,可以使用以下公式:

$$1-\beta = \Phi\left(\sqrt{\frac{(\log(\mu_T/\mu_R) - \log(1.25))^2 n}{2\sigma_w^2}} - Z_{1-\alpha}\right)$$
$$+ \Phi\left(\sqrt{\frac{(\log(\mu_T/\mu_R) - \log(0.80))^2 n}{2\sigma_w^2}} - Z_{1-\alpha}\right) - 1 \quad (公式 9.1)$$

其中 σ_w 是对数尺度上的受试者内部变异性,n 是总样本量。将 Z 统计量替换为 t 统计量,上述公式可以改写为:

$$1-\beta = \Phi\left(\sqrt{\frac{(\log(\mu_T/\mu_R) - \log(1.25))^2 n}{2\sigma_w^2}} - t_{1-\alpha, n-2}\right)$$
$$+ \Phi\left(\sqrt{\frac{(\log(\mu_T/\mu_R) - \log(0.80))^2 n}{2\sigma_w^2}} - t_{1-\alpha, n-2}\right) - 1 \quad (公式9.2)$$

其中 σ_W 是对数尺度上的受试者内部变异性，n 是总样本量。

与本书前面讨论的优效性、等效性和非劣效性试验一样，检验效能最好通过非中心 t 分布来计算，正如 Owen(1965)所概述的那样，将公式9.1重写为以下形式(Owen, 1965; Diletti et al., 1991; Julious, 2004a):

$$1-\beta = \text{probt}(t_{1-\alpha, n-2}, n-2, \tau_1) - \text{probt}(t_{1-\alpha, n-2}, n-2, \tau_2)$$
$$(公式9.3)$$

其中 τ_1 和 τ_2 是非中心参数：

$$\tau_1 = \frac{\sqrt{n}(\log(\mu_T/\mu_R) - \log(0.80))}{\sqrt{2\sigma_w^2}} \quad 和 \quad \tau_2 = \frac{\sqrt{n}(\log(\mu_T/\mu_R) - \log(1.25))}{\sqrt{2\sigma_w^2}}$$
$$(公式9.4)$$

对于 $\mu_T/\mu_R > 1$ 的情况，可以直接从以下公式中获得样本量的直接估计：

$$n = \frac{2\sigma_w^2 (Z_{1-\beta} + Z_{1-\alpha})^2}{\left(\log(\mu_T/\mu_R) - \log(1.25)\right)^2} \quad (公式9.5)$$

这可以用来为迭代提供初始值。该结果对于 $\mu_T/\mu_R \neq 1$ 时提供了合理近似，特别是当几何平均比相对变大时(0.80~1.25)。在这种情况下，大多数 II 类错误来自两个单侧检验中的一个。90%的检验效能且单侧 I 类错误率为5%时，对于快速计算可以使用以下公式：

$$n = \frac{17\sigma_w^2}{\left(\log(\mu_T/\mu_R) - \log(1.25)\right)^2} \quad (公式9.6)$$

注意，如果真实比值小于1，$\log(1.25)$ 应该替换为 $\log(0.80)$。

9.2.1.2 均值比等于1的特殊情况

对于预期真实几何均值比为1的特殊情况，可以直接从以下公式计算出样本量：

$$n = \frac{2\sigma_w^2 (Z_{1-\beta/2} + Z_{1-\alpha})^2}{\left(\log(1.25)\right)^2} \quad (公式9.7)$$

用 t 统计量替换 Z 统计量，可以将公式9.7重写为：

$$n \geq \frac{2\sigma_w^2 (Z_{1-\beta/2} + t_{1-\alpha, n-2})^2}{\left(\log(1.25)\right)^2} \quad (公式9.8)$$

由此可以将公式 9.8 重写为：

$$1-\beta = 2\Phi\left(\sqrt{\frac{(\log(1.25))^2 n}{2\sigma_w^2}} - t_{1-\alpha, n-2}\right) - 1 \quad (公式9.9)$$

从非中心 t 分布估计检验效能，公式 9.9 可以重写为：

$$1-\beta = 2\text{probt}(t_{1-\alpha, n-2},\ n-2,\ \tau) - 1 \quad (公式9.10)$$

其中 τ 是非中心参数：

$$\tau = \frac{\sqrt{n}(\log(1.25))}{\sqrt{2\sigma_w^2}} \quad (公式9.11)$$

公式 9.7 可用于获得在公式 9.10 中所需的样本量的初始估计。90% 的检验效能、单侧 5% 的 I 类错误率和 20% 的接受标准（0.80，1.25）时，快速计算：

$$n = 433\sigma_w^2 \quad (公式9.12)$$

表 9.1 列出了使用公式 9.3 对不同变异系数（CV）、均值比和接受标准 10%（0.90，1.11）、15%（0.85，1.18）、20%（0.80，1.25）等的样本量估计，I 类错误率为 5% 和检验效能 90%。简化的公式可以提供对总样本量的良好估计，仅低估 1~2 个样本量，可以为迭代提供良好的初始值。

表 9.1 不同变异系数（CV）、生物等效性水平和真实均值比的生物等效性交叉研究的总样本量（n），90% 的效能和 5% 的 I 类错误率

CV(%)	均值比	生物等效性水平				
		10%	15%	20%	25%	30%
10	0.80				43	12
	0.85			48	13	7
	0.90		54	14	8	5
	0.95	60	16	8	6	5
	1.00	21	10	7	5	5
	1.05	55	15	8	6	5
	1.10		40	13	7	5
	1.15			26	10	6
	1.20			104	17	8
15	0.80				93	23
	0.85			106	26	12
	0.90		119	29	14	8
	0.95	132	33	15	9	7
	1.00	45	20	12	8	6

续表

CV(%)	均值比	生物等效性水平				
		10%	15%	20%	25%	30%
20	1.05	121	31	15	9	7
	1.10		86	25	12	8
	1.15			57	19	10
	1.20			231	36	15
	0.80				163	40
	0.85			185	45	20
	0.90		207	50	22	13
	0.95	232	56	25	14	10
	1.00	78	34	19	12	9
	1.05	212	54	24	14	10
	1.10		151	43	20	12
	1.15			99	33	16
	1.20			405	62	24
25	0.80				251	60
	0.85			284	68	30
	0.90		320	77	33	18
	0.95	357	86	37	21	14
	1.00	120	52	28	18	12
	1.05	326	82	36	21	14
	1.10		232	65	30	17
	1.15			151	49	24
	1.20			625	95	36
30	0.80				356	85
	0.85			403	96	41
	0.90		454	108	46	25
	0.95	507	121	52	29	18
	1.00	170	73	39	25	17
	1.05	463	116	51	28	18
	1.10		329	92	42	24
	1.15			214	69	33
	1.20			888	135	50
35	0.80				477	113
	0.85			540	128	54

续表

CV(%)	均值比	生物等效性水平				
		10%	15%	20%	25%	30%
	0.90		608	145	61	33
	0.95	679	162	69	38	24
	1.00	227	97	52	32	22
	1.05	620	155	67	37	24
	1.10		440	123	55	31
	1.15			287	92	44
	1.20			1190	180	67
40	0.80				612	144
	0.85			694	164	69
	0.90		780	185	78	42
	0.95	871	207	88	48	30
	1.00	291	124	66	41	27
	1.05	796	198	86	47	30
	1.10		565	157	71	39
	1.15			367	118	56
	1.20			1527	231	86
45	0.80				760	179
	0.85			861	203	86
	0.90		969	230	97	52
	0.95	1082	257	109	60	37
	1.00	361	153	82	50	33
	1.05	989	246	106	59	37
	1.10		701	195	87	48
	1.15			456	146	69
	1.20			1897	286	106

请注意，使用CV进行生物等效性研究的基本原理见第1章(1.10.2节)。

9.2.2 重复设计

对于统计变异性比较高的化合物，标准的AB/BA设计可能需要相对较大的样本量，尤其是当均值比预期不为1时。一种可以部分克服这个问题的设计类型是重复交叉设计。通过在研究中添加一个额外的处理组，使序列变为ABB/BAA，与标准的AB/BA设计相比，可以将样本量减少25%；而ABBA/

BAAB 设计可以将样本量减少 50%（Liu, 1995）。

这种选择对于某些化合物可能不够实际，例如，那些半衰期较长的化合物，但对于药代动力学变异性较高的化合物来说，这是一个实用的解决方案。

另一种重复设计是两期重复设计 AA/AB/BA/BB，也被称为 Balaam 设计（Jones et al., 2003）。该设计允许在给定化合物的情况下进行主体内变异性的估计，并且不会增加超过两个的周期数。为了考虑这种设计对样本量的影响，我们必须考虑总方差 $\sigma^2 = \sigma_w^2 + \sigma_b^2$ 的推导，其中 σ_w^2 是主体内变异性成分，σ_b^2 是主体间变异性成分。这两个方差成分都可以从以前的试验和参考化合物的交叉试验中估计出来。现在假设 $\sigma_b^2 = k\sigma_w^2$，通过假设每个序列平均分配，可以推导出两期重复设计所需的样本量（Julious, 2004a）：

$$n_{AA/A/BA/BB} = \left(\frac{2k+1}{k+1}\right) n_{AB/BA} \qquad （公式9.13）$$

表 9.2 给出了不同 k 值的膨胀因子（IF）。

表 9.2　两期重复交叉设计中不同 k 值对应的膨胀因子（IF）

k	$\dfrac{2k+1}{k+1}$
2	1.67
4	1.80
6	1.86
8	1.89
10	1.91

从表 9.2 和公式 9.1 中可以明显看出，一个两期重复设计总是需要比标准的 AB/BA 更多的受试者。只有在 $k=0$ 时，才需要相同的样本量。然而，无论 k 变得多大，所需的受试者数最多只会增加至标准设计的两倍。这是因为随着 k 变大，几乎所有的信息都将来自 AB/BA 序列，而且当有 2 倍的受试者时，这些序列中的人数将与标准的 AB/BA 设计中的人数一样多。

9.2.3　示例 1

假设我们计划进行一项生物等效性研究用于评估正在开发的一种新配方化合物。研究拟使用标准的美国食品药品监督管理局（FDA）生物等效性标准，即如果 90% 置信区间完全包含在 (0.80, 1.25) 范围内，则宣布生物等效性。先前已进行了两项关于该化合物的研究，其变异性数据见表 9.3。

表 9.3 曲线下面积（AUC）和血药峰浓度（Cmax）的变异系数（自由度）

	AUC	Cmax
研究 1	33%（13）	20%（13）
研究 2	24%（15）	23%（15）

对于计划研究，如果两种配方在其药代动力学方面的 AUC 和 Cmax 相等，则宣布它们的生物等效性。

AUC 对应的受试者内的对数标准差（SD）分别为 0.32 和 0.24（$\sigma_w = \sqrt{\log(CV_w^2 + 1)}$）。因此，可以从以下公式得出 SD 的总体估计：

$$s_w = \sqrt{\frac{\sum_{s=1}^{k} df_i s_i^2}{\sum_{s=1}^{k} df_i}} = \sqrt{\frac{13 \times 0.32^2 + 15 \times 0.24^2}{13 + 15}} = \sqrt{0.0784} = 0.28$$

同样，Cmax 和 SD 的总体估计值为 0.22。

AUC 为两个方差中较大的一个，因此样本量估计利用该反应。关于 CV_w，我们有 $CV_w = \sqrt{e^{\sigma_w^2} - 1} = \sqrt{e^{0.28^2} - 1} = 0.29$。

使用 AUC，并将 CV 设为 30%，从表 9.1 可知样本量为 39 名受试者。由于试验是 AB/BA 交叉设计，这相当于每个序列为 20 名受试者（总共 40 名）。

在交叉试验中，只有完成试验的受试者才会加入分析，预计有 15% 的受试者无法完成试验。因此，确保 40 名受试者完成的总样本量为 40/0.85 = 47.1 ≈ 48 名受试者。

假设采用 ABBA/BAAB 重复设计可以作为减少样本量的方法，则可评估的样本量将变为 40 的一半，即 20 名受试者。

9.2.4 样本量计算中使用的方差的敏感性分析

生物等效性与其他阶段试验（如食物效应、药物相互作用研究等），可能对试验设计中的假设特别敏感。通常情况下，根据表 9.3，这些试验可能在临床开发的早期阶段设计，关于方差的信息很少，无法为当前试验提供助力。

与本书介绍的其他类型的试验一样，可以使用一个较合理的总体方差来评估试验对假设计算的敏感性。对于生物等效性类型的研究，尤其推荐。

9.2.5 示例 2

计算 AUC 时，我们可以从以下公式中估算出一个具有高可信度的方差估算：

$$s_w^2(95) < \frac{df}{\chi^2_{0.05, df}} s_w^2 = \frac{28}{16.93} \times 0.28^2 = 0.36^2$$

其中 $df=28$。根据这个方差估计可以估算出 CV_w 为 37%。同样，Cmax 方差的高可信值可以估算为 35%。基于这些高可信的方差值，如果真实值更接近这些估计的话，公式 9.3 可以用来检验效能损失（表 9.4）。

因此，这项研究在前期对方差的假设非常稳健。

表 9.4 计划试验的敏感性分析

	CV_w	第 95 百分位数	第 95 百分位数的效能
AUC	29%	37%	71%
Cmax	27%	35%	76%

9.2.6 考虑样本量计算中方差不精确性的计算

9.2.6.1 一般情况

延伸第 8 章对等效性试验的论述，考虑到样本方差的自由度，生物等效性研究的效能可以用以下公式计算：

$$1-\beta = \text{probt}\left(\sqrt{\frac{(\log(\mu_T/\mu_R) - \log(1.25))^2 n}{2s_w^2}},\ m,\ t_{1-\alpha, n-2}\right)$$
$$+ \text{probt}\left(\sqrt{\frac{(\log(\mu_T/\mu_R) - \log(0.80))^2 n}{2s_w^2}},\ m,\ t_{1-\alpha, n-2}\right) - 1$$

（公式 9.14）

其中，s_w^2 是对受试者内部总体方差的样本估计，m 是这个方差的自由度。将 t 统计量替换为 Z 统计量后，公式 9.14 变为：

$$1-\beta = \text{probt}\left(\sqrt{\frac{(\log(\mu_T/\mu_R) - \log(1.25))^2 n}{2s_w^2}},\ m,\ Z_{1-\alpha}\right)$$
$$+ \text{probt}\left(\sqrt{\frac{(\log(\mu_T/\mu_R) - \log(0.80))^2 n}{2s_w^2}},\ m,\ Z_{1-\alpha}\right) - 1$$

（公式 9.15）

我们可以通过直接估计样本量来作为公式 9.14 的初始估计，而预期的真实均值比变大，即 $\mu_T/\mu_R \geq 1.05$。因此，可以使用以下公式来快速获取一般情况下样本量的直接初始估计，其中 $\mu_T/\mu_R \neq 1$：

$$n = \frac{2s_w^2 [\text{tinv}(1-\beta,\ m,\ Z_{1-\alpha})]^2}{[\log(1.25) - \log(\mu_T/\mu_R)]^2}$$

（公式 9.16）

9.2.6.2 均值比等于 1 的特殊情况

对于均值比相等的特殊情况（$\mu_T = \mu_R$），公式 9.14 可以重写为：

$$1-\beta = 2\mathrm{probt}\left(\sqrt{\frac{(\log(1.25))^2 n}{2s_w^2}},\ m,\ t_{1-\alpha,n-2}\right) - 1 \quad （公式9.17）$$

当用 Z 统计量替换 t 统计量后：

$$1-\beta = 2\mathrm{probt}\left(\sqrt{\frac{(\log(1.25))^2 n}{2s_w^2}},\ m,\ Z_{1-\alpha}\right) - 1 \quad （公式9.18）$$

因此，可以从以下公式中直接估计样本量：

$$n = \frac{2s_w^2[tinv(1-\beta/2,\ m,\ Z_{1-\alpha})]^2}{(\log(1.25))^2} \quad （公式9.19）$$

根据表 9.5 可以计算 20% 的标准生物等效性的生物等效性交叉研究样本量的估计。

表 9.5 给出了在假设已知总体方差的情况下，针对不同自由度和 Ⅰ、Ⅱ 类错误，以及假设均值比为 1 的情况下的膨胀因子。

表 9.5 不同单侧显著性水平、Ⅱ 类错误和自由度的膨胀因子

m	β	显著性水平(α)			
		0.010	0.025	0.050	0.100
5	0.05	2.649	2.509	2.385	2.238
	0.10	2.167	2.068	1.980	1.875
	0.15	1.929	1.850	1.780	1.696
	0.20	1.776	1.711	1.652	1.581
	0.50	1.367	1.337	1.311	1.278
10	0.05	1.611	1.562	1.520	1.470
	0.10	1.463	1.425	1.392	1.353
	0.15	1.382	1.351	1.323	1.290
	0.20	1.328	1.301	1.276	1.248
	0.50	1.166	1.153	1.141	1.127
25	0.05	1.208	1.192	1.178	1.162
	0.10	1.163	1.150	1.139	1.125
	0.15	1.137	1.126	1.116	1.105
	0.20	1.119	1.109	1.101	1.091
	0.50	1.062	1.058	1.053	1.058
50	0.05	1.099	1.091	1.085	1.077
	0.10	1.078	1.072	1.067	1.060

续表

m	β	显著性水平(α)			
		0.010	0.025	0.050	0.100
75	0.15	1.066	1.061	1.056	1.051
	0.20	1.058	1.053	1.049	1.044
	0.50	1.031	1.028	1.026	1.024
	0.05	1.065	1.060	1.056	1.051
	0.10	1.052	1.047	1.044	1.040
	0.15	1.044	1.040	1.037	1.033
	0.20	1.038	1.035	1.032	1.029
	0.50	1.020	1.019	1.017	1.016
100	0.05	1.048	1.044	1.041	1.038
	0.10	1.038	1.035	1.033	1.030
	0.15	1.033	1.030	1.028	1.025
	0.20	1.029	1.026	1.024	1.022
	0.50	1.015	1.014	1.013	1.012

9.3 平行组研究

虽然交叉试验是评估生物等效性的常规设计，但有时，特别是对于半衰期非常长的化合物，这些设计并不实用。本节简要介绍平行组生物等效性试验的样本量计算方法。

9.3.1 假设总体方差已知的样本量估计

9.3.1.1 一般情况

对于给定任何真实比值的生物等效性试验，在接受界值为(0.8, 1.25)的情况下，检验效能由以下公式计算：

$$1-\beta = \Phi\left(\sqrt{\frac{(\log(\mu_T/\mu_R) - \log(1.25))^2 r n_T}{(r+1)\sigma^2}} - Z_{1-\alpha}\right)$$
$$+ \Phi\left(\sqrt{\frac{(\log(\mu_T/\mu_R) - \log(0.80))^2 r n_T}{(r+1)\sigma^2}} - Z_{1-\alpha}\right) - 1 \quad (公式\ 9.20)$$

其中，σ 是对数尺度上受试者间的标准差，r 是分配比例，n_T 是试验组的样本量，这里假设 $n_T = n_R$。将 Z 统计量替换为 t 统计量，公式 9.20 可以重写为：

$$1 - \beta = \Phi\left(\sqrt{\frac{(\log(\mu_T/\mu_R) - \log(1.25))^2 r n_T}{(r+1)\sigma^2}} - t_{1-\alpha, n_T(r+1)-2}\right)$$
$$+ \Phi\left(\sqrt{\frac{(\log(\mu_T/\mu_R) - \log(0.80))^2 r n_T}{(r+1)\sigma^2}} - t_{1-\alpha, n_T(r+1)-2}\right) - 1$$
（公式 9.21）

在非中心 t 分布的假设下，检验效能可以从以下公式估计：

$$1 - \beta = \text{Probt}(t_{1-\alpha, n_T(r+1)-2}, n_T(r+1)-2, \tau_1)$$
$$- \text{Probt}(t_{1-\alpha, n_T(r+1)-2}, n_T(r+1)-2, \tau_2) \quad \text{（公式 9.22）}$$

其中 τ_1 和 τ_2 为非中心参数：

$$\tau_1 = \frac{\sqrt{r n_T}(\log(\mu_T/\mu_R) - \log(0.80))}{\sqrt{(r+1)\sigma^2}} \quad \text{和} \quad \tau_2 = \frac{\sqrt{r n_T}(\log(\mu_T/\mu_R) - \log(1.25))}{\sqrt{(r+1)\sigma^2}}$$

与交叉试验类似，对于均值比大于 1 的情况，可以直接从以下公式得到样本量的估计：

$$n_T = \frac{(r+1)\sigma^2 (Z_{1-\beta} + Z_{1-\alpha})^2}{r\left(\log(\mu_T/\mu_R) - \log(1.25)\right)^2} \quad \text{（公式 9.23）}$$

对于快速计算，我们可以使用：

$$n_T = \frac{17(r+1)\sigma^2}{r\left(\log(\mu_T/\mu_R) - \log(1.25)\right)^2} \quad \text{（公式 9.24）}$$

如果几何均值比预计小于 1，则在公式 9.23 和公式 9.24 中将 $\log(1.25)$ 替换为 $\log(0.80)$。

9.3.1.2 均值比为 1 的特殊情况

当预期均值比为 1 时，可以直接用以下公式计算样本量：

$$n_T = \frac{(r+1)\sigma^2 (Z_{1-\beta/2} + Z_{1-\alpha})^2}{r\left(\log(1.25)\right)^2} \quad \text{（公式 9.25）}$$

将 Z 统计量替换为 t 统计量，公式 9.25 可以重写为：

$$n_T = \frac{(r+1)\sigma^2 (Z_{1-\beta/2} + t_{1-\alpha, n_T(r+1)-2})^2}{r\left(\log(1.25)\right)^2} \quad \text{（公式 9.26）}$$

进一步，将公式 9.26 重写为：

$$1 - \beta = 2\Phi\left(\sqrt{\frac{(\log(1.25))^2 r n_T}{(r+1)\sigma^2}} - t_{1-\alpha, n_T(r+1)-2}\right) - 1 \quad \text{（公式 9.27）}$$

在非中心 t 分布的假设下,可以从以下公式中得到检验效能:

$$1-\beta = 2\text{probt}(t_{1-\alpha, n_T(r+1)-2},\ n_T(r+1)-2,\ \tau) - 1 \quad (公式9.28)$$

其中,τ 为非中心参数:

$$\tau = \frac{\sqrt{rn_T}(\log(1.25))}{\sqrt{(r+1)\sigma^2}} \quad (公式9.29)$$

公式 9.25 的结果可用作公式 9.28 中所用样本量的初始估计。对于 90% 检验效能、5% 的 I 类错误率和 20% 接受标准的快速计算,我们可以使用:

$$10.75(k+1)\sigma^2/r \quad (公式9.30)$$

表 9.6 给出了对于 5% 的 I 类错误率、90% 的检验效能且分配比为 1 时,使用公式 9.22 对不同 CV、均值比和接受标准为 10%(0.90,1.11)、15%(0.85,1.18)、20%(0.80,1.25)等的样本量估计。与交叉试验一样,简化的公式可以提供初步计算的良好估计。

表 9.6 生物等效性平行组研究中单组的样本量,针对不同的变异系数(CV)、生物等效性水平和真实均值比,以及 90% 的效能和 5% 的 I 类错误率

CV(%)	均值比	生物等效性水平				
		10%	15%	20%	25%	30%
30	0.80				356	84
	0.85			403	95	40
	0.90		453	108	46	25
	0.95	506	121	51	28	18
	1.00	169	72	39	24	16
	1.05	462	115	50	28	17
	1.10		328	92	41	23
	1.15			213	69	33
	1.20			887	134	50
35	0.80				476	112
	0.85			540	128	54
	0.90		607	144	61	33
	0.95	678	161	69	37	23
	1.00	226	96	51	31	21
	1.05	620	154	67	37	23
	1.10		439	122	55	30
	1.15			286	92	43
	1.20			1189	179	66

续表

CV(%)	均值比	生物等效性水平				
		10%	15%	20%	25%	30%
0	0.80				611	144
	0.85			693	163	69
	0.90		779	184	78	41
	0.95	871	207	88	48	30
	1.00	291	123	66	40	26
	1.05	796	198	85	47	29
	1.10		564	157	70	38
	1.15			367	117	55
	1.20			1527	230	85
45	0.80				759	178
	0.85			861	203	85
	0.90		968	229	96	51
	0.95	1082	257	109	59	36
	1.00	361	152	81	49	33
	1.05	988	245	106	58	36
	1.10		700	194	87	47
	1.15			455	146	68
	1.20			1896	286	105
50	0.80				919	216
	0.85			1041	245	103
	0.90		1171	277	116	62
	0.95	1309	310	131	71	44
	1.00	436	184	98	60	39
	1.05	1195	297	128	70	43
	1.10		847	235	104	57
	1.15			551	176	82
	1.20			2295	345	127
55	0.80				1088	255
	0.85			1233	290	121
	0.90		1387	327	137	73
	0.95	1550	367	155	84	52
	1.00	516	218	116	70	46

续表

CV(%)	均值比	生物等效性水平				
		10%	15%	20%	25%	30%
60	1.05	1416	351	151	82	51
	1.10		1003	278	124	68
	1.15			652	208	97
	1.20			2718	409	150
	0.80				1266	297
	0.85			1434	337	141
	0.90		1613	381	160	85
	0.95	1803	427	180	97	60
	1.00	601	253	135	82	54
	1.05	1647	408	176	96	59
	1.10		1167	323	144	78
	1.15			759	242	113
	1.20			3162	476	174
65	0.80				1450	340
	0.85			1643	386	161
	0.90		1849	436	183	97
	0.95	2066	489	207	111	68
	1.00	688	290	154	93	61
	1.05	1887	468	201	109	68
	1.10		1337	371	164	90
	1.15			869	277	129
	1.20			3623	545	200

9.3.2 考虑样本量计算中方差不精确性的计算

9.3.2.1 一般情况

对于平行组生物等效性研究，可以从以下公式中推导样本量：

$$1-\beta = \text{probt}\left(\sqrt{\frac{(\log(\mu_T/\mu_R) - \log(1.25))^2 rn_T}{(r+1)s^2}},\ m,\ t_{1-\alpha, n_T(r+1)-2}\right)$$
$$+ \text{probt}\left(\sqrt{\frac{(\log(\mu_T/\mu_R) - \log(0.80))^2 rn_T}{(r+1)s^2}},\ m,\ t_{1-\alpha, n_T(r+1)-2}\right) - 1$$

（公式9.31）

其中，s^2 是总体方差的样本估计，m 是这个方差的自由度。将 t 统计量替换为 Z 统计量后，公式9.31变为：

$$1-\beta = \text{probt}\left(\sqrt{\frac{(\log(\mu_T/\mu_R)-\log(1.25))^2 rn_T}{(r+1)s^2}},\ m,\ Z_{1-\alpha}\right)$$
$$+ \text{probt}\left(\sqrt{\frac{(\log(\mu_T/\mu_R)-\log(0.80))^2 rn_T}{(r+1)s^2}},\ m,\ Z_{1-\alpha}\right) - 1$$

（公式9.32）

$\mu_T/\mu_R \geq 1.05$ 时，样本量的直接估计可由以下公式迭代获得：

$$n_T = \frac{(r+1)s^2 [tinv(1-\beta,\ m,\ Z_{1-\alpha})]^2}{r[\log(1.25)-\log(\mu_T/\mu_R)]^2}$$

（公式9.33）

9.3.2.2 均值比等于1的特殊情况

对于 $\mu_T = \mu_R$ 的特殊情况，公式9.31可以重写为：

$$1-\beta = 2\text{probt}\left(\sqrt{\frac{(\log(1.25))^2 rn_T}{(r+1)s^2}},\ m,\ t_{1-\alpha, n_T(r+1)-2}\right) - 1$$

（公式9.34）

用 Z 统计量替换 t 统计量，上述公式变为：

$$1-\beta = 2\text{probt}\left(\sqrt{\frac{(\log(1.25))^2 rn_T}{(r+1)s^2}},\ m,\ Z_{1-\alpha}\right) - 1 \quad \text{（公式9.35）}$$

因此，我们可以从以下公式直接估计样本量：

$$n_T = \frac{2s_w^2 [tinv(1-\beta/2,\ m,\ Z_{1-\alpha})]^2}{(\log(1.25))^2}$$

（公式9.36）

表9.5（先前用于交叉试验）可以用于膨胀因子，因为这些因子仅依赖于自由度和Ⅰ、Ⅱ类错误。

9.4 小 结

尽管生物等效性试验主要设计为交叉研究，但样本量计算在方法上是对第8章中描述的等效性试验样本量计算的延伸。

对于预计方差较高的生物等效性交叉研究，重复设计可能是减少样本量的一种选择。

（郑仔钰 译，王丽妮 审）

第 10 章

正态数据精确临床试验的样本量计算

10.1 简 介

本书前几章专注于设计试验以检验零假设的情况。然而，正如第 1 章讨论的，我们设计试验的目的通常不是正式地检验是否存在组间治疗差异的假设，而是估计可能存在的差异，以便之后设计一项正式的研究（Julious et al., 2004）。

所有的试验都必须提供某种形式的样本量依据。探索性试验提出的是一个估算的样本量，以提供给定水平的估计精度。因此，我们并非以传统方式为实际上未知的期望和预先指定的兴趣差异进行分析。

简而言之，设计试验时我们会获得一个效应的点估计及置信区间，试验精度的度量为置信区间的半宽（w）。

对于基于精度的研究，与检验一个正式的假设相比，通过提供可能存在效应的置信区间的估计方法更为恰当。因此，在这种情况下重点不在于评估统计学显著性，而在于估计本身。

基于精度的方法也可能对次要或第 3 个目标有用。例如，一个旨在检验总体效应的试验，同时也对可能的亚组效应感兴趣。相反，在这种情况下，研究在亚组中可能具有较低的检验效能，因此可以计算出我们在估计潜在影响时的精度。

10.2 平行组试验

10.2.1 总体方差已知的样本量估计

如第 1 章所讨论的，$f(\mu)$ 的 $(1-\alpha)\%$ 置信区间的半宽（w）：

$$w = Z_{\alpha/2}\sqrt{\mathrm{Var}(S)} \qquad \text{（公式 10.1）}$$

因此，根据结果定义 $\mathrm{Var}(S)$：

$$\mathrm{Var}(s) = \frac{\sigma^2}{n_A} + \frac{\sigma^2}{n_B} = \frac{r+1}{r} \cdot \frac{\sigma^2}{n_A}$$

其中 σ^2 为总体方差估计，且 $n_B = rn_A$。我们可以根据公式 10.1 的结果计算（Julious et al., 2004）：

$$n_A = \frac{(r+1)Z_{1-\alpha/2}^2 \sigma^2}{rw^2} \qquad \text{（公式 10.2）}$$

如果总体方差在统计分析中被假定为未知，则公式 10.2 可以重写为（Julious et al., 2004）：

$$n_A \geq \frac{(r+1)t_{1-\alpha/2, n_A(r+1)-2}^2 \sigma^2}{rw^2} \qquad \text{（公式 10.3）}$$

通过迭代可得公式 10.3 的解并用来计算 n_A，得到的结果左侧大于右侧。n_A 的解的另一种替代结果为：

$$0.5 \geq \Phi\left(\sqrt{\frac{rn_A w^2}{(r+1)\sigma^2}} - t_{1-\alpha/2, n_A(r+1)-2}\right) \qquad \text{（公式 10.4）}$$

事实上，如果我们用 n_A 重写公式 10.4 可得：

$$Z_{0.5} = 0 \geq \sqrt{\frac{rn_A w^2}{(r+1)\sigma^2}} - t_{1-\alpha/2, n_A(r+1)-2} \qquad \text{（公式 10.5）}$$

则 n_A 为：

$$n_A \geq \frac{(r+1)\sigma^2 (t_{1-\alpha/2, n_A(r+1)-2} + Z_{0.5})^2}{rw^2} \qquad \text{（公式 10.6）}$$

当 $Z_{0.5} = 0$ 时，公式 10.6 成立且等同于公式 10.3。公式 10.6 的结果实际上等同于优效性试验的结果，尽管精确试验不强调检验效能且并无 II 类错误的概念，但在某些特殊假设下，可以将 II 类错误与某个特定值（如 0.5）对应。这个结果的实际应用将在后续章节介绍，其中样本量计算时假设总体方差未知。

考虑到近似正态性，公式 10.2 中可以添加一个修正因子来帮助初步计算（Guenther, 1981; Julious et al., 2004）：

$$n_A = \frac{(r+1)\sigma^2 Z_{1-\alpha/2}^2}{rw^2} + \frac{Z_{1-\alpha/2}^2}{4} \qquad \text{（公式 10.7）}$$

假设对精度估计有一个 95% 的置信区间，以下公式可以用来快速计算：

$$n_A = \frac{4\sigma^2}{w^2} \frac{(r+1)}{r} \qquad \text{（公式 10.8）}$$

当 $r = 1$ 时：

$$n_A = \frac{8\sigma^2}{w^2} \qquad \text{（公式 10.9）}$$

表 10.1 给出了使用公式 10.3 计算的各种标准化宽度 ($\delta = w/\sigma$) 所对应的样本量。这一简单的计算轻微低估了样本量。

表 10.1 不同标准化宽度 ($\delta = w/\sigma$) 和分配比下 95% 置信区间的精度估计平行组试验的单组样本量 n_A ($n_B = rn_A$)

δ	分配比 (r)			
	1	2	3	4
0.05	3075	2306	2050	1922
0.10	770	578	513	481
0.15	343	257	229	214
0.20	194	145	129	121
0.25	125	94	83	78
0.30	87	65	58	54
0.35	64	48	43	40
0.40	50	37	33	31
0.45	40	30	26	25
0.50	32	24	22	20
0.55	27	20	18	17
0.60	23	17	15	14
0.65	20	15	13	12
0.70	17	13	12	11
0.75	15	12	10	10
0.80	14	10	9	9
0.85	12	9	8	8
0.90	11	8	7	7
0.95	10	8	7	6
1.00	9	7	6	6

10.2.1.1 示例 1——标准结果

一项平行双臂精度研究，主要终点为收缩压，假定标准差 (SD) 为 10 mmHg。假设我们所需的 95% 置信区间的精度的半宽是 2.5 mmHg；那么，如果使用公式 10.2 中的正态近似法估算样本量，则每组的样本量为 122.9 或 123 例患者。

将表 10.1 与使用公式 10.1 及 t 值获得的样本量进行比较，可以发现使用公式 10.1 得到的样本量估计大约比表 10.1 中的少 2 例。公式 10.7 中给出的修正因子 $Z_{1-\alpha/2}^2/4$ 可以部分校正这种低估：它会增加 1 例样本量。

10.2.1.2 示例 2——来自优效性试验的结果

回忆第 3 章中的正态近似样本量结果：

$$n_A = \frac{(r+1)(Z_{1-\beta} + Z_{1-\alpha/2})^2 \sigma^2}{rd^2} \qquad （公式 10.10）$$

如果我们使用之前的优效性样本量公式进行计算，但只有 50% 的效能，结果会如何？现在已知 $Z_{1-\beta} = 0$，可以得到公式 10.2。因此，样本量将保持不变。

这个结果的一个实际应用是可以用于扩展计算，以允许对方差估计的不精确性（见 10.2.5 节）。

公式 10.10 的另一个实际应用是，当 $Z_{1-\beta} = 0$ 时，可以得出：

$$d_{可检测} = \sqrt{\frac{2(Z_{1-\alpha/2})^2 \sigma^2}{n_A}} \qquad （公式 10.11）$$

其中 $d_{可检测}$ 是研究的可检测差异，这是观察到的治疗组间差异，并且可为围绕效应量 d 进行效能检验的研究提供具有统计学显著性的结果。可检测差异在第 2 章（2.4.6 节）中进行了讨论。

10.2.1.3 示例 3——样本量基于可行性

一项试验每组的样本量为 12，这是基于可行性并且是固定的先验所得。然而，之前估计的标准差为 10 mmHg。现在，样本量 n 已经固定，我们可以计算出使用 95% 置信区间预期能够达到的精度。因此，宽度为：

$$w = t_{1-\alpha/2, 2(n-1)} \sqrt{2s^2/n} = 2.07387 \sqrt{2 \times 10^2/12} = 8.47 \text{ mmHg}$$

另一种计算方法是确定在必要检验效能和显著性水平下可以检测到的差异。对于具有 90% 效能和双侧显著性水平为 5% 的相同试验，重写公式 10.10 可计算差异：

$$d = \sqrt{\frac{2(Z_{1-\alpha/2} + Z_{1-\beta})^2 \sigma^2}{n_A}} \qquad （公式 10.12）$$

因此，用 90% 检验效能检测到的差异为 13.2 mmHg。

10.2.2 关于样本量计算中方差的敏感性分析

在化合物早期开发阶段，通常会进行基于精度的研究，而根据定义，可用的变异性信息较少。因此，对于一项研究进行敏感性分析很重要。

然而，在进行基于精度的研究时，设计用于估算给定精度的效应时不是针对高可信的方差值进行研究，而是针对精度本身。因此，用公式10.2或公式10.3估计所需的样本量，然后使用相同的结果来量化精度，研究将假设方差更可能接近于相同样本量的方差。

10.2.3 示例4

回顾第8章的示例3，其中使用正态近似法，基于宽度2.5 mmHg和标准差10 mmHg，估算的样本量为123例患者。

现在假设计算中使用的方差是根据第3章中自由度为10时估计的，即方差的一个较高的可能值 $\chi^2_{0.05,10} = 3.94$，则：

$$s_p(95) < \sqrt{\frac{10}{3.94} \times 10^2} = 15.93$$

因此，这个较高方差值的精度是3.98，与基于样本量计算的宽度相比差约60%。

10.2.4 考虑未来试验中方差的不精确性

在进行传统的效能检验时，我们实际上考虑的是未来试验方差（和均值）的不精确性。在这种情况下，我们假设已经将总体效应的估计用于样本量计算，并且进行一项试验以获得总体效应的估计。然而，在这些未来的试验中，我们的估计会随着试验而随机变化，即使治疗组之间确实存在差异，仍有可能观察不到有统计学显著性的效应。这就是为什么需要有Ⅱ类错误和效能。在基于精确试验的背景下，根据公式10.2或公式10.3，很大一部分试验中很难达到所期望的精度；由于随机抽样，观察到的研究方差将大于总体方差。为了解决这个问题，我们可以从以下公式中估计样本量（Grieve，1989，1990，1991）：

$$概率 = \text{probchi}\left(\frac{w^2 r n_A (n_A(r+1) - 2)}{(r+1) t^2_{1-\alpha/2, n_A(r+1)-2} \sigma^2}, n_A(r+1) - 2\right)$$

（公式10.13）

其中 probchi(……, $n_A(r+1) - 2$) 是 $n_A(r+1) - 2$ 自由度上 χ^2 分布的累积密度分布（使用与SAS相同的符号）。为了估算样本量，我们必须迭代直到达到所需的概率水平。

这里的概率是指置信区间对于计划试验中估计的方差具有所需的精度的概率。这个结果考虑了研究中样本方差可能比总体方差大（或小）的事实。要强调的一个重点是，这个概率不是检验效能。

表10.2给出了用公式10.13计算的样本量，已知概率和各种标准化宽度（$\delta = w/\sigma$）。通过对比表10.2和表10.1（用公式10.2计算得出），可以清楚地

看到对于概率为 0.5，在允许极小的四舍五入误差的情况下，公式 10.13 给出了与公式 10.2 相同的结果。此外，从检验中可以看出，为了确保有更大概率得获得所需的精度，我们不需要大幅增加所需的样本量。

表 10.2　在不同标准化宽度和 95% 置信区间概率的精度估计的平行组研究中单组的样本量 n_A（$n_B = n_A$）

δ	概率			
	0.50	0.80	0.90	0.95
0.05	3075	3121	3145	3165
0.10	770	793	805	815
0.15	343	358	366	373
0.20	193	205	211	216
0.25	124	134	138	142
0.30	87	94	98	102
0.35	64	71	74	77
0.40	49	55	58	60
0.45	39	44	47	49
0.50	32	37	39	41
0.55	27	31	33	35
0.60	23	27	28	30
0.65	20	23	25	26
0.70	17	20	22	23
0.75	15	18	20	21
0.80	13	16	18	19
0.85	12	15	16	17
0.90	11	13	15	16
0.95	10	12	14	15
1.00	9	11	13	13

10.2.4.1　示例 5——考虑到未来试验中方差的不精确性

在示例 1 中，标准化精度为 0.25 时，使用表 10.1 和公式 10.1 估算所需的样本量为 125。从表 10.2 中可以看到，如果我们只希望有 50% 的把握达到所需的精度，那么每组也需要 125 例患者。然而，如果我们希望更有把握（如 90%），那么样本量将增加约 11%，每组为 139 例患者。

10.2.5 考虑样本量计算中使用方差的不精确性的计算

考虑到平行组精确试验的样本量计算中方差的不精确性,可以将第3章中给出的优效性试验的结果进行延伸,得到:

$$n_A \geq \frac{(r+1)s^2[tinv(0.5, m, t_{1-\alpha/2, n_A(r+1)-2})]^2}{rd^2} \quad （公式10.14）$$

其中,n_A 是使公式10.14成立的最小整数值,m 是估计方差 s^2 的自由度。正如在10.2.1.2节中所强调的,效能为50%。这个结果可以进一步重写为:

$$0.5 \geq \text{probt}\left(\sqrt{\frac{rn_A d^2}{(r+1)s^2}}, m, t_{1-\alpha/2, n_A(r+1)-2}\right) \quad （公式10.15）$$

用 Z 统计量替换 t 统计量得到:

$$n_A = \frac{(r+1)s^2[tinv(0.5, m, Z_{1-\alpha/2})]^2}{rd^2} \quad （公式10.16）$$

这可以直接估计样本量,并为公式10.14的迭代提供初始值。

表10.3给出了95%置信区间精度估计所需的样本量,不同自由度 m 和标准化宽度 w/s。

表10.3 不同标准化宽度和自由度的平行组精度研究中使用公式10.14计算的单组样本量 n_A ($n_B = rn_A$),显著性水平为5%

自由度	标准化宽度					
	0.05	0.10	0.25	0.50	0.75	1.00
5	3434	860	139	36	17	10
10	3242	812	131	34	16	10
25	3138	786	127	33	16	10
50	3106	778	126	33	16	10
100	3090	774	125	33	15	10
∞	3075	770	125	32	15	9

注:无限自由度下的样本量由公式10.3计算。

表10.4给出了不同统计学显著性水平的膨胀因子。有趣的是,对于基于精度的研究,样本量的影响不如正式的效能性研究那么大。表10.4显示,当 $m=5$ 时,样本量增加了12%。

表10.4　不同双侧统计学显著性水平的膨胀因子

m	显著性水平(α)			
	0.010	0.025	0.050	0.100
5	1.122	1.120	1.117	1.114
10	1.056	1.055	1.054	1.053
25	1.021	1.021	1.021	1.021
50	1.010	1.010	1.010	1.010
75	1.007	1.007	1.007	1.007
100	1.005	1.005	1.005	1.005

10.2.5.1 示例6——考虑到计算中使用的方差的不精确性

在示例1中，对于标准化精度0.25，使用表10.1和公式10.1可知每组所需的样本量为125。假设在样本量计算中使用的方差是仅基于10个自由度估算的。因此，根据表10.3，我们需要将每组的样本量增加到131例患者以考虑这种不精确性，样本量增加了约5%。

10.2.6　考虑到样本量计算和未来试验中使用的方差的不精确性

Grieve(1991)证明，如果在精度样本量计算中使用的方差存在先验不精确性，则可以从以下公式计算出达到所需精度的概率：

$$\text{概率} = \text{probf}\left(\frac{w^2 r n_A}{(r+1) t^2_{1-\alpha/2, n_A(r+1)-2} s^2}, \, n_A(r+1)-2, \, m\right)$$

（公式10.17）

其中，$\text{probf}(\cdots\cdots, n_A(r+1)-2, m)$ 是 m 个自由度、$n_A(r+1)-2$ 的 F 分布的累积密度分布(使用与SAS相同的符号)。这个结果最初由 Mood(1946) 提出，但并没有给出证明。

这里，s^2 是从之前的试验中估计的方差，用于设计当前试验，n_A 是正在设计的试验的样本量，$n_A(r+1)-2$ 是该试验中方差的自由度，m 是 s^2 的自由度。为了计算 n_A，我们迭代公式10.17直到达到适当的概率。

从公式10.17中得到的样本量见表10.5。对于概率0.50，该表应与表10.3相比，但相比之下，该表的结果略显保守。

观察表10.5可知，对于各种标准化宽度($\delta = w/\sigma$)，方差估算不精确性对样本量有明显影响。因此，我们需要判断这些计算的价值。如果方差估计良好(就自由度而言)，那么这些计算可以被认为增加了价值。然而，如果方差估计不准确,且试验的目标是估计试验中的样本方差(以便规划将来的试验)以及可能的治疗效果的价值,则需要进行重新计算。

表 10.5 不同标准化宽度、概率(p)和自由度下平行组精度研究中使用公式 10.17 得出的单组样本量 n_A($n_B = n_A$),显著性水平为 5%

概率	自由度	标准化宽度					
		0.05	0.10	0.25	0.50	0.75	1.00
0.5	5	3533	884	143	37	17	10
	10	3291	824	133	34	16	10
	25	3158	791	128	33	15	9
	50	3116	780	126	33	15	9
	100	3095	775	125	32	15	9
	250	3083	772	125	32	15	9
	500	3079	771	124	32	15	9
	1000	3077	770	124	32	15	9
	∞	3075	770	124	32	15	9
0.8	5	6561	1642	264	67	31	18
	10	4976	1246	201	52	24	15
	25	4059	1017	165	43	21	13
	50	3710	930	152	40	19	12
	100	3499	878	144	39	19	12
	250	3332	837	138	37	18	12
	500	3255	819	136	37	18	11
	1000	3204	808	135	37	18	11
	∞	3121	793	134	37	18	11
0.9	5	9544	2388	384	97	44	26
	10	6319	1582	255	66	31	18
	25	4667	1169	190	50	24	15
	50	4081	1024	167	45	22	14
	100	3737	938	155	42	21	13
	250	3472	874	146	40	20	13
	500	3352	846	142	40	20	13
	1000	3273	828	140	39	20	13
	∞	3145	805	138	39	20	13

续表

概率	自由度	标准化宽度					
		0.05	0.10	0.25	0.50	0.75	1.00
0.95	5	13 417	3356	539	136	62	36
	10	7802	1953	315	81	37	22
	25	5262	1318	214	56	27	17
	50	4425	1110	182	49	24	15
	100	3950	993	164	45	22	14
	250	3594	906	152	43	21	14
	500	3435	868	147	42	21	14
	1000	3332	845	145	41	21	14
	∞	3165	815	142	41	21	13

注：无限自由度下的样本量由公式 10.13 计算。

10.2.6.1 示例 7——考虑到样本量计算和未来试验中使用的方差的不精确性

在示例 5 中估计的样本量考虑了未来试验方差的不精确性，而在示例 6 中，我们估计了允许在样本量计算中使用不精确性方差的样本量。现在假设我们希望同时考虑计算中使用的方差和未来试验中方差的不精确性。

对于标准化精度 0.25，使用表 10.5 和公式 10.17，假设方差估计的自由度为 10，并且我们希望有 90% 的把握能得到所需的精度，则每组所需的样本量为 255。样本量几乎增加了 2 倍多。如果在样本量计算中方差估计的自由是 50，则每组的样本量需要增加到 167 例患者。

10.3 交叉试验

10.3.1 假设总体方差已知的样本量计算

类似于平行组试验，可以根据以下公式计算样本量(Julious, 2004a)：

$$n = \frac{2Z_{1-\alpha/2}^2 \sigma_w^2}{w^2} \quad \text{(公式 10.18)}$$

其中 n 是总样本量。如果在统计分析中考虑到总体方差未知，公式 10.18 可以重写为(Julious, 2004a)：

$$n \geq \frac{2t_{1-\alpha/2,n-2}^2 \sigma_w^2}{w^2} \qquad \text{(公式 10.19)}$$

这可以通过迭代求解。另外,与平行组试验一样,可以使用以下公式:

$$0.5 \geq \Phi\left(\sqrt{\frac{nw^2}{2\sigma_w^2}} - t_{1-\alpha/2,n-2}\right) \qquad \text{(公式 10.20)}$$

考虑到正态近似,公式 10.18 可以加入修正因子重写为(Guenther,1981; Julious,2004a):

$$n = \frac{2\sigma_w^2 Z_{1-\alpha/2}^2}{w^2} + \frac{Z_{1-\alpha/2}^2}{2} \qquad \text{(公式 10.21)}$$

如果我们希望有95%的置信区间精度估计,可以使用以下公式:

$$n = \frac{8\sigma_w^2}{w^2} \qquad \text{(公式 10.22)}$$

表 10.6 给出了使用公式 10.19 在不同标准化宽度($\delta = w/\sigma$)的样本量。与平行组试验一样,快速计算公式会略微低估样本量。

表 10.6 不同标准化宽度的95%置信区间的精度估计交叉研究的总样本量

δ	n	δ	n
0.05	3076	0.55	28
0.10	771	0.60	24
0.15	344	0.65	21
0.20	195	0.70	19
0.25	126	0.75	17
0.30	88	0.80	15
0.35	66	0.85	14
0.40	51	0.90	13
0.45	41	0.95	12
0.50	34	1.00	11

10.3.2 样本量计算中使用的方差的敏感性分析

敏感性评估方法与10.2.2节中描述的平行组研究相同,在此评估方差的高置信区间对精度估计的影响。

10.3.3 考虑未来试验中方差的不精确性

Grieve(1989,1990,1991)的成果可以延伸到交叉试验,从而可以用以下公式估计总样本量：

$$\text{概率} = \text{probchi}\left(\frac{w^2 n(n-2)}{2t_{1-\alpha/2,n-2}^2 \sigma_w^2},\ n-2\right) \quad \text{（公式 10.23）}$$

与平行组试验一样，在估算样本量时可能需要通过迭代过程来调整，直到达到所需的显著性水平或统计效能。表 10.7 给出了用公式 10.23 计算的样本量，针对给定的概率和不同的标准化宽度（$\delta = w/\sigma$）。

表 10.7 不同标准化宽度和概率下 95% 置信区间的精度估计交叉研究的总样本量

δ	概率			
	0.50	0.80	0.90	0.95
0.05	3075	3141	3175	3204
0.10	771	803	820	834
0.15	344	366	377	386
0.20	194	211	219	226
0.25	125	138	145	150
0.30	88	98	104	108
0.35	65	74	79	83
0.40	50	58	63	66
0.45	40	47	51	54
0.50	33	40	43	45
0.55	28	34	37	39
0.60	24	29	32	34
0.65	21	26	28	30
0.70	18	23	25	27
0.75	16	20	22	24
0.80	15	18	20	22
0.85	13	17	19	20
0.90	12	16	17	19
0.95	11	14	16	17
1.00	10	13	15	16

10.3.4 考虑到样本量计算中方差的不精确性

考虑到方差的不精确性，可以将平行组试验的结果进行延伸，得到：

$$n \geqslant \frac{2s_w^2 [tinv(0.5,\ m,\ t_{1-\alpha/2,n-2})]^2}{d^2} \quad \text{（公式 10.24）}$$

其中 m 是关于估计方差 s_w^2 的自由度,可以进一步重写为:

$$0.5 \geq \text{probt}\left(\sqrt{\frac{nd^2}{2s_w^2}},\ m,\ t_{1-\alpha/2,n-2}\right) \quad (公式 10.25)$$

用 Z 统计量替换 t 统计量得到:

$$n = \frac{2s_w^2[\text{tinv}(0.5,\ m,\ Z_{1-\alpha/2})]^2}{d^2} \quad (公式 10.26)$$

这个公式允许直接估算样本量,并为公式 10.24 提供了迭代的初始值。

表 10.8 给出了不同自由度 m 和标准化宽度 w/s 的 95% 置信区间精度估计所需的样本量。对于不同标准化宽度($\delta = w/\sigma$),交叉研究的膨胀因子与表 10.4 中给出的平行组研究相同。

表 10.8 不同标准化宽度和自由度下用公式 10.24 计算的交叉精度研究的总样本量(显著性水平为 5%)

自由度	标准化宽度					
	0.05	0.10	0.25	0.50	0.75	1.00
5	3435	861	140	37	18	12
10	3243	813	133	35	18	11
25	3140	787	128	34	17	11
50	3107	779	127	34	17	11
100	3092	775	126	34	17	11
∞	3076	771	126	34	17	11

注:无限自由度下的样本量根据公式 10.19 计算。

10.3.5 考虑到样本量计算和未来试验中方差的不精确性

将平行组试验结果进行延伸,考虑到精确样本量计算中使用的方差的先验不精确性,可以用以下公式计算给定样本量下达到所需精度的概率:

$$概率 = \text{probf}\left(\frac{w^2 n}{t_{1-\alpha/2,n-2}^2 s_w^2},\ n-2,\ m\right) \quad (公式 10.27)$$

为了计算 n,我们迭代应用公式 10.27 计算,直到达到适当的显著性水平。表 10.9 给出了不同标准化效应大小($\delta = w/\sigma$)下使用公式 10.27 计算的样本量。

表10.9 不同标准化宽度、概率(p)和自由度下使用公式10.27计算的交叉研究的总样本量(显著性水平为5%)

概率	自由度	标准化宽度					
		0.05	0.10	0.25	0.50	0.75	1.00
0.5	5	3533	885	144	38	18	11
	10	3292	825	134	35	17	11
	25	3159	791	129	34	17	11
	50	3117	781	127	34	16	10
	100	3096	776	126	33	16	10
	250	3084	773	126	33	16	10
	500	3080	772	125	33	16	10
	1000	3077	771	125	33	16	10
	∞	3075	771	125	33	16	10
0.8	5	6563	1643	266	69	32	20
	10	4977	1247	203	54	26	16
	25	4061	1019	167	45	23	14
	50	3713	933	154	42	21	14
	100	3502	881	147	41	21	14
	250	3337	842	142	40	21	14
	500	3262	825	140	40	20	13
	1000	3213	815	139	40	20	13
	∞	3141	803	138	40	20	13
0.9	5	9546	2389	385	99	46	28
	10	6321	1584	257	68	32	20
	25	4670	1172	193	52	26	17
	50	4085	1027	171	48	24	16
	100	3742	943	159	45	23	15
	250	3480	881	151	44	23	15
	500	3362	855	148	43	23	15
	1000	3287	839	146	43	23	15
	∞	3175	820	145	43	22	15

续表

概率	自由度	标准化宽度					
		0.05	0.10	0.25	0.50	0.75	1.00
0.95	5	13 418	3357	540	138	63	37
	10	7804	1955	317	83	39	24
	25	5265	1322	217	59	30	19
	50	4430	1114	186	52	27	18
	100	3956	999	169	49	25	17
	250	3603	914	158	47	25	16
	500	3448	879	154	46	24	16
	1000	3349	859	152	46	24	16
	∞	3204	834	150	45	24	16

注：无限自由度下的样本量根据公式 10.23 计算。

10.4 小　结

目标为估计治疗效应精度的试验旨在评估治疗效果是否存在，研究的目标是估计可能的效果而不是证明效果。由于没有假设检验，因此不用考虑 I 类和 II 类错误，但可以计算样本量以确保我们以所需概率获得给定的精度。

精确研究通常用于早期阶段或预试验。第 11 章介绍了在设计预试验时可能考虑的其他计算方法。

（郑仔钰　译，王丽妮　审）

第 11 章

预试验的样本量计算

11.1 简 介

所有试验都需要对样本量做出合理的解释，但并非所有的试验都需要进行样本量计算（Billinghamet al.，2013）。如在预试验中，确定样本量的合理性很重要，但常规正式的计算方法显然并不合适。

对预试验的样本量及其合理解释的考量，应该与研究计划相一致。通常，预试验是为了协助开展一个更大的正式研究。

结果是连续变量时，样本量的计算需要对结果测量的标准差进行准确的估计。预试验可用于获得标准差的估计，然后可以用来预测在主试验中可能观察到的情况。

为了本章的目的，假设正在计划的随机预试验将被用于指导随后开展的主试验，并假定样本量设置并不是基于正式的检验效能的考虑。

本章对预试验样本量的考虑首先从实效性的角度出发。然后再根据主试验的设计来进行更加正式的描述，以便为主试验提供信息，最后讨论如何能够为实效性的基本原理提供依据。

11.2 预试验的最小样本量

在临床试验设计初期，应该在试验方案中对样本量予以合理解释。预试验中最小样本量为每组 12 例（Julious，2005d）。对样本量的解释应基于可行性，提高均数和方差的精确性，以及强调监管方面的考虑。

11.2.1 理由一： 可行性

第一个争论点比较特别，认为预试验并不是在未来研究的背景下进行的。但在平行组试验的设计中，样本量为每组 12 例，不仅是整数而且具有良好的属性，还可以被2、3、4、6整除，在随机试验中，有利于设置不同的区组大小。

11.2.2 理由二：提高均数和方差的精确性

11.2.2.1 均数的精确性

显然，样本量越大，标准误越小；所以根据置信区间的评估，均数差异的精确性越高。平行组试验设计的双侧置信区间为：

$$\bar{x}_A - \bar{x}_B \pm t_{1-\alpha/2, 2(n-1)} \sqrt{2s^2/n_A} \qquad （公式11.1）$$

我们目前所考虑的是利用有限的样本量，每组每增加1个样本，精确性能提高多少。可以使用公式11.1右侧或以下公式进行评估：

$$增量 = \frac{t_{1-\alpha/2, 2n-2}\sqrt{2}s}{\sqrt{n}} - \frac{t_{1-\alpha, 2(n+1)-2}\sqrt{2}s}{\sqrt{n+1}} \qquad （公式11.2）$$

根据公式11.2，可以得到图11.1。这是在假设方差 $s^2=1$，并且在将进行的试验中使用双侧95%置信区间的情况下估计的。

根据图11.1，对于小样本量来说，每组每增加1个样本，其精确性就可以显著提高，但当样本量达到12例时，这种现象就不那么明显了。

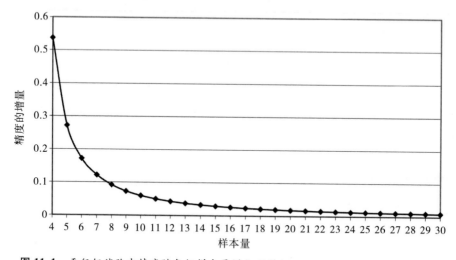

图11.1 平行组试验中精度随各组样本量增加而增加

11.2.2.2 方差的精确性

预试验中，除了对可能的效应估计进行量化外，方差的估计也是非常重要的，因为在后续的试验中将使用方差进行正式的样本量计算。

因此，要求预试验中有足够大的样本量，以便在后续研究的敏感性分析中能够提供合理的自由度。需要提醒的是，从第 3 章开始，在后续研究的正式样本量计算中使用的方差都是从预试验中获得的。有了这个样本量，我们就可以确定这项研究对于方差假设的敏感性，对于 s^2 从公式 11.3 获得的高可信值，可用敏感性评估检验效能的损失：

$$s^2(95) < \frac{df}{\chi^2_{0.05,df}} s^2 \qquad (公式\ 11.3)$$

与公式 11.3 中的公式 11.1 和公式 11.2 相似，以下公式可用于评估增加自由度后方差精确性的增加：

$$\text{Gain} = \frac{df}{\chi^2_{0.95,df}} - \frac{df+1}{\chi^2_{0.95,df+1}} \qquad (公式\ 11.4)$$

根据公式 11.4，可以得到图 11.2，表示的是自由度为 20 左右的渐近线。

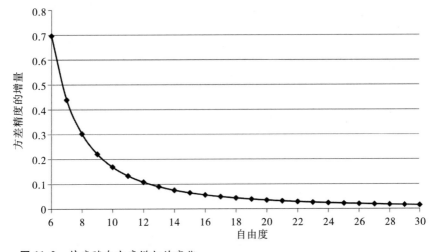

图 11.2 精度随自由度增加的变化

11.2.3 理由三：监管方面的考虑

对于样本量的计算，通用指南 ICH E9(1998) 只简单表述为：

"临床试验中，受试者的数量应该足够多以能够对提出的问题做出可靠的解释。这个数量通常是由研究的主要目的所决定的。如果样本量计算是基于其他因素得出的，那么这一点应该明确并证明其合理性。"

因此，如果预试验的样本量是基于可行性确定的，这一点应该在方案中明确说明。如以可行性为基础，可能希望计算主要终点附近的置信区间的精确度，并将其作为解释样本量理由的一部分。

理想状态是，招募更多的受试者以确保有 12 例可进行评估的对象。例如，为评估生物利用度（BA）和生物等效性（BE），美国食品药品监督管理局（FDA）指南（2001）指出：

"生物等效性研究至少应包含 12 名可评价对象。"

然而，有意思的是，FDA 关于 BA 和 BE 通用指南（2003）的解释：

"如果预试验的设计和实施适宜，且有足够的样本量（如 12 例）完成试验，则其宣布的生物等效性就是合理的。"

11.2.4 最小样本量的讨论

对于一项预试验来说，最小样本量是 12 例，但并不是所有预试验的样本量都是 12 例。

预试验的样本量计算还有很多其他规则。Browne（1995）采取至少 36 例患者的一般原则来进行参数估计。这与 Billingham（2013）关于预试验样本量计算的综述一致，他们发现，每个具有连续结局研究的中位样本量都是每组 30 例。

其他的规则包括 Teare（2014）推荐的每组 70 例，Sim（2012）建议至少每组 55 例。表 11.1 归纳了不同的样本量计算的经验。

表 11.1 双臂试验中单组样本量的一般经验法则

作者	建议样本量（例）
Julious	12
Browne	30
Sim，Lewis	55
Teare	70

不同规则的适用性将在 11.5 节中讨论，该部分将重点介绍如何结合其他因素（例如评估开展试验的可行性）来证明样本量的合理性。

11.3 招募受试者应基于时间（t）而非样本量（n）

开展预试验时常设置有限的预算和（相关的）时间窗，后者受到资金和其他客观因素的限制。

进行预试验的主要目的是评估开展后续试验的可行性。在这种情况下，由于客观的原因，样本量的计算不仅是基于样本量（n）的，还考虑到时间（t）

的成本问题；这里有一个研究的最小目标样本量。

本章的重点是关于何时利用预试验的统计变量来协助设计最终试验的情况。在这样的背景下，预试验的设计不仅用于估计方差，还可评价对目标人群开展临床试验的可行性、可接受性和实用性。

结局可以是主观的，如评估试验的可行性（Palmer et al.，2012）；也可以是客观的，如招募（招募率）研究对象（Jackson et al.，2014，2015），完成研究的患者比例（Bell et al.，2018；Cooper et al.，2018）。

为什么招募受试者应基于时间（t）而非样本量（n）是可以接受的？这是因为这是预试验的共同主要目的。表 11.2 给出了当基于时间招募受试者时的一些常见问题。

表 11.2　基于时间招募受试者的一些常见问题

如果基于时间而不是样本量，研究中只招募到 3 名受试者怎么办？

如果研究的目的是评估能否招募到受试者进入研究，则当研究小组尽最大努力招募了一定数量的患者时，预试验将回应这个研究目的。这种情况下，继续试验以获得预先设定的目标样本量可能会浪费资源，因为在预试验中发现患者招募困难，则说明主试验开展的可能性比较小。因此，预试验回答了这一重要问题，就从一开始挽救了主试验。

预试验不能失败。这些试验的目的是排除足够的风险而为主试验的开展提供信心。如果一项预试验仅招募到几名患者，阻止了主试验的开展，那么该预试验应该被定义为成功的预试验。

在预试验中，我们需要使用与主试验相同的结局终点吗？

预试验不需要相同的终点。尽管预试验的目的是发现足够多的风险以增加开展确定性主试验的信心。因此，在预试验中评估的临床结果应该使评估临床效果成为可能。

预试验中，我们需要得到有统计学显著性的结果吗？

预试验是为了学习而不是确定，因此不需要有统计学显著性结果。事实上，在预试验中应该避免一般的假设检验。预试验的结果应该结合一定研究背景通过点估计和置信区间来解读，这些支持了临床上有意义的差异是合理的结论。

预试验和主试验是否需要在相同的受试人群中进行？

如果预试验的目的是评估确定性试验的可行性，那么为了完成这个评估就需要在相同的受试人群进行，但并不是完全相同的人群。预试验可以帮助确定性试验确定纳入和排除标准。

预试验和可行性研究间有什么差异？

可行性研究和预试验这两个术语常常互换使用。预试验确实常以可行性为目的。两者的一个区别是，预试验是"迷你版"的主试验，所以常被用来表现主试验的特征；而可行性研究，如果可能的话，是为了评估主试验。

续表

研究中，我们是否无须计算检验效能？

所有的研究都应该对样本量做出合理解释，但并不是所有的研究都需要计算样本量。Jackson（2015）认为，预试验受试者的招募是集中在一定时间内的，研究的目的包括受试者招募的情况：

"可行性的结果包括招募时间、受试者的依从情况、招募困难和 ONS 的合适性。次要结局指标与最终试验的样本量估计有关。"

这里的 ONS 指的是口服营养补充，样本量的合理性包括一项声明，即该研究的招募时间为 6 周，并估计了这一时期的目标样本量。

"这项研究的设计是为了收集数据，为未来最终 RCT 研究的样本量计算提供依据。主要结局是在 6 周固定时间窗内的招募情况，选择基于实际情况，如时间、研究团队（一名数据收集者）、估计招募适合患者的参与率等实际性的考虑。预计每组招募 15 例患者，共计 30 例。每组 12 例可进行评估的患者将为样本量估计提供合适的精确度。"

我们所需的最小样本量是多少？

最小样本量是每组 12 例患者，研究团队应以此作为目标样本量。后文将介绍关于样本量的其他注意事项。

11.4 优化预试验的样本量

截至目前，本章重点介绍了预试验样本量计算的一般规则。预试验样本量常常影响最终试验的设计，例如通过提供对总体方差的估计。主试验的这一设计已经广为人知了。例如，可能已经定义了用于计算样本量的目标效应量。

如果主试验的设计已经确定了，那么就可用作确定预试验的设计。

从第 3 章开始，每组样本量定义为 $n_{主(A)}$——用以下公式估计研究样本方差的不精确性：

$$n_{主(A)} \geq \frac{(r+1)s^2\left[tinv\left(1-\beta,\ m,\ t_{1-\alpha/2,n_A(r+1)-2}\right)\right]^2}{rd^2} \quad （公式 11.5）$$

m 表示估计方差 s^2 的自由度（根据本章内容，从预试验中估计出方差）。如果我们用 Z 统计量代替 t 统计量，从以下公式可以获得对样本量的直接估计：

$$n_{主(A)} = \frac{(r+1)s^2[tinv(1-\beta,\ m,\ Z_{1-\alpha/2})]^2}{rd^2} \quad （公式 11.6）$$

预试验中每组样本量定义为 $n_{预(A)}$，因为 $r=1$（处理间平均分配），所以 $m = n_{预(A)}(r+1) - 2$ 变成了 $m = 2n_{预(A)} - 2$。

我们希望尽量减少主试验和预试验的样本量(Whitehead et al., 2016):

$$n_{总(A)} = n_{主(A)} + n_{预(A)}$$

（公式11.7）

从公式11.5和公式11.6可以看出，$n_{主(A)}$将会随着$n_{预(A)}$的增加而减少。这意味着，公式11.7中的$n_{总(A)}$也会随着$n_{预(A)}$的增加而下降。然而，增加预试验的样本量将意味着主试验的样本量略有减少，并且总样本量$n_{总(A)}$将开始增加。

这里假设的是，兴趣治疗效果d在主要试验中是已知的，研究的设计也是确定的——如果d已知，它也将推断出主要结果。目前尚不清楚的是预试验的样本量，以便根据最小样本量对两项研究的效果进行有效估计。

在公式11.6中，从m迭代中获得最优的样本量，直至以下公式成立：

$$\frac{(r+1)s^2\left(\left[tinv(1-\beta, m, Z_{1-\frac{\alpha}{2}})\right]^2 - \left[tinv(1-\beta, m+2, Z_{1-\frac{\alpha}{2}})\right]^2\right)}{rd^2} - 1 \leqslant 0$$

（公式11.8）

这里的m是指预试验中与样本量相关的方差估计的自由度。在治疗组之间平均分配的两组试验中，$m = 2n_{预(A)} + 2$。

表11.3列出了不同标准差($\delta = d/\sigma$)下公式11.6计算的样本量。该方法在本章样本量计算背景下的优势在于，无需提前知道方差，但需要预估假设来进行主试验的设计。

表11.3 不同标准差(δ)下双侧显著性水平5%和检验效能90%的预试验和主试验中的单组样本量

δ	预试验	主试验	总样本量
0.05	78	8548	8626
0.10	42	2169	2211
0.15	28	980	1008
0.20	22	559	581
0.25	18	363	381
0.30	16	255	271
0.35	14	190	204
0.40	12	148	160
0.45	10	120	130
0.50	9	99	108
0.55	9	82	91
0.60	9	69	78
0.65	8	60	68
0.70	8	52	60

续表

δ	预试验	主试验	总样本量
0.75	7	47	54
0.80	7	41	48
0.85	6	38	44
0.90	6	34	40
0.95	7	29	36
1.00	6	28	34

从表 11.3 可以看出，如果主试验是根据标准差 0.2 设计的，那么预试验和主试验的样本量分别为 22 和 559。

表 11.3 中预试验的样本量在某些估计中远低于 12。表 11.4 进行了重复计算，但预试验每组最小样本量为 12。

表 11.4　不同标准差(δ)下预试验和主试验的单组样本量（预试验中最小样本量为 12，双侧显著性水平为 5%，检验效能为 90%）

δ	预试验	主试验	总样本量
0.05	78	8548	8626
0.10	42	2169	2211
0.15	28	980	1008
0.20	22	559	581
0.25	18	363	381
0.30	16	255	271
0.35	14	190	204
0.40	12	148	160
0.45	12	117	129
0.50	12	95	107
0.55	12	79	91
0.60	12	66	78
0.65	12	56	68
0.70	12	49	61
0.75	12	43	55
0.80	12	37	49
0.85	12	33	45
0.90	12	30	42
0.95	12	27	39
1.00	12	24	36

重写公式 11.6 的结果，得到对总样本量的估计：

$$\left(n_{\text{主}(A)} \geq \frac{(r+1)s^2[tinv(1-\beta,\ m,\ t_{1-\frac{\alpha}{2},n_A(r+1)-2})]^2}{rd^2}\right)$$

$$-\left(n_{\text{主}(A)} \geq \frac{(r+1)s^2[tinv(1-\beta,\ m+2,\ t_{1-\frac{\alpha}{2},n_A(r+1)-2})]^2}{rd^2}\right) - 1 \leq 0$$

（公式 11.9）

结果中有 3 次迭代，因为我们需要迭代来估计 m 和 $m+2$ 自由度 $n_{\text{预}(A)}$ 和 $n_{\text{预}(A)}+1$ 时的样本量。然后迭代，估计出最小总样本量。

根据公式 11.9 获得的不同标准差，表 11.5 给出了预试验和主试验的样本量估算，虽然最小样本量可能是单一值。对于总样本量，预试验和主试验的样本量可能会有所不同。这里呈现的是预试验的最小、中等和最大样本量。主试验的样本量假设使用了预试验的最小样本量。

表 11.5 不同标准差（δ）下的预试验和主试验的单组样本量（双侧显著性水平为 5%，检验效能为 90%）

δ	预试验			主试验	总样本量
	最小	中等	最大		
0.05	100	106	111	8517	8617
0.10	48	55	61	2161	2209
0.15	35	37	38	971	1006
0.20	27	28	29	553	580
0.25	20	23	26	361	381
0.30	17	19	21	254	271
0.35	15	17	18	189	204
0.40	14	15	16	146	160
0.45	11	14	16	119	130
0.50	10	13	15	98	108
0.55	11	12	12	80	91
0.60	9	11	13	70	79
0.65	8	10	12	61	69
0.70	8	10	11	53	61
0.75	8	9	10	46	54
0.80	7	9	10	42	49
0.85	7	8	8	37	44
0.90	6	8	10	35	41
0.95	7	8	8	30	37
1.00	7	7	7	27	34

将表 11.5 与表 11.3 进行比较，就总样本量方面来讲，结果是相近的，但是表 11.5 中对于预试验样本量的估算更加保守。

表 11.6 重复了表 11.5 的样本量，但预试验每组最小样本量为 12。

表 11.6　不同标准差（δ）下预试验和主试验的单组样本量（预试验最小样本量为 12，双侧显著性水平为 5%，检验效能为 90%）

δ	预试验			主试验	总样本量
	最小	中等	最大		
0.05	100	106	111	8517	8617
0.10	48	55	61	2161	2209
0.15	35	37	38	971	1006
0.20	27	28	29	553	580
0.25	20	23	26	361	381
0.30	17	19	21	254	271
0.35	15	17	18	189	204
0.40	14	15	16	146	160
0.45	12	14	16	119	130
0.50	12	14	15	98	108
0.55	12	12	12	80	91
0.60	12	13	13	69	79
0.65	12	12	12	59	69
0.70	12	12	13	51	62
0.75	12	12	12	44	55
0.80	12	12	12	39	50
0.85	12	12	12	35	46
0.90	12	12	12	31	42
0.95	12	12	13	28	40
1.00	12	12	12	26	37

11.5　经验法则的再思考

虽然可以从预试验中获得最优的样本量以尽可能减少主试验的样本量，但在预试验开始前就已知主试验治疗效应的假设是不现实的。

那么，什么才是现实的？一个对主试验样本量大小的合理设想才是现实的。表 11.5 的结果可以用来给出阶梯式的经验法则——改编自 Whitehead

(2016)，见表 11.7。

将表 11.7 的结果和表 11.1 的一般法则进行比较非常有意思，每一经验法则在一定的时期是正确的，而在很多时候又是错误的。这可以被认为是直观的，因为预试验的目的之一是评估开展一项研究的可行性，其中包括招募足够的患者，那么在样本量约 8500 例的主试验中，通过一个样本量为 12 例的预试验可能无法回答这一问题。相反地，如果主试验的样本量约为每组 120 例，那么预试验的样本量为 70 例显然就太多了。

表 11.7　不同标准差(δ)下预试验和主试验的单组样本量（双侧显著性水平为 5%，检验效能为 90%）

标准差	90% 检验效能的主试验
过小（$\delta < 0.1$）	75
小（$0.1 \leq \delta < 0.3$）	25
中等（$0.3 \leq \delta < 0.7$）	15
大（$\delta \geq 0.7$）	12

如果没有样本量的依据，可以使用 12 例作为最小样本量。

表 11.8 列出了预试验和主试验及总样本量，假设采用了阶梯式经验法则。与表 11.5 和表 11.6 相比，采用阶梯式经验法则的样本量是相似的。

表 11.8　不同标准差(δ)下预试验和主试验的单组样本量，假设采用阶梯经验法则计算预试验样本量（双侧显著性水平为 5%，检验效能为 90%）

δ	预试验	主试验	总样本量
0.05	75	8555	8630
0.10	25	2219	2244
0.15	25	987	1012
0.20	25	556	581
0.25	25	356	381
0.30	15	257	272
0.35	15	189	204
0.40	15	145	160
0.45	15	115	130
0.50	15	93	108
0.55	15	77	92
0.60	15	65	80
0.65	15	56	71

续表

δ	预试验	主试验	总样本量
0.70	12	50	62
0.75	12	43	55
0.80	12	38	50
0.85	12	34	47
0.90	12	30	42
0.95	12	28	40
1.00	12	25	37

11.6 小 结

所有的研究都需要对样本量做出合理的解释，但并非所有研究都需要计算样本量。对于没有考虑正式检验效能计算样本量的预试验来说，当设计预试验时考虑到样本量和主试验的设计是非常重要的。

如果已知用于主试验的效应量，就可以优化预试验的样本量，这将使整个主试验和预试验的样本量最小化。即使效应量未知，当考虑预试验样本量时也可以考虑阶梯式经验法则。

如果没有基于样本量的相关信息，则可以采用每组12例的最小样本量。本章还重点介绍了为评估招募效果进行的预试验中如何基于时间(t)而非样本量(n)的招募。

本章重点介绍样本量的合理解释而没有考虑正式检验效能的计算。需要注意的是，预试验可以基于一个结果——尽管不一定与主试验中使用的结果相同，如果是这种情况，本书其他章描述的方法可以应用。第2章也强调了解释效应量的问题。

对于一项正式的研究，大于5%可以被认为是Ⅰ类错误(Lee et al., 2014)。Ⅰ类错误是当一种治疗方法不起作用时，错误地宣布这种治疗方法有效而对社会造成的风险。对于预试验或初步研究，Ⅰ类错误对发起人和(或)资助者的风险更大，因为如果Ⅰ类错误设置大于5%，则意味着进一步研究是不必要且昂贵的。

如果不是基于正式检验效能的考虑，也可以根据估计的精度来设计预试验，第10章和第16章介绍了这些计算方法。

(王殊秀 译，王丽妮 审)

第 12 章

二分类数据平行组优效性临床试验的样本量计算

12.1 简 介

本章将讲述主要结局为二分类的平行组临床试验的样本量计算。正如在第 1 章中讨论的,二分类结局在临床试验中是常见的终点,兴趣终点是二分类变量的情况包括发生/未发生、生存/死亡、是/否。

平行组设计的试验的样本量计算在前面已有介绍。本章首先介绍了传统的计算方法,然后强调研究中应用的分析方法将如何影响样本量计算。

12.2 二分类数据临床试验的推断和分析

统计学中有一种说法:"你如何设计,便如何分析。"

这个分析的意义在于能够反映设计。例如,若设计中按中心进行了分层,那么在分析时就应该考虑中心效应。所以这句话反之亦然:"你如何分析,便如何设计。"

之前虽未具体讨论,但在讨论方差的适当估计时已涉及这个问题。这一原则在主要结局为二元响应变量(二分类)的试验中尤其适用。

对于一项主要结局是二元响应变量的临床试验来说,可能的数据形式见表 12.1,其中 p_A 和 p_B 分别是治疗 A 和 B 的预期反应,$\bar{p}$ 是治疗措施间的平均反应,n_A 和 n_B 是各治疗组的样本量,n 是总样本量。

截至目前,从表面上看是一目了然的,二元响应变量是相对容易总结的结局,因为试验中的所有数据都可以简单地放入表格进行分析,即对于表 12.1 中的每一例患者,我们都知道其所在的治疗组及他们在研究中的临床结局。

表 12.1　二分类结局临床试验汇总表

治疗	结局		样本量
	0	**1**	
A	$1 - p_A$	p_A	n_A
B	$1 - p_B$	p_B	n_B
总反应	$1 - \bar{p}$	$\bar{p} = (p_A + p_B)/2$	$n = n_A + n_B$

表 12.2　二分类结局的总结测量指标

测量指标	缩写	定义
绝对风险差异		$p_A - p_B$
比值比	OR	$\dfrac{p_A(1-p_B)}{p_B(1-p_A)}$
相对危险度	RR	$\dfrac{p_A}{p_B}$
需治疗人数	NNT	$\dfrac{1}{p_A - p_B}$

一旦我们观察到两种治疗的一个反应(p_A 和 p_B)，就会希望得出适当效应的总结。表 12.2 给出了最常用的总结测量指标的定义。本章我们将专注于绝对风险差异和比值比(OR)。

12.3　πs 或 ps

作为一个来自英格兰北部的人，我喜欢用 πs 和 ps，但是设计二元响应变量临床试验的背景下，阅读这一章时需要注意 πs 和 ps 之间的转换。这在某种程度上是不可避免的，尽管这点令人困惑。推断时，πs 是对绝对风险的已知人群估计值，而 ps 是 π 的样本估计——通常来自临床试验。因此，在置信区间的讨论中，当提到样本估计时我们将引用结果中的 ps。

对于样本量计算，我们假设对样本量计算时绝对反应是已知的，因此我们引用 πs。当然，这与我们需要通过试验去尝试并量化该值相矛盾。更加矛盾的是，我们通常用先前研究中获得的估计值(ps)代替此处的 πs。

这是一个难题。我们需要对群体反应做出假设来计算样本量，因此样本量计算才对这些假设敏感。整本书中都讨论了这些挑战。

12.3.1 绝对风险差异

绝对风险降低可能是概括二分类数据最简单的方式。我们只用获取每个治疗组的事件风险 p_A 和 p_B，然后取 $p_A - p_B$ 的绝对差值。

绝对风险尺度的一个缺点是，差异的范围是 $-1 \sim 1$。这个界限可能会对推理产生不利影响，特别是当治疗反应接近其中一个界值时。

12.3.1.1 置信区间的计算

为了计算对样本量的估计，通常需要知道效应量大小和对反应的方差进行估计。

12.3.1.2 近似正态

在近似正态下，绝对风险差异的置信区间为：

$$p_A - p_A \pm Z_{1-\alpha/2} se(p_A - p_B) \quad \text{（公式 12.1）}$$

其中：

$$se(p_A - p_B) = \sqrt{\frac{p_A(1-p_A)}{n_A} + \frac{p_B(1-p_B)}{n_B}} \quad \text{（公式 12.2）}$$

此方法称为 Wald 法（Newcombe, 1998b）。这个置信区间将与卡方检验联合使用。因此，如果使用卡方检验分析、用绝对风险差异对效应进行量化，那么样本量计算和公式 12.1 一致就是合适的，这些计算将在 12.4.2.1 和 12.4.2.2 节进行描述。

12.3.1.3 连续性校正近似正态

我们可以通过将 $(1/n_A + 1/n_B)$ 代入公式 12.2 右侧来对置信区间进行连续性校正（Fleiss, 1981；Newcombe, 1998b）：

$$p_A - p_B \pm Z_{1-\alpha/2} se(p_A - p_B) + (1/n_A + 1/n_B)/2 \quad \text{（公式 12.3）}$$

这个置信区间将与连续校正卡方检验联合使用，因此，如果计划使用连续性校正卡方检验，那么样本量计算与公式 12.3 一致就是合适的。这些计算将在 12.4.2.3 节进行描述。

下面将讨论计划采用 Fisher 精确检验进行分析时，如何使用连续校正进行样本量计算。

12.3.1.4 精确置信区间

对于两个独立的风险 p_A（n_A 患者中发生 r_A 事件）和 p_B（n_B 患者中发生 r_B 事件），它们差值的概率函数 $\theta = p_A - p_B$ 可以用 θ 和冗余参数 p_B 来表示

(Newcombe, 1998b; Agresti et al., 2001; Agresti, 2003)。

$$f(r_A, r_B; n_A, n_B, \theta, p_B) = \binom{n_A}{r_A}(\theta + p_B)^{r_A}(1 - \theta - p_B)^{(n_A - r_A)}\binom{n_B}{r_B}p_B^{r_B}(1 - p_B)^{(n_B - r_B)}$$

（公式12.4）

为了得到95%置信区间的下限和上限，公式12.4可以通过迭代得到第2.5和第97.5百分位数。如果计划采用Fisher精确检验分析，就可以使用这个置信区间，样本量计算也应该能反映这一点。

12.3.2 比值比（OR）

两个风险的差异也可以用OR表示，定义为：

$$OR = \frac{p_B(1 - p_A)}{p_A(1 - p_B)}$$

（公式12.5）

对照方案比值2∶1意味着每3例患者中预计会发生1个事件，即非事件的发生次数是事件数的2倍。试验方案比值4∶1意味着非事件的发生次数是事件数的4倍。OR是两个比值之比，用以评估一种治疗方法与另一种治疗方法相比成功的可能性。因此，这个例子中的OR是2，表明与对照组相比，调查组中非事件发生次数是事件数的2倍。

OR优于相对风险（但不是绝对风险差异）的一个优点是，它对成功的定义是不变的（Olkin, 1998; Walker, 1998）。基于OR的分析允许对协变量进行调整，获得独立的、对任何兴趣预测因素调整后的估计。

log-OR也是一个很有吸引力的分析尺度，因为它没有边界且在很广的范围内是可加的。

用OR估计效应量的样本量计算方法在12.4.1节中描述，而允许协变量的相关问题将在12.5节中重点介绍。

12.3.2.1 置信区间的计算

12.3.2.1.1 近似正态

在近似正态下，$\log(OR)$的置信区间定义为：

$$\log(OR) \pm Z_{1-\alpha/2} se(\log(OR))$$

（公式12.6）

将$\log(OR)$的置信区间转换回原始OR的置信区间。估计OR标准误有很多种方法，但本章中我们只关注其中一种，Whitehead（1993）将其表达为：

$$\text{var}(\log OR) = \frac{12}{n\left(1 - \sum_{i=1}^{2}\bar{p}_i^3\right)}$$

（公式12.7）

其中$\bar{p}_1 = (p_A + p_B)/2$，$\bar{p}_2 = 1 - \bar{p}_1$。就如我们将在第19章中讨论的那样，这个结果可以外推，不限于二分类结局变量。对于二分类变量，公式12.7将变为：

$$\frac{12}{n\left(1-\sum_{i=1}^{2}\bar{p}_i^3\right)} = \frac{12}{n\left((\bar{p}_1+\bar{p}_2)^3 - \bar{p}_1^3 - \bar{p}_2^3\right)} = \frac{4}{n\bar{p}_1(1-\bar{p}_1)}$$

（公式 12.8）

其中：

$$2\bar{p}_1(1-\bar{p}_1) \approx p_A(1-p_A) + p_B(1-p_B) \quad \text{（公式 12.9）}$$

因此，$\log(OR)$方差与绝对风险差异方差的倒数成正比，即：

$$\text{var}(\log OR) \propto 1/\text{var}(p_A - p_B) \quad \text{（公式 12.10）}$$

近似正态的置信区间可以与卡方检验联合使用。因此，如果计划采用卡方检验进行分析，采用 OR 量化效应，那么样本量的计算与公式 12.6 一致。

12.3.2.1.2 精确置信区间

根据表 12.3，通过调整 X，即可获得 OR 的充分统计量（Fisher，1935；Dunnett et al.，1977；Chan，2003）。因此，在左上角单元格中观察到等于 X 的结局的概率可以从超几何分布中计算出来（Agresti et al.，2001；Troendle et al.，2001；Agresti，2003）。

$$P(x;OR) = \frac{\binom{n_A}{x}\binom{n_B}{n_1-x}OR^x}{\sum_{i=0}^{n_1}\binom{n_A}{i}\binom{n_B}{n_1-i}OR^i} \quad \text{（公式 12.11）}$$

表 12.3 计算 OR 的置信区间

	成功数	失败数	总数
治疗 A	X	$n_A - X$	n_A
治疗 B	Y	$n_B - Y$	n_B
总数	n_1	n_2	n

在这个计算中，假设单元格计数遵循一个多项式分布，或在行和列边际总和的条件下是独立的泊松或二项式分布（Agresti et al.，2001）。

利用这一结果，可以通过迭代计算得到两个单侧的置信区间，每个置信区间为 $\alpha/2$：

$$\sum_{(x):OR(x)\leq OR_{obs}} P(x;OR_U) = \alpha/2 \quad \text{和} \quad \sum_{(x):OR(x)\geq OR_{obs}} P(x;OR_L) = \alpha/2$$

（公式 12.12）

以构建一个 $(1-\alpha)\%$ 的置信区间（Troendle et al.，2001）。需要注意的是，与绝对风险差异不同，我们可以计算 OR 的精确置信区间（Miettinen et al.，1985）。这里的总和扩展至 X 的所有值，不仅满足了条件，也使总 n_1 和

n_A 成为可能。

围绕 OR 的精确置信区间应与 Fisher 精确检验结合使用，并应采用 12.4.2.4 节中描述的样本量计算方法。

12.4 假设总体效应已知的样本量计算

12.4.1 比值比

对于一个给定的二元响应变量，π_A 和 π_B 分别定义为治疗组 A 和 B 中预期应答者的比例。因此每个预期反应都可以表示为 $\pi_A/(1-\pi_A)$ 和 $\pi_B/(1-\pi_B)$，这里的每个比值是应答者与非应答者之比。因此，OR 可以用来评估治疗效应，用于后续计算样本量的效应量，OR 的定义如公式 12.5 所示。

某试验的目标是确定是否有证据表明两种方案间存在统计学差异，零假设(H_0)和备择假设(H_1)分别为：

H_0：两种治疗方法用 OR 表示的疗效相同($OR=1$)。

H_1：两种治疗方法用 OR 表示的疗效不同 ($OR \neq 1$)。

从零假设和备择假设中，可以构建每组样本量计算的公式(Whitehead，1993；Campbell et al.，1995；Julious et al.，1997；Julious et al.，2000)。正如在第 1 章中讨论的，一般对于双侧 α 水平检验，效应测量的方差必须满足：

$$\text{Var}(S) = \frac{d^2}{(Z_{1-\beta} + Z_{1-\alpha/2})^2} \quad (公式\ 12.13)$$

$\log(OR)$ [这种情况下，$S = \log(OR)$]的方差可近似为(Whitehead，1993)：

$$\text{Var}(S) = \frac{6}{n_A \left(1 - \sum_{i=1}^{2} \bar{\pi}_i^3\right)} \quad (公式\ 12.14)$$

$\bar{\pi}_i$ 是治疗组间每个结局分类的平均反应 [即 $\bar{\pi}_1 = (\pi_{1A} + \pi_{2B})/2$，$\bar{\pi}_2 = 1 - \bar{\pi}_1$]，α 和 β 为总的 I 类错误和 II 类错误，分别用 $Z_{1-\alpha/2}$ 和 $Z_{1-\beta}$ 表示这两类错误标准正态分布的百分点。这里的 n_A 是治疗 A 的样本量，假设治疗组间是平均分配的，那么 $n_A = n/2$。注意在本章中，假设治疗组间平均分配。

现在，将公式 12.13 等同于公式 12.14，得到：

$$n_A = \frac{6\left[Z_{1-\beta} + Z_{1-\frac{\alpha}{2}}\right]^2 / (\log OR)^2}{\left[1 - \sum_{i=1}^{2} \bar{\pi}_i^3\right]} \quad (公式\ 12.15)$$

表 12.4 给出了使用公式 12.15 在不同 OR 和给定治疗反应下的样本量，该表的计算使用了公式 12.36 和表 12.14 的结果(将在后文介绍)。

表 12.4 给定治疗(π_A)和 OR 下不同预期结局反应的平行组试验中单组的样本量估计(双侧 I 类错误率为 5%、检验效能为 90%)

π_A	OR					
	1.25	1.50	1.75	2.00	3.00	4.00
0.05	8002	2212	1072	650	208	110
0.10	4278	1200	588	362	122	68
0.15	3058	868	432	268	94	56
0.20	2468	710	356	224	82	50
0.25	2132	620	316	200	76	46
0.30	1926	566	290	186	72	44
0.35	1800	534	276	180	70	44
0.40	1726	518	270	176	70	46
0.45	1692	512	270	176	72	46
0.50	1694	518	274	180	76	50
0.55	1730	532	284	188	80	52
0.60	1804	560	300	200	86	56
0.65	1924	602	326	218	94	62
0.70	2106	664	360	242	106	70
0.75	2382	756	412	278	122	80
0.80	2820	900	494	334	146	98
0.85	3574	1150	632	430	190	126
0.90	5112	1654	914	622	276	184
0.95	9780	3182	1766	1202	536	360

12.4.2 绝对风险差异

将数据保持在绝对风险差异尺度上将产生以绝对风险差异表示的效应,绝对风险定义为 $p_A - p_B$。在这个尺度下,零假设和备择假设为:

H_0:就绝对风险差异而言,两种治疗方法效果相同($\pi_A = \pi_B$)。

H_1:就绝对风险差异而言,两种治疗方法效果不同($\pi_A \neq \pi_B$)。

12.4.2.1 方法1——使用预期反应

在备择假设下,使用预期反应可以获得样本量计算公式——遵循与公式 12.3 和公式 12.4 相同的论证,即获得兴趣反应的绝对差异(Campbell et al., 1995; Julious et al., 1997)。对于反应上的差异($n_A = n_B$):

$$\text{Var}(S) = \frac{\pi_A(1-\pi_A) + \pi_B(1-\pi_B)}{n_A} \quad \text{(公式 12.16)}$$

因此,将公式 12.13 等同于公式 12.17:

$$n_A = \frac{[Z_{1-\beta} + Z_{1-\alpha/2}]^2 \left(\pi_A(1-\pi_A) + \pi_B(1-\pi_B) \right)}{(\pi_A - \pi_B)^2} \quad \text{(公式 12.17)}$$

表 12.5 给出了使用公式 12.17 计算的样本量。

表 12.5 使用方法 1 对平行组试验中给定治疗(π_A)和对照(π_B)的不同预计结局反应的单组样本量估计(双侧 I 类错误率为 5%、检验效能为 90%)

π_A	π_B								
	0.05	0.10	0.15	0.20	0.25	0.30	0.35	0.40	0.45
0.10	578								
0.15	184	915							
0.20	97	263	1209						
0.25	63	120	331	1461					
0.30	44	79	158	389	1671				
0.35	33	54	94	182	437	1839			
0.40	25	39	62	106	200	473	1965		
0.45	20	29	44	69	115	214	500	2048	
0.50	16	23	33	48	74	121	223	515	2091

用公式 12.9 和公式 12.16,我们可以估计平均反应绝对风险差异的方差。根据这点,可以绘制出图 12.1,它表示了不同平均绝对反应的绝对风险差异的方差。从该图可以看出,方差与平均绝对反应的关系呈"n"形,当 $\bar{p}=0.5$ 时,方差达到最大值。

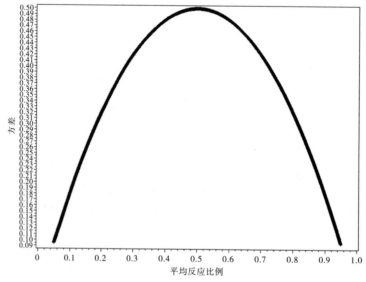

图 12.1 不同绝对反应的绝对风险差异的方差图

需要强调的另外一点是，在一个较大的平均反应范围内(0.3~0.7)方差如何保持相对稳定——仅在平均反应达到一个界值时，方差才会有很大的变化。基于这一事实，在该平均反应范围内，在5%双侧显著性水平和90%检验效能的条件下，可以从以下公式获得对样本量的快速估计：

$$n_A = \frac{5.25}{(\pi_A - \pi_B)^2} \qquad \text{（公式12.18）}$$

而检验效能为80%、双侧显著性水平为5%的样本量计算，可根据以下公式进行估计：

$$n_A = \frac{4}{(\pi_A - \pi_B)^2} \qquad \text{（公式12.19）}$$

以上这两个公式都将提供对样本量的保守"最大"估计。

12.4.2.2 方法2——使用零假设和备择假设下的反应

公式12.17可能过于简单，因为它假设在零假设和备择假设下方差相同。然而事实并非如此，正如在零假设下 $\pi_A = \pi_B$ 而备择假设下 $\pi_A \neq \pi_B$，这给出了完全不同的方差。因此，样本量计算中，在零假设下，应该将 $Z_{1-\alpha/2}$ 与方差相乘；而在备择假设下，$Z_{1-\beta}$ 与方差相乘，即以下这种形式：

$$n_A = \frac{(Z_{1-\alpha/2}\sqrt{\text{零假设下的方差}} + Z_{1-\beta}\sqrt{\text{备择假设下的方差}})^2}{(\pi_A - \pi_B)^2}$$

（公式12.20）

因此，样本量可以按照以下公式进行估计：

$$n_A = \frac{(Z_{1-\alpha/2}\sqrt{2\bar{\pi}(1-\bar{\pi})} + Z_{1-\beta}\sqrt{\pi_A(1-\pi_A) + \pi_B(1-\pi_B)})^2}{(\pi_A - \pi_B)^2}$$

（公式12.21）

这里 $\bar{\pi} = (\pi_A + \pi_B)/2$。需要注意的是，在优效性试验的零假设下，治疗反应是相同的；因此 $\pi_A = \pi_B$。零假设下对反应的估计是两治疗组间的平均反应 $\bar{\pi}$。这是在零假设下对常见反应的估计并用于方差的估计。表12.6给出了使用公式12.21计算的样本量。

对于这些样本量计算，我们假设治疗组间是平均分配的。对于固定分配到治疗组的情况，这些结果有扩展，而对于随机分配，则有其他结果。此外，我们还假设在试验中仅有一个终点。对于有多个终点的计算方法已在第6章阐述。

表 12.6 给定的治疗(π_A)和对照(π_B)下使用方法 2 对不同预期结局反应的平行组试验中的单组样本量估计(双侧 I 类错误率为 5%、检验效能为 90%)

π_A	π_B								
	0.05	0.10	0.15	0.20	0.25	0.30	0.35	0.40	0.45
0.10	582								
0.15	188	918							
0.20	101	266	1212						
0.25	65	133	335	1464					
0.30	47	82	161	392	1674				
0.35	36	57	97	185	440	1842			
0.40	28	42	65	109	203	477	1969		
0.45	23	33	47	72	118	217	503	2053	
0.50	19	26	36	52	77	124	227	519	2095
0.55	16	21	28	39	54	81	128	231	524
0.60	14	17	23	30	40	56	82	130	231
0.65	12	15	19	24	31	41	57	82	128
0.70	10	12	15	19	24	31	41	56	81
0.75	8	10	13	16	19	24	31	40	54
0.80	7	9	11	13	16	19	24	30	39
0.85	6	7	9	11	13	15	19	23	28
0.90	5	6	7	9	10	12	15	17	21
0.95	4	5	6	7	8	10	12	14	16

表 12.6 给出了使用公式 9.20 给定的 π_A 和 π_B 值的样本量。

与表 12.5 相比，表 12.6 中的样本量估计略为保守。然而实际上，公式 12.9 通常被近似等同于公式 12.17，根据表 12.7 的经验数据，公式 12.17 与公式 12.21 的计算结果近似相等。从表 12.7 中，我们可以看到对于实际效应量(在 0.3 以内)，公式 12.9 成立，因此公式 12.17 是对公式 12.21 最合理的估计。这在检查表 12.5 和表 12.6 对样本量的估计中得到了进一步证实。

表 12.7 对不同预期治疗效果 π_A 和 π_B 的两种不同结果的方差估计

a. $\pi_A(1-\pi_A) + \pi_B(1-\pi_B)$

π_A	π_B								
	0.1	0.2	0.3	0.4	0.5	0.6	0.7	0.8	0.9
0.1	0.18	0.25	0.30	0.33	**0.34**	**0.33**	0.30	**0.25**	0.18
0.2	0.25	0.32	0.37	0.40	0.41	**0.40**	0.37	**0.32**	0.25
0.3	0.30	0.37	0.42	0.45	0.46	0.45	**0.42**	**0.37**	0.30
0.4	0.33	0.40	0.45	0.48	0.49	0.48	0.45	**0.40**	**0.33**
0.5	**0.34**	0.41	0.46	0.49	0.50	0.49	0.46	0.41	**0.34**
0.6	**0.33**	**0.40**	0.45	0.48	0.49	0.48	0.45	0.40	0.33
0.7	**0.30**	**0.37**	**0.42**	0.45	0.46	0.45	0.42	0.37	0.30
0.8	**0.25**	**0.32**	**0.37**	**0.40**	0.41	0.40	0.37	0.32	0.25
0.9	**0.18**	**0.25**	**0.30**	**0.33**	**0.34**	0.33	0.30	0.25	0.18

b. $2\bar{\pi}(1-\bar{\pi})$

π_A	π_B								
	0.1	0.2	0.3	0.4	0.5	0.6	0.7	0.8	0.9
0.1	0.18	0.26	0.32	0.38	**0.42**	**0.46**	**0.48**	**0.50**	**0.50**
0.2	0.26	0.32	0.38	0.42	0.46	**0.48**	**0.50**	**0.50**	**0.50**
0.3	0.32	0.38	0.42	0.46	0.48	0.50	**0.50**	**0.50**	**0.48**
0.4	0.38	0.42	0.46	0.48	0.50	0.50	0.50	**0.48**	**0.46**
0.5	**0.42**	0.46	0.48	0.50	0.50	0.50	0.48	0.46	**0.42**
0.6	**0.46**	**0.48**	0.50	0.50	0.50	0.48	0.46	0.42	0.38
0.7	**0.48**	**0.50**	**0.50**	0.50	0.48	0.46	0.42	0.38	0.32
0.8	**0.50**	**0.50**	**0.50**	**0.48**	0.46	0.42	0.38	0.32	0.26
0.9	**0.50**	**0.50**	**0.48**	**0.46**	**0.42**	0.38	0.32	0.26	0.18

12.4.2.3 连续校正和精确方法的样本量计算

如果最终的分析方法是连续校正的卡方检验，那么公式 12.7 和公式 12.21 可以用作估计增加的样本量，考虑到该检验的保守性。

$$n_{cc} = \frac{n_A}{4}\left[1 + \sqrt{1 + \frac{4}{n_A\delta}}\right]^2 \qquad \text{（公式 12.22）}$$

公式 12.22 的结果也可以用来对 Fisher 精确检验的样本量进行估计。表 12.8 给出了使用公式 12.22 和公式 12.21 的样本量估计。

表 12.8 给定治疗（π_A）和对照（π_B）下使用方法 2 对不同预计结局反应进行连续校正的平行组试验中的单组样本量估计（双侧 I 类错误率为 5%，检验效能为 90%）

π_A	π_B								
	0.05	0.10	0.15	0.20	0.25	0.30	0.35	0.40	0.45
0.10	622								
0.15	208	958							
0.20	114	286	1252						
0.25	75	147	355	1504					
0.30	55	92	175	412	1714				
0.35	43	65	107	199	460	1882			
0.40	34	49	73	119	217	497	2009		
0.45	28	39	54	80	128	231	523	2093	
0.50	24	31	42	59	85	134	241	539	2135
0.55	20	26	33	45	61	89	138	245	544
0.60	18	21	28	35	46	63	90	140	245
0.65	16	19	23	29	36	47	64	90	138
0.70	13	16	19	23	29	36	47	63	89
0.75	11	13	17	20	23	29	36	46	61
0.80	10	12	14	17	20	23	29	35	45
0.85	9	10	12	14	17	19	23	28	33
0.90	8	9	10	12	13	16	19	21	26
0.95	7	8	9	10	11	13	16	18	20

12.4.2.4 Fisher 精确检验

如果最终的分析是 Fisher 精确检验，那么样本量的计算就不能这样简单，而应该分为两个阶段。根据治疗组 A 中 n_A 例患者的 k_A 个事件和治疗组 B 中 n_B 例患者的 k_B 个事件，$k = k_A + k_B$ 和 $n = n_A + n_B$，我们可以使用超几何分布获得一系列事件的概率 $k_i < n_A$：

$$P_{k_i} = P(k_i \mid k, n, n_A) = \frac{\binom{n_A}{k_i}\binom{n_B}{k-k_i}}{\binom{n}{k}} \quad \text{（公式 12.23）}$$

P 值定义为所有小于等于 P_{k_A} 的 P_{k_i} 的总和，即：

$$F(k_A \mid n, k, n_A) = \sum_{k_i=0}^{k_A} \frac{\binom{n_A}{k_i}\binom{n_B}{k-k_i}}{\binom{n}{k}} \quad \text{（公式 12.24）}$$

根据公式 12.23 中拒绝零假设的显著性检验结果，可以用公式 12.25 估计备择假设下的检验效能。

$$\text{检验效能} = \sum \sum \binom{n_A}{k_A}\binom{n_B}{k_B} \pi_A^{k_A}(1-\pi_A)^{n_A-k_A} \pi_B^{k_B}(1-\pi_B)^{n_B-k_B}$$

（公式 12.25）

因此，对于给定的 k_A、k_B、n_A 和 n_B，我们可以估计检验效能。通过迭代可以在给定的未调整检验效能下对 π_A 和 π_B 的样本量进行估计。至于在第 17 章中讨论的单个二元响应变量，当首次达到 90% 检验效能时，我们需要在样本量之外进行迭代。对于本章涉及的编程，程序在样本量的检验效能大于 90% 时停止，同时也在所有样本量（至少比该样本量多 10 例）的检验效能大于 90% 时停止。

表 12.9 给出了单侧 I 类错误率 2.5%、检验效能 90% 的样本量估计，这与双侧 I 类错误率为 5% 时是相同的。

表 12.9 给定治疗（π_A）和对照（π_B）下预计采用 Fisher 精确检验为最终分析方法时不同预期结局反应的平行组试验的单组样本量估计（单侧 I 类错误率为 2.5%、检验效能为 90%）

π_A	π_B								
	0.05	0.10	0.15	0.20	0.25	0.30	0.35	0.40	0.45
0.10	605								
0.15	188	965							
0.20	108	285	1264						
0.25	62	142	362	1502					
0.30	49	89	175	415	1731				
0.35	33	65	108	202	468	1876			
0.40	30	47	72	118	219	502	2029		
0.45	28	37	55	81	133	235	526	2075	
0.50	19	29	43	59	87	133	243	550	2151
0.55	18	25	32	47	62	87	125	228	520
0.60	16	23	26	37	48	67	91	126	228
0.65	13	17	23	29	38	47	67	94	125
0.70	10	13	16	23	28	38	47	65	91
0.75	9	12	17	21	24	29	36	47	58
0.80	9	11	12	17	20	22	29	33	40
0.85	8	10	12	15	15	20	22	27	29
0.90	8	7	10	10	12	15	15	20	20
0.95	4	7	7	10	10	10	10	12	15

将表 12.8 与表 12.9 相比是非常有意思的。这两个表格具有合理的可比性，因此如果 Fisher 精确检验作为最终的分析方法，那么就值得采用更直接的连续校正样本量的方法对样本量进行估计。

获得表 12.9 的编程计算相当繁杂。Fisher 精确检验样本量计算的快速估计可以从简单的近似正态获得。假如在一项研究中，我们已知实际上观察预期效应量，与显著性水平 α 和检验效能 $1-\beta$ 所需要的效应量，那么观察的检验统计量就是 $Z_{1-\alpha} + Z_{1-\beta}$。对于 $\alpha = 0.05$ 和 $\beta = 0.10$，单侧的 P 值实际上是 0.000 59。因此，获得正确样本量的一个快速方法是在给定的比例上进行 Fisher 精确检验，随着样本量的增加，直至单侧 P 值达到 0.000 59。此过程的结果如表 12.10 所示。这一快速方法通常是非常有用的，值得更好地了解。

表 12.10　给定治疗（π_A）和对照（π_B）下预计采用 Fisher 精确检验为最终分析方法时不同预期结局反应的平行组试验的单组样本量估计（单侧 P 值为 0.059%）

π_A	π_B								
	0.05	0.10	0.15	0.20	0.25	0.30	0.35	0.40	0.45
0.10	615								
0.15	204	977							
0.20	113	298	1258						
0.25	74	150	358	1514					
0.30	55	92	179	429	1739				
0.35	42	68	108	205	468	1896			
0.40	37	49	74	124	227	507	2017		
0.45	26	39	55	84	135	237	526	2095	
0.50	23	31	45	59	87	137	243	545	2131
0.55	21	29	38	49	67	96	143	250	560
0.60	18	21	31	36	48	66	95	145	251
0.65	17	20	26	30	40	47	66	95	143
0.70	15	18	20	25	31	40	51	65	91
0.75	13	16	18	21	25	30	40	48	61
0.80	12	12	15	19	21	26	31	36	49
0.85	12	12	14	15	19	20	26	28	38
0.90	9	10	12	12	15	18	20	21	29
0.95	7	9	12	12	15	16	17	18	21

表 12.9 和表 12.10 非常接近。表 12.10 中方法的优势是易于编程。图 12.2 给出了 SAS 的代码。

```
data power;
   do pa=0.10 to 0.95 by 0.05;
      do pb=0.05 to pa-0.45 by 0.05;
         flag=0;
         p=round(10.5*(pa*(1-pa)+pb*(1-pb))/((pa-pb)*(pa-pb)))-1+3;
            do n=p to 10000 by 1 until (flag=10);
               ka=round(pa*n);
               kb=round(pb*n);
               m=ka+kb;
               prob=probhypr(2*n,m,n,kb);
               if prob lt 0.00059 then do;
                  flag=flag+1;
               end;
               if prob ge 0.00059 and flag ge 1 then do;
                  flag=0;
               end;
            end;
            n=n-flag+1;
            output;
      end;
   end;
run;
```

图 12.2 用以生成表 12.10 中仅使用 P 值计算样本量的 SAS 代码

如果我们计划使用 Fisher 精确检验的中位 P 值，表 12.11 给出了单侧 I 类错误为 2.5%、检验效能为 90% 的样本量。该计算通过修正公式 12.23，得到：

$$F(k_A \mid n,k,n_A) = \sum_{k_i=0}^{k_A-1} \frac{\binom{n_A}{k_i}\binom{n_B}{k-k_i}}{\binom{n}{k}} + 0.5\left(\sum_{k_i=0}^{k_A} \frac{\binom{n_A}{k_i}\binom{n_B}{k-k_i}}{\binom{n}{k}} - \sum_{k_i=0}^{k_A-1} \frac{\binom{n_A}{k_i}\binom{n_B}{k-k_i}}{\binom{n}{k}}\right)$$

（公式 12.26）

或者：

$$F(k_A \mid n,k,n_A) = \sum_{k_i=0}^{k_A-1} \frac{\binom{n_A}{k_i}\binom{n_B}{k-k_i}}{\binom{n}{k}} + 0.5\frac{\binom{n_A}{k_A}\binom{n_B}{k_B}}{\binom{n}{k}}$$

（公式 12.27）

表12.11 给定治疗(π_A)和对照(π_B)下预计采用中位 P 值 Fisher 精确检验作为最终分析方法的不同预期结局反应的平行组试验中的单组样本量估计(单侧 I 类错误率为2.5%、检验效能为90%)

π_A	π_B								
	0.05	0.10	0.15	0.20	0.25	0.30	0.35	0.40	0.45
0.10	577								
0.15	188	917							
0.20	96	268	1213						
0.25	61	134	341	1478					
0.30	45	82	169	405	1682				
0.35	31	60	102	193	455	1837			
0.40	29	45	67	109	204	489	1979		
0.45	19	33	50	76	122	225	506	2055	
0.50	17	25	33	51	81	127	237	526	2109
0.55	16	23	29	37	56	83	125	228	520
0.60	15	16	23	30	45	59	83	126	228
0.65	10	14	21	26	29	44	59	88	125
0.70	10	11	16	21	27	35	44	57	81
0.75	9	10	13	19	21	26	33	42	55
0.80	9	10	11	14	19	21	26	33	37
0.85	8	9	9	11	14	16	19	21	26
0.90	8	6	9	9	9	11	14	16	19
0.95	4	6	6	6	9	9	9	9	11

单侧的中位 P 值是使用公式12.24定义的,即公式12.24中小于 P_{kA-1} 的 P_{ki} 值之和加上公式12.24中 P_{kA} 的一半。

将表12.9与表12.11相比,我们可以看到在最小效应量下样本量估计有更大的(绝对值)差异。表12.9中估计的样本量更接近于表12.6。

我们可以通过替换图12.2中的一行,重复表12.10中用于中位 P 值的快速方法。

以"$prob = probhypr(2n, m, n, kb-1) + 0.5(probhypr(2n, m, n, kb) - probhypr(2n, m, n, kb-1))$;"代替"$prob = probhypr(2n, m, n, kb)$;"。

表12.12中给出的样本量与表12.11相当接近。

表 12.12 给定治疗(π_A)和对照(π_B)下预计用 Fisher 精确检验为最终分析时不同预期结局反应平行组试验中的单组样本量估计(中位 P 值为 0.059%)

π_A	π_B								
	0.05	0.10	0.15	0.20	0.25	0.30	0.35	0.40	0.45
0.10	580								
0.15	186	916							
0.20	99	265	1210						
0.25	64	132	333	1462					
0.30	45	81	160	391	1672				
0.35	34	55	95	183	438	1840			
0.40	27	41	64	107	202	475	1966		
0.45	21	31	46	70	116	216	501	2050	
0.50	17	24	34	50	76	123	225	517	2092
0.55	14	20	27	37	53	80	127	230	522
0.60	13	16	21	28	39	55	81	128	230
0.65	10	13	18	22	29	40	57	81	127
0.70	8	11	14	18	23	30	40	55	80
0.75	7	9	12	14	18	23	29	39	53
0.80	6	9	9	14	15	18	22	28	37
0.85	5	7	7	9	12	14	18	21	27
0.90	4	7	7	9	9	11	13	16	20
0.95	3	4	5	6	7	8	10	13	14

12.4.3 示例 1——二元响应变量平行组优效性试验的样本量计算

研究者希望设计一个安慰剂对照试验来研究一种新的治疗偏头痛的方法。预计整个试验期间服用安慰剂治疗，偏头痛的绝对风险为 50%，如果使用新的治疗方法可以将风险降至 40%，这在临床上是有价值的。这一治疗效果将绝对风险降低 10%。研究者希望设计的研究检验效能为 90%，双侧显著性水平为 5%。

表 12.13 给出了使用不同方法计算的样本量。

表 12.13　本章中不同结果的比较

	样本量
公式 12.17 用于近似正态	515
公式 12.21 用于近似正态	519
公式 12.24 用于连续校正	539
Fisher 精确检验	550
中位 P 值 Fisher 精确检验	526

　　两组试验的问题与单组试验相似，将在第 17 章重点讲述。图 12.3 显示了如何在样本量为 533 的情况下跨越 90% 检验效能的边界，然后再次下降到 90% 以下，并在每组 542 例患者时再次交叉。一项研究必须具备检验效能，这样计算出的样本量可以给出 90% 及以上检验效能下的样本量。本章涉及的编程，对样本量估计之外增加 10 例的检验效能进行了核查，以确保所有的检验效能为 90%。如果不这样做，可能会根据估计出的研究所需样本量而超额招募患者，最终实际样本量可能会少于计划的样本量。

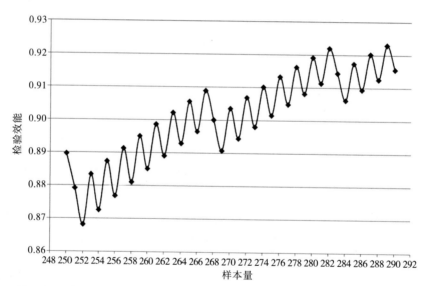

图 12.3　单侧 I 类错误率为 2.5%，$\pi_A = 0.40$、$\pi_B = 0.50$ 时采用 Fisher 精确检验在给定样本量的检验效能

12.4.4　样本量计算的讨论

　　正如之前强调过的，其中一条准则是"如何设计试验就应该如何分析"。就样本量计算来说，情况正好相反——设计应该反映出计划好的分析。因此，

假如计划采用卡方检验作为主要分析，那么在样本量计算时应该体现出来。对于单臂试验（见第 17 章）和根据分析假设进行的双臂试验，都应该计划考虑实施的统计检验。

建议在大多数样本量计算中使用这里描述的简单的渐近方法。这并不排除使用其他方法（包括可能的模拟）研究初始计算的敏感性。

12.4.5　将比值比等同于绝对风险

虽然公式 12.15 和公式 12.17 看似区别很大，但可以证明它们在代数上大致相同（Julious et al., 1996）。基于以下两个结果：

$$\frac{6}{\left(1 - \sum_{i=1}^{2} \bar{\pi}_i^3\right)} = \frac{2}{\bar{\pi}(1 - \bar{\pi}_1)} \quad (公式 12.28)$$

$$\log(OR) \approx \frac{2(OR-1)}{OR+1} \quad (公式 12.29)$$

其中，$0.33 \leq OR \leq 3.00$（即对于大多数实际差异而言），因此：

$$\frac{2(OR-1)}{OR+1} = \frac{2(\pi_A - \pi_B)}{\pi_A(1-\pi_B) + \pi_A(1-\pi_B)} \approx \frac{\pi_A - \pi_B}{\bar{\pi}_1(1-\bar{\pi}_1)}$$

$$(公式 12.30)$$

如果代用公式 12.30 就可以得到以下结果：

$$n_A = (Z_{1-\alpha/2} + Z_{1-\beta})^2 \left(\frac{2}{\bar{\pi}_1(1-\bar{\pi}_1)}\right)\left(\frac{\bar{\pi}_1(1-\bar{\pi}_1)}{\pi_A - \pi_B}\right)^2 \quad (公式 12.31)$$

$$= \frac{2\bar{\pi}_1(1-\bar{\pi}_1)(Z_{1-\alpha/2} + Z_{1-\beta})}{(\pi_A - \pi_B)^2} \quad (公式 12.32)$$

$$\approx \frac{[Z_{1-\beta} + Z_{1-\alpha/2}]^2 (\pi_A(1-\pi_A) + \pi_B(1-\pi_B))}{(\pi_A - \pi_B)^2} \quad (公式 12.33)$$

因此，公式 12.15 和公式 12.17 可以根据偏好互换使用。基于这一特点，我们就需要：

$$\frac{2\bar{\pi}_1(1-\bar{\pi}_1)(Z_{1-\alpha/2} + Z_{1-\beta})}{(\pi_A - \pi_B)^2} \approx \frac{2(Z_{1-\alpha/2} + Z_{1-\beta})^2}{(\log(OR))^2 \bar{\pi}_1(1-\bar{\pi}_1)}$$

$$(公式 12.34)$$

从公式 12.34 可以得到以下近似结果：

$$|\bar{\pi}_A - \bar{\pi}_B| \approx |\log(OR)|(\bar{\pi}_1(1-\bar{\pi}_1)) \quad (公式 12.35)$$

绝对风险差异就可以用 OR 和总平均反应来表示。

简单来说，本节中强调附带产生的结果，作为公式 12.35 的结果，绝对风险差异的零假设和备择假设可以写成：

H_0：在绝对风险反应方面，两种治疗效果相同 $|\pi_A - \pi_B| = 0$。

H_1：在绝对风险反应方面，两种治疗效果不同 $|\pi_A - \pi_B| = |\log(OR)|(\bar{\pi}_1(1-\bar{\pi}_1))$。

这些结果的实际意义在于，OR 和绝对差异的公式可以在所有场景下互换使用，表示相同的效应。

12.4.6 将 OR 值等同于绝对风险——重新审视

12.4.5 节的结果证明了可以通过两种不同的途径获得（大致）相同的答案。一个实用的方法是假设我们有一个以 OR 形式呈现的效应估计——来自 logistic 回归，以及一个对照组反应率 P_A 的估计。那么对于 $OR > 1$，则：

$$\pi_B = \frac{OR \times \pi_A}{1 - \pi_A + OR \times \pi_A} \quad \text{（公式 12.36）}$$

因此，通过对 π_A 和 π_B 的估计，我们可以使用公式 12.17 和公式 12.22 估计所需的样本量。

表 12.14 给出了用公式 12.36 计算的不同 π_A 和 OR 时的 π_B。

表 12.14 不同比较反应率（π_A）和 OR 下干预性治疗（π_B）的预期结局反应

π_B	OR					
	1.25	1.50	1.75	2.00	3.00	4.00
0.05	0.06	0.07	0.08	0.10	0.14	0.17
0.10	0.12	0.14	0.16	0.18	0.25	0.31
0.15	0.18	0.21	0.24	0.26	0.35	0.41
0.20	0.24	0.27	0.30	0.33	0.43	0.50
0.25	0.29	0.33	0.37	0.40	0.50	0.57
0.30	0.35	0.39	0.43	0.46	0.56	0.63
0.35	0.40	0.45	0.49	0.52	0.62	0.68
0.40	0.45	0.50	0.54	0.57	0.67	0.73
0.45	0.51	0.55	0.59	0.62	0.71	0.77
0.50	0.56	0.60	0.64	0.67	0.75	0.80
0.55	0.60	0.65	0.68	0.71	0.79	0.83
0.60	0.65	0.69	0.72	0.75	0.82	0.86
0.65	0.70	0.74	0.76	0.79	0.85	0.88
0.70	0.74	0.78	0.80	0.82	0.88	0.90
0.75	0.79	0.82	0.84	0.86	0.90	0.92
0.80	0.83	0.86	0.88	0.89	0.92	0.94
0.85	0.88	0.89	0.91	0.92	0.94	0.96
0.90	0.92	0.93	0.94	0.95	0.96	0.97
0.95	0.96	0.97	0.97	0.97	0.98	0.99

12.4.7 示例 2

McIntyre(2005)开展了一项比较口服咪达唑仑和地西泮直肠给药在儿童癫痫发作时紧急治疗效果的研究。对于口服咪达唑仑，作者观察到治疗成功率为56%。假设现在我们希望设计一项新的研究来探索一种以口服咪达唑仑为对照的新治疗方法。我们期望这种新的治疗方法可以将成功率提高至66%，检验效能为90%，双侧显著性水平为5%。

从公式12.18快速估计出样本量为每组525例。使用方法1和公式12.17，估计的样本量为每组494.83或495例患者。这里快速计算多估计了30例患者。

假如我们使用反应率35%和45%（等同于65%和55%），那么根据表12.5估计样本量为每组500例；根据表12.6，使用方法2估计样本量为每组504例。

12.4.8 示例 3

假设反应率为35%和45%，并使用估计的样本量504，在最终的分析中采用连续校正，我们希望量化增加的样本量。

如果计划采用连续校正卡方检验进行分析，那么估计的每组样本量为：

$$n_{cc} = \frac{n_A}{4}\left[1 + \sqrt{1 + \frac{4}{n_A \delta}}\right]^2 = \frac{504}{4}\left[1 + \sqrt{1 + \frac{4}{504 \times 0.1}}\right]^2 = 523.8 \text{ 或 } 524$$

或每组再多20例患者以对应该检验更加保守的特性。

如果以Fisher精确检验作为最终的分析方法，那么表12.11估计的样本量是每组506例患者。

12.4.9 示例 4

假设口服咪达唑仑的反应率同为56%，兴趣效应量为新的治疗方法的OR值（$OR=2$）。希望对样本量估计的II类错误率为10%，I类错误率为5%。

现在，根据公式12.36，$OR=2$，预期的对照组反应率为56%，将等同于以下被研究治疗的反应。

$$\pi_B = \frac{OR\ \pi_A}{(1 - \pi_A + OR\ \pi_A)} = \frac{2 \times 0.56}{1 - 0.56 + 2 \times 0.56} = 0.72$$

预计样本量为每组183.9或184例患者。

平均反应率（$\bar{\pi}$）为0.65 [$\bar{\pi} = (0.56 + 0.72)/2 = 0.64 \approx 0.65$]，根据表12.4，样本量为194例。

现在将 194 例患者作为预期研究中可评估的样本量,包括 10% 的脱落率,确保可评估样本量的总样本量将是 194/0.9 = 216 例(每组)。

12.5 纳入基线或协变量

为了阐明设计临床试验中二分类数据需要考虑协变量的问题,表 12.15 给出了一个假设示例。

这个例子说明了通过 logistic 回归分析二元响应变量中调整协变量的问题,这些假设的数据来自一个平行组试验,旨在比较两种治疗方法的结局,其结局是以二分类的形式表示的。已知的一个的预后因素是性别,该因素组间平衡,与治疗无交互作用(表 12.15a),每个治疗亚组的 OR 均为 3。如果我们将数据简化并忽略协变量,估计 OR 值将下降至 2.78(表 12.15b)。因此,未调整的简化反应给出了一个有偏(朝向零)的治疗效应估计。

表 12.15 来源于平行组试验的假设数据

a. 按性别分列

男性					女性				
		结局					结局		
		1	0	总			1	0	总
治疗	A	225	75	300	治疗	A	150	150	300
	B	150	150	300		B	75	225	300
	总	375	225	600		总	225	375	600

b. 汇总

		结局		
		1	0	总
治疗	A	375	225	600
	B	225	375	600
	总	600	600	1200

这个假设的示例很好地说明了问题,未经调整的 $\log(OR)$ 的标准误为 0.119,比 logistic 回归的 0.125 更小。因此,通过协变量调整,标准误增加了 5%。然而,该效应被 $\log(OR)$ 中的偏差所抵消,未调整的 $\log(OR)$ 为 1.022

($OR=2.78$)，调整后为 1.099（$OR=3.00$）。通过协变量调整，估计的 log(OR) 增加 7.5%。因此，尽管标准误有所降低，但是未调整引入的偏差似乎会使估计值更接近于零。

正如第 3 章中所讨论的，在临床试验结果分析中通常会通过同时拟合预测因素（如人口统计学或临床协变量）和治疗变量来调整治疗对目标反应变量的影响。本章已经强调了当调整高度预测性的协变量（如基线）时，在数据服从正态分布的假设下，方差估计很可能减少，从而样本量可能会大幅减少。这一情况不适用于将要讨论的二分类数据。

12.5.1　处理协变量的方法

假设我们要设计一项比较两种治疗方法的试验，已经评估了二分类的基线协变量。假设以 OR_C 来评估协变量和结局之间的关系。治疗与结局间的关系设为 OR_T。假设计算中，每一治疗组和每一协变量水平（治疗组内）样本量相同。

假设通过 logistic 回归进行最终的分析，其模型定义如下：

$$\log\left(\frac{p_i}{1-p_i}\right) = 常数 + B \times 协变量(0\text{ 或 }1) + C \times 治疗(0\text{ 治疗 }1)$$

（公式 12.37）

或通过设置 $\beta = 常数 + B \times 协变量 + C \times 治疗$：

$$\log\left(\frac{p_i}{1-p_i}\right) = \beta$$

（公式 12.38）

因此：

$$p_i = \frac{1}{1+e^{-\beta}}$$

（公式 12.39）

如果我们将 A 定义为 $A = e^{-常数}$，那么在协变量为 0 的情况下，各治疗组观察结局为 1 的可能性为：

$$p_{A_0} = \frac{1}{1+A} \quad \text{和} \quad p_{B_0} = \frac{1}{1+A/OR_T}$$

（公式 12.40）

因此，对于协变量为 0，可以从 p_{A0} 和 p_{B0} 中获得对 OR（OR_0）的估计。这与单协变量水平 2×2 表的计算相同。对于 $\log(OR)$ 的方差可从以下公式估计：

$$\text{var}(\log(OR_0)) = \frac{2}{n\bar{p}(1-\bar{p})}$$

（公式 12.41）

这里 $\bar{p} = (p_{A0} + p_{B0})/2$，$n$ 是协变量水平为 0 时治疗组的样本量。当协变量取 1 时，每一治疗观察结局为 1 的概率为：

$$p_{A_1} = \frac{1}{A/OR_C + 1} \text{ 和 } p_{B_1} = \frac{1}{A/(OR_C OR_T) + 1} \quad \text{（公式 12.42）}$$

由此可以得到 OR(OR_1)的估计值，这与前面一样。我们可以使用以下公式获得两个水平协变量间总体效应的估计：

$$\log(OR_{调整}) = \frac{\sum_{i=0}^{1} w_i \log(OR_i)}{\sum_{i=0}^{1} w_i} \quad \text{（公式 12.43）}$$

这里的 OR_i 是协变量水平 i 和协变量水平 i 时方差倒数 w_i [$w_i = 1/\text{var}(\log(OR)_i)$] 下反应的估计。因此，方差的总体估计应定义为：

$$\frac{1}{\sum_{i=0}^{k} w_i} \quad \text{（公式 12.44）}$$

因此，从公式12.40、公式12.42和公式12.44，我们可以获得对方差的总体估计。

需要注意的是，在 $OR_c = 1$ 的特殊情况下，$w_0 = w_1$。同样需要注意的是，在所有的计算中，假设治疗和协变量间均无交互作用，即治疗效应与协变量无关。

未调整的总体效应的估计可以简单取 p_{A0} 和 p_{A1} 的均值获得 p_A，取 p_{B0} 和 p_{B1} 的均值获得 p_B，可以从公式12.40和公式12.42中获得。这就相当于将协变量间的数据简化成一个 2×2 表。未调整的 $\log(OR)$ 可以从以下公式进行估计：

$$\log(OR_{未调整}) = \frac{p_A(1 - p_B)}{p_B(1 - p_A)} \quad \text{（公式 12.45）}$$

其方差可用公式12.41估计。

注意，使用公式12.44来估计表12.15的标准误，得出调整后的估计值0.119，而表12.41得出未调整的估计值是0.116。这两个结果与本章前面使用 logistic 回归的估计是相当的。从公式12.43和公式12.45计算的估计值与早期的点估计完全匹配。

12.5.2 调整和未调整估计值的比较

可以将来自公式12.45和公式12.41未经调整的总体反应和标准误的估计，分别与来自公式12.43和公式12.44调整后的估计值对协变量的影响进行比较。该研究中，我们假设样本量为400（每组200），双水平协变量在治疗组间达到完美平衡。

使用公式12.40和公式12.42，对不同 A 值(0.1、1、10)和治疗效应的 OR 值(0.25、0.50、0.75)构建不同的反应。图12.4和图12.5的组合说明了

未调整对 OR 值的点估计的影响。x 轴给出了协变量 $\log(OR)$ 的范围，而 y 轴给出了调整和未调整的 $\log(OR)$ 总体估计间的差异。正差意味着未调整的 $\log(OR)$ 与调整后的相比更接近于零值（对数尺度上为 0 或 OR 为 1）。

从图 12.4 和图 12.5 可以看出，使用未调整的分析会产生将效应的估计拉向零反应的作用。这是因为从对所有图表的检查来看，似乎未调整导致的效应估计比调整的效应估计更小。

图 12.5 强调了不调整对标准误的影响。x 轴给出了协变量 $\log(OR)$ 的范围，而 y 轴给出了调整和未调整的标准误的差值。从此图中，我们可以看到用未调整的分析可以减少标准误。

在该例子的参数中，从图 12.4 和图 12.5 来看，尤其是在 $(1, -1)$ 协变量 $\log(OR)$ 范围内，调整（或未调整）的影响并不显著。调整协变量增加了标准误，但这似乎被调整协变量产生的效应所抵消，调整协变量获得的效应估计比未调整的更大。

12.5.3 关于允许协变量的思考

二分类数据对样本量无显著影响。不调整协变量将使效应的估计偏向零反应（就 OR 而言），尽管这也会被方差的减少所抵消。相反地，调整后给出了无偏的反应，尽管方差略大。

对于样本量计算，"你如何分析就该如何设计"，如果 logistic 回归作为最终分析，那么从等效分析中得到的反应估计是获得对治疗效应估计最合适的。然而，这些考量并不像正态数据那样关键，因此在大多数情况下使用未经调整的绝对反应也是合适的。

对于样本量的估计，协变量的调整不会增加（或减少）样本量。如果使用之前的试验结果来设计新的试验，那么建议使用与计划的试验一致的分析结果（调整或未调整的均可）。

12.5.4 进一步的考虑——对非劣效性和等效性研究的影响

虽然与本章内容略有脱节，但在非劣效性和等效性试验中对分析的影响值得考虑。二分类数据的计算将在第 14 和 15 章中详细讲述。

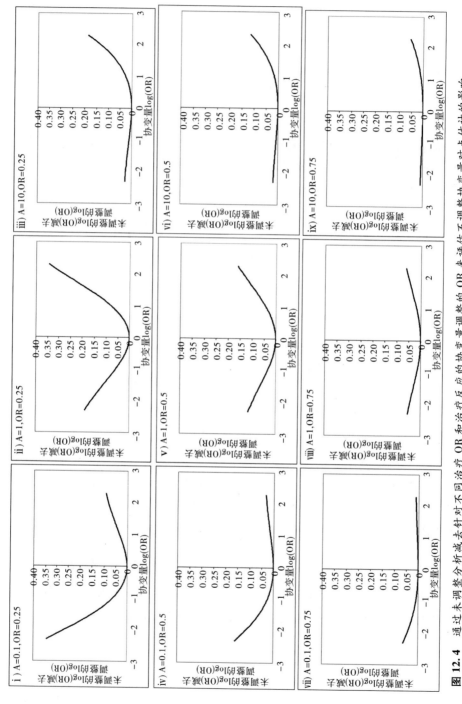

图 12.4 通过未调整分析减去针对不同治疗 OR 和治疗反应的协变量调整的 OR 未评估不调整协变量对点估计的影响

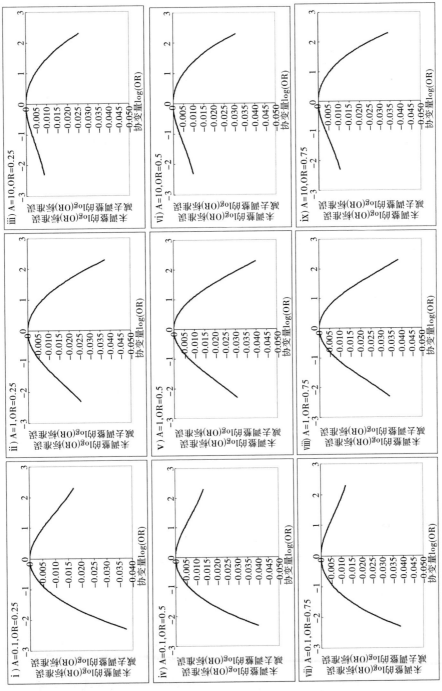

图 12.5 未调整的标准误减去调整的标准误与不同治疗 OR 和治疗反应的协变量 OR 相比,评估对协变量调整标准误的影响

值得注意的是，在对先验协变量效应不确定的情况下 ICH E9(1998)认为："当一个调整的值存疑时，常建议将未调整的分析作为主要分析，调整后的分析作为支持性分析。"

考虑到本章中效应量化的指导，这个建议从表面上看似乎与二分类数据一样，未调整分析偏向"零"并将给出对优效性评估中治疗效应的保守估计。

适用于优效性试验的，可能并不适用于非劣效性和等效性试验(Garrett, 2003)。这是因为非劣效性和等效性试验的目的是证明无效，未经调整的分析可能会给出偏好于试验性治疗的点估计。有偏估计的标准误也更小，这将有利于证明置信区间在一个范围内。图 12.6 给出了这两个因素结合如何在统计分析中实现双赢的图像说明。

由于协变量调整的影响，本章证实了当开展优效性试验时，未调整的 logistic 回归分析将提供治疗效应的保守估计。这与 ICH E9(1998) 的建议一致。然而，开展非劣效性或等效性试验时相反，调整的 logistic 回归分析是保守的。

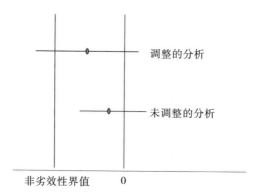

图 12.6　说明未调整分析如何影响非劣效分析的结论

12.6　样本量计算中使用的总体效应估计的敏感性分析

在第 3 章中，试验设计敏感性分析的概念首先被引入预期为正态分布的数据中，其中试验敏感性是根据计算中使用的方差估计来评估的。

然而，对于二分类数据，对照组中反应率 p_A 常是从之前的试验中估计得来的，是总体反应的估计，试验设计对其敏感。这个对照组反应率又影响用于计算的方差估计。因此，对照反应率估计中的任何不准确都将影响试验设计。

为了研究对照反应率估计的不准确性对试验设计的影响，可以通过构建95%置信区间获取合理值范围。

从置信区间的两侧，可以对方差进行再次估计。然后可以用以下对绝对风险差异的公式和新的方差估计评估检验效能，公式12.17就检验效能重写为：

$$1 - \beta = \Phi\left(\sqrt{\frac{n(p_A - p_B)^2}{(p_A(1-p_A) + p_B(1-p_B))}} - Z_{1-\alpha/1}\right) \quad （公式12.46）$$

以下是对OR（公式12.15就检验效能被重写）：

$$1 - \beta = \Phi\left(\sqrt{n(\log OR)^2 \left[1 - \sum_{i=1}^{2} \bar{p}_i^3\right]/6} - Z_{1-\alpha/2}\right)$$

（公式12.47）

这些计算将评估试验设计对对照反应率合理值的敏感性。

事实上，由于绝对风险方差在一定范围内(0.3~0.7)的稳定性，假如预期反应率在50%左右则不太需要评估试验的敏感性。公式12.10中，OR也是如此。对于预期反应在范围(0.3~0.7)之外的，可能需要评估敏感性。

12.6.1 示例5

假设之前我们对50例患者开展了一项试验，其中对照组事件的发生率为50%。我们希望检验效能为90%、双侧检验显著，干预组发生率减少至40%。根据表12.6，可以估算出每组为519例患者。

这个点估计的95%置信区间为36%~64%。表12.16a给出了一个绝对差值为10%的等效计算。从这些结果可以看出，假如观察到的反应率低于或高于预期，实际上检验效能将会增加。回顾前文，其原因是在绝对风险差异尺度上，在预期反应率处于区间中间的时候方差可达到最大值。这是我们预期在这里观察到的情况（尽管合并的两组方差略有不同，因为需要考虑试验组反应率）。

表12.16b给出了使用OR的研究设计的敏感性，本示例$OR = 1.5$以计算样本量，从表12.16估计每组为517例患者。假设效应量保持在1.5，从表12.16b可以看出，假如观察到的反应率为36%，则检验效能仅有4%的损失，而名义损失为64%。

表 12.16　优效性试验敏感性分析示例

a. 绝对风险量表

	观察的	95%置信区间	
		下界	上界
对照反应	0.50	0.36	0.64
试验反应	0.40	0.26	0.53
检验效能	90%	94%	91%

b. OR 尺度

	观察的	95%置信区间	
		下界	上界
对照反应	0.50	0.36	0.64
试验反应	0.40	0.28	0.54
检验效能	90%	86%	89%

12.6.2　示例 6

示例 5 是个特例，因为预期反应处于中间范围。假设预期对照组反应率为 20%，该估计来自对照组有 50 例患者的研究，根据表 12.4，$OR = 1.5$ 时计算的样本量为每组 900 例。

根据表 12.6，绝对风险尺度的等效计算得出的样本量为每组 917 例（对照组反应率 20%，$OR = 1.5$ 相当于绝对差异为 5.7%）。

表 12.17 给出了与表 12.16 例子相同的敏感性分析。我们可以看到这里得出了截然不同的答案，绝对风险差异尺度对主动反应率的假设非常敏感。

表 12.17　优效性试验敏感性分析示例

a. 绝对风险尺度

	观察的	95%置信区间	
		下界	上界
对照反应	0.200	0.089	0.311
试验反应	0.143	0.034	0.254
检验效能	90%	>90%	77%

续表

b. OR 尺度

	观察的	95%置信区间	
		下界	上界
对照反应	0.200	0.089	0.311
试验反应	0.143	0.061	0.231
检验效能	90%	62%	>90%

这些例子强调了不确定的反应率下研究敏感性的复杂性。设计的敏感性根据预期的对照反应率而有所不同。

12.7 考虑样本量计算时使用的总体效应估计的不准确性

正如12.5节中所强调的，如果一项研究的主要终点是二分类数据，那么只要预期的反应在范围(0.3~0.7)内，这个研究的设计对预期反应方差就相对不敏感。考虑到这一点，现在将要描述的计算似乎有点费力，因为没有常规的解决方案，而必须采用数值方法。

一项研究在这个范围内是稳健的，而在这个范围可能非常敏感，即使计算有点耗时，也应该在试验设计时考虑在内。临床试验的成本很高，并且需要花费很长的时间去实施，因此耗费一点时间优化样本量计算是有益的。

12.7.1 比值比

假设在这个例子中，对照组反应率 p_A 是从之前的研究中估计的，而兴趣效应量 OR 值是固定的。使用合适的置信区间方法学，可以基于之前观察到的 p_A 对 p_A 的第1、第2和第3百分位数进行估计。在这个例子中，这些百分位数的估计将使用近似正态。

对于每个百分位数，在研究组中相应的预期反应可以从以下公式进行估计：

$$p_B = \frac{1}{\exp\left(\log(OR) - \log\left(\frac{p_A}{1-p_A}\right)\right)+1} \quad （公式12.48）$$

对于 $\log(OR)$，近似的结果为：

$$\mathrm{Var}(\log(OR)) = \frac{6}{n_A\left(1-\sum_{i=1}^{2}\bar{p}_i^3\right)} \quad （公式12.49）$$

可以对每个百分位数进行方差估计。如果在所有的百分位数中使用均值，那么对于给定的样本量 n 及 p_A 估计的不精确性，可获得检验效能：

$$1 - \beta = \frac{1}{0.998} \sum_{perc = 0.001}^{0.998} 0.5 \left[\Phi\left(\sqrt{n_A (\log OR)^2 \left[1 - \sum_{i=1}^{2} \bar{p}_{perc_i}^3 \right] / 6} - Z_{1-\alpha/2} \right) \right.$$

$$\left. + \Phi\left(\sqrt{n_A (\log OR)^2 \left[1 - \sum_{i=1}^{2} \bar{p}_{(perc+0.001)_i}^3 \right] / 6} - Z_{1-\alpha/2} \right) \right]$$

（公式 12.50）

公式 12.50 可以在 n 上迭代直至获得合适的检验效能。

12.7.2 绝对风险差异

记住，对于绝对风险的差异 $p_A - p_B$，方差为：

$$\mathrm{Var}(p_A - p_B) = \frac{p_A(1 - p_A)}{n_A} + \frac{p_B(1 - p_B)}{n_B} \quad \text{（公式 12.51）}$$

正如对 OR 的描述，可以从之前观察的 p_A 中估计 p_A 的百分位数。现在假设效应量 $p_A - p_B$ 是固定的，对于每个百分位数在试验组中相应的预期反应可以从以下公式估计：

$$p_B = p_A + 效应量 \quad \text{（公式 12.52）}$$

从公式 12.51 可以获得方差的估计。相应地，对于 n 以及 p_A 估计的不精确性，检验效能估计可以从以下公式获得：

$$1 - \beta = \frac{1}{0.998} \sum_{perc = 0.001}^{0.998} 0.5 \left[\Phi\left(\sqrt{\frac{n_A (p_A - p_B)^2}{(p_{perc_A}(1 - p_{perc_A}) + p_{perc_B}(1 - p_{perc_B}))}} - Z_{1-\alpha/2} \right) + \right.$$

$$\left. \Phi\left(\sqrt{\frac{n_A (p_A - p_B)^2}{(p_{(perc+0.001)_A}(1 - p_{(perc+0.001)_A}) + p_{(perc+0.001)_B}(1 - p_{(perc+0.001)_B}))}} - Z_{1-\alpha/2} \right) \right]$$

（公式 12.53）

样本量可以通过迭代估计。

12.7.3 示例 7

研究者希望设计一项对照组的预期反应为 20% 的研究。兴趣效应量 OR 为 2.0 时支持对照治疗（即目的是减少事件数），并且研究者希望将试验的 I 类和 II 类错误率分别固定在 5% 和 10%。从表 12.4 可以看到，该试验所需的样本量为每组 333 例患者。

现在假设对照组反应率的估计来自接受对照干预的 50 例患者。允许对照组反应率估计的不精确性，样本量（根据公式 12.50）将需要增加到每组 354 例患者。

12.8 小　结

本章重点介绍了主要终点是二分类数据时计算样本量的多种方法，主要决定性因素是计划在分析中采用哪种方法。

只要预期反应在范围(0.3~0.7)内，对于预期反应方差的假设，样本量是相对稳健的。此外，与正态数据不同的是，如果主要终点为二分类数据，则协变量调整对样本量计算的影响很小。

（王殊秀　译，王丽妮　审）

第 13 章

二分类数据优效性交叉临床试验的样本量计算

13.1 简 介

当数据是配对数据时,如在交叉试验中,有两个主要的概括性方法可以使用:占比差异和比值比(OR)。本章将重点介绍考虑样本量计算时的这两种方法。

与第 12 章所描述的样本量方法一样,样本量计算将取决于研究所计划的分析方法——特别是,在最终分析中是否允许考虑周期效应。本章描述的方法是在最终分析中不考虑周期效应。

13.2 试验分析

对于一项主要终点为二分类数据的交叉试验,数据可以按照表 13.1 进行汇总,并以 McNemar 检验进行分析:

$$\frac{(n_{10} - n_{01})^2}{n_{10} + n_{01}} \sim \chi_1^2$$

这里的 n_{10} 和 n_{01} 是表 13.1 的单元格中"10"和"01"预期反应的数量。最后一行和最后一列中的数据是每种治疗的总体反应。这些总体反应是在平行组研究中我们认为的预期结局。McNemar 检验并不考虑分析中的周期效应。

在二分类结局的交叉试验中,只有不一致的反应对统计比较有意义,即那些反应为"10"或"01"的患者。在进行统计检验时很大一部分患者未被纳入,因为该检验基于患者不一致的情况。这是相当直观的,因为在优效性试验中,一致性反应符合无治疗差异的零假设。因此,我们要确定的是只对一种治疗有反应的患者,这种反应更有可能倾向于一种治疗而非其他。

表 13.1　假设的交叉试验汇总表

		治疗 B		
		1	0	
治疗 A	1	n_{11}	n_{10}	n_{A1}
	0	n_{01}	n_{00}	n_{A0}
		n_{B1}	n_{B0}	n

13.2.1　假设总体效应已知的样本量估计

就占比而言，表 13.1 可以改写为表 13.2，其中 $\lambda_{10} = n_{10}/n$，$\lambda_{01} = n_{01}/n$，$\lambda_{11} = n_{11}/n$，$\lambda_{00} = n_{00}/n$，$p_A = n_{A1}/n$，$p_B = n_{B1}/n$，试验以 OR 总结为以下公式：

$$\psi = \frac{\lambda_{10}}{\lambda_{01}} \quad (公式 13.1)$$

这里的 OR 是一个条件性概括统计，仅用于不一致性反应。条件性 OR 是很难被解读的。为了帮助理解，OR 可以从边际总和中获得近似值（Royston，1993）。

$$OR = \psi \approx \frac{p_A(1-p_B)}{p_B(1-p_A)} \quad (公式 13.2)$$

其中 $\lambda_{10} \approx p_A(1-p_B)$，$\lambda_{01} \approx p_B(1-p_A)$。因此，交叉试验的条件性 OR 可以用从边际比例近似的平行组研究的 OR 来解释。这是在样本量计算中的特殊应用，正如边际总和可以用来估计条件性 OR，相应地，也可以用来估计不一致的样本量。

对于交叉性试验不一致的样本量 n_d（Schesselman，1982；Connett et al.，1987；Fleiss et al.，1988；Royston，1993；Julious et al.，1998；Julious et al.，1999）：

$$n_d \frac{\left(z_{1-\alpha/2}(\psi+1) + 2Z_{1-\beta}\sqrt{\psi}\right)^2}{(\psi-1)^2} \quad (公式 13.3)$$

表 13.2　假设的交叉试验汇总表

		治疗 B		
		1	0	
治疗 A	1	λ_{11}	λ_{10}	p_A
	0	λ_{01}	λ_{00}	$1-p_A$
		p_B	$1-p_B$	1

当仅用效应量 ψ 来定义样本量时,公式 13.3 是有用的。这里没有"未知因素",例如在给定治疗中反应者的预期比例。

因此,实际上可以根据临床上有意义的差异来估计不一致的样本量计算,并且可以招募足够数量的患者,直到达到这个不一致的样本量的目标。

基于预算和计划的目的,还需要对总体样本量进行估计——这里需要招募的患者数量要确保足够不一致的样本量。由不一致的样本量除以预期的不一致比例来计算总体样本量(Connett et al., 1987; Julious et al., 1999):

$$N_c = \frac{n_d}{\lambda_{01} + \lambda_{10}} \qquad (公式 13.4)$$

表 13.3 给出了用公式 13.3 计算的不同 OR 对应的样本量。

表 13.3 90% 检验效能和 5% 双侧显著性水平的交叉性试验不一致的样本量

OR	样本量	OR	样本量
0.05	8	0.55	121
0.10	12	0.60	164
0.15	16	0.65	230
0.20	20	0.70	334
0.25	25	0.75	511
0.30	32	0.80	848
0.35	42	0.85	1595
0.40	53	0.90	3791
0.45	69	0.95	15 983
0.50	91		

13.2.1.1 示例 1

在第 12 章中,我们介绍了一项评估口服咪达唑仑效果的平行组试验。假设该试验是交叉设计。表 13.4 给出了对两种治疗的两种预期治疗反应的总结。我们希望在 5% 显著性水平的情况下以 90% 的检验效能进行检测,OR 值为 2 是有意义的。

之前在第 12 章中使用的边际总和是为了设计平行组设计,而这里是为了完成表格。使用公式 13.3,对试验的不一致样本量估计为:

$$n_d = \frac{(Z_{1-\alpha/2}(\phi+1) + 2Z_{1-\beta}\sqrt{\psi})^2}{(\psi-1)^2} = \frac{(1.96(2+1) + 2 \times 1.282\sqrt{2})^2}{(2-1)^2} = 90.36$$

表 13.4　示例的预期反应汇总表

		口服咪达唑仑		
		1	0	
新的治疗方法	1	0.40	0.32	0.72
	0	0.16	0.12	0.28
		0.56	0.44	

因此，所需的不一致的样本量是 91 例患者，也就是说我们需要招募足够数量的患者直至观察到 91 例不一致的患者。

我们可以使用表 13.3。如果忽略效应的正负，OR 为 2 与 OR 为 0.5 是等效的。从表 13.3 我们也可以得到 91 例的样本量。

对于计划的目的，我们可以用公式 13.4 对总体样本量进行估计。总体样本量为 $91/0.48 = 189.6$ 或 190 例患者。

13.2.1.2　示例 2

研究者希望设计一项研究，其中对照治疗组的预期边际反应率为 40%。兴趣效应为 2 时支持对照治疗，研究者希望所设计研究的 I 类错误和 II 类错误率分别固定在 5% 和 10%。

对照组预期 40% 的反应率和 OR 为 2 相当于 25% 的研究治疗反应。因此，如表 13.5 所示，边际反应以及其余在表中的条目通过乘以边际总和，都可以完成。在这个表中，通过公式 13.1 和公式 13.2 定义的 OR 明显是一样的。

所需的不一致样本量同样为 91 例，而总样本量现在估计是 203 例患者。

表 13.5　示例的预期反应汇总表

		研究组		
		1	0	
对照组	1	0.10	0.30	0.40
	0	0.15	0.45	0.60
		0.25	0.75	1

13.2.2　交叉和平行组试验的结果对比

平行组试验中单组的样本量 n_{pg} 为（Whitehead，1993；Campbell et al.，1995）：

$$n_{pg} = \frac{6(Z_{1-\alpha/2} + Z_{1-\beta})^2 / (\log OR)^2}{\left[1 - \sum_{i=0}^{1} \bar{\pi}_i^3\right]} \quad （公式13.5）$$

$\bar{\pi}_0$ 和 $\bar{\pi}_1$ 是对于结局0和1的治疗反应，$\bar{\pi}_1 = (\pi_A + \pi_B)/2$ 且 $\bar{\pi}_1 = 1 - \bar{\pi}_0$。从表面上看，公式13.3和公式13.5截然不同，但公式13.3可以重写为：

$$n_c = \frac{(Z_{1-\alpha/2}(\pi_{10} + \pi_{01}) + 2Z_{1-\beta}\sqrt{\pi_{10}\pi_{01}})^2}{(\pi_{10} + \pi_{01})(\pi_{10} - \pi_{01})^2} \quad （公式13.6）$$

同样地，根据边际总和 $[\pi_{10} \approx \pi_A(1-\pi_B)$ 和 $\pi_{01} \approx \pi_B(1-\pi_A)]$ 重写 π_{10} 和 π_{01}，公式13.6近似于：

$$n_c = \frac{\left(Z_{1-\alpha/2}(\pi_A(1-\pi_B) + \pi_B(1-\pi_A)) + 2Z_{1-\beta}\sqrt{\pi_A(1-\pi_B)\pi_A(1-\pi_B)}\right)^2}{\left(\pi_A(1-\pi_B) + \pi_B(1-\pi_A)\right)\left(\pi_A(1-\pi_B) - \pi_B(1-\pi_A)\right)^2}$$

（公式13.7）

虽然，根据 $\pi_A(1-\pi_B)\pi_A(1-\pi_B) \approx \bar{\pi}_0^2(1-\bar{\pi}_0)^2$ 和 $\pi_A(1-\pi_B) + \pi_B(1-\pi_A) \approx 2\bar{\pi}(1-\bar{\pi})$，公式13.7可以重写为：

$$n_c \approx \frac{(Z_{1-\alpha/2} + Z_{1-\beta})^2 2\bar{\pi}_0^2(1-\bar{\pi}_0^2)^2}{\bar{\pi}_0(1-\bar{\pi}_0)(\pi_A - \pi_B)^2} \quad （公式13.8）$$

现在回到平行组试验的情况，$OR = (\pi_A(1-\pi_B))/(\pi_B(1-\pi_A))$。在第12章中，我们看到：

$$\log(OR) \approx \frac{\pi_A - \pi_B}{\bar{\pi}_0(1-\bar{\pi}_0)} \quad （公式13.9）$$

$$\frac{6}{\left(1 - \sum_{i=0}^{1} \bar{\pi}_i^3\right)} = \frac{2}{\bar{\pi}_0(1-\bar{\pi}_0)} \quad （公式13.10）$$

将公式13.9和公式13.10代入公式13.8，我们可以得到平行组试验中单组的样本量计算公式：

$$n_c \approx \frac{6(Z_{1-\alpha/2} + Z_{1-\beta})^2/(\log OR)^2}{\left[1 - \sum_{i=0}^{1} \bar{\pi}_i^3\right]} = n_{pg} \quad （公式13.11）$$

因此，交叉试验所需的样本量约等于平行组试验中单组的样本量。换句话来说，所需的总样本量是两组平行组试验所需总样本量的一半。

直观地来看，这些结果似乎是合理的，因为在交叉试验中所采用的分析McNemar检验是简单的单样本 χ^2 检验。对于类似的配对 t 检验，正如在第4章中强调的，平行组试验中估计的单组样本量为配对样本量提供了近似等效的样本量。因此，很高兴看到同样的原理可以应用于二分类数据。

这一结果的实际应用是，当设计一项临床试验时，我们可以使用各自治疗的预期边际效应，因此如果试验是平行组研究，则可以使用预期的效应量。

这些效应可以用于平行组公式——将单组样本量作为总样本量。使用边际总和可能更容易制定效应量，因此试验的设计也将更加简单。

下文中，平行组试验使用的单组样本量公式的方法将用于交叉试验的总样本量。

还要注意，条件性 OR 不同于边界 OR，但可以近似于"一切都相等"。

13.2.2.1 示例 3

在示例 2 中，研究中的样本量计算是基于边际总和。计算出的样本总量为 203 例患者。假如我们使用公式 13.3，则样本量将是 200 例患者。

注意，这里有一点舍入，91/0.45 = 203，而 90.36/0.45 = 201。无论哪种，我们都可以看到这两种方法给出了非常相近的样本量。

从表 13.5 中可以看到，如果使用公式 13.3，所需的总样本量将会是 201，而使用公式 13.4，样本量将是 200。实际上这是一样的。

如果我们希望样本量完全基于不一致样本量，招募至达到不一致样本量时，样本量将是（使用每组 200 例的结果）200 × (0.30 + 0.15) = 90 例患者。

13.2.2.2 示例 4

研究者希望设计一项对照治疗组预期反应率为 50% 的研究。兴趣效应是 OR 为 1.5 时支持研究的治疗，并且Ⅰ类错误和Ⅱ类错误率分别固定为 5% 和 10%。从表 13.6（取自第 12 章），我们可以看到所需的总样本量为 518 例患者。

在对照组预期反应率为 50%，$OR = 1.5$ 相当于研究治疗组的反应率为 40% 或减少了 10%。假如我们使用公式 13.3 将得出不一致的样本量为 258.6 或 259 例患者，而根据公式 13.4，总样本量将是 259/0.5 = 518 例患者。

表 13.6 给定治疗（π_A）和 OR 下使用平行组方法对不同预期结局反应的总样本量估计（5% 的双侧Ⅰ类错误率、90% 的检验效能）

π_A	OR					
	1.25	1.50	1.75	2.00	3.00	4.00
0.05	8002	2212	1072	650	208	110
0.10	4278	1200	588	362	122	68
0.15	3058	868	432	268	94	56
0.20	2468	710	356	224	82	50
0.25	2132	620	316	200	76	46
0.30	1926	566	290	186	72	44

续表

π_A	OR					
	1.25	1.50	1.75	2.00	3.00	4.00
0.35	1800	534	276	180	70	44
0.40	1726	518	270	176	70	46
0.45	1692	512	270	176	72	46
0.50	1694	518	274	180	76	50
0.55	1730	532	284	188	80	52
0.60	1804	560	300	200	86	56
0.65	1924	602	326	218	94	62
0.70	2106	664	360	242	106	70
0.75	2382	756	412	278	122	80
0.80	2820	900	494	334	146	98
0.85	3574	1150	632	430	190	126
0.90	5112	1654	914	622	276	184
0.95	9780	3182	1766	1202	536	360

13.3 重新回顾一项研究的分析

除了忽略一致性的数据之外，McNemar 检验也忽略了患者被分配到不同序列的事实，即 AB 或 BA 的两个周期交叉试验，从而忽略任意一个可能存在的周期效应。为了允许任何可能存在的周期效应，表 13.1 可以重写为序列差异，如表 13.7 所示。相反地，表 13.7 中的数字可以按照表 13.8 重写：$a_1 + a_2 = n_{10}$，$b_1 + b_2 = n_{01}$，$n_{AB} + n_{BA} = n_d$。

这一方法与周期调整的 t 检验是相似的(Senn, 1993)。通过将序列 B—A 的 $\log(OR)$ 从 A—B 中去除，再除以 2，序列差异就可以给出经周期调整的 OR 估计值。

$$\log\psi = \frac{\log\psi_{AB} - \log\psi_{BA}}{2} = \frac{\log\frac{a_1}{b_1} - \log\frac{b_2}{a_2}}{2} = 0.5\log\left(\frac{a_1 a_2}{b_1 b_2}\right) = 0.5\log OR_p$$

（公式 13.12）

表 13.7 假设的交叉试验周期调整分析汇总表

序列差异	治疗差异		合计
	−1	1	
A—B	a_1	b_1	n_{AB}
B—A	b_2	a_2	n_{BA}

表 13.8 假设的交叉试验周期调整分析汇总表

序列差异	治疗差异	
	−1	+1
A—B	p_{a1}	p_{b1}
B—A	p_{b2}	p_{a2}
	$\bar{p}_{-1}$	$\bar{p}_{+1}$

其中，OR_p 为周期调整后的 OR。从公式 13.12 可以看出，很明显非周期 OR 等价于周期调整后 OR 的平方根。由此可以得到 $\psi = \sqrt{OR_p}$ 并推导出周期调整检验的检验统计量。

$$\frac{\log(\psi)^2}{\mathrm{var}(\log(\psi))} \sim \chi_1^2 \quad \text{（公式 13.13）}$$

因此，公式 13.13 渐近等价于 McNemar 检验，也可以替代周期调整检验，如 Mainland-Gartt 检验和 Prescott 检验(Senn，1993)。

这里所讲的周期调整的方法是由 Whitehead(1993) 和 McCullagh(1980) 提出的两组分析的延伸。这种方法的优势在于它给出了一种治疗效应的测量方法——OR——这是很容易解释的。周期调整的分析可以通过 logistic 回归进行，在序列模型中使用序列差异作为结局。由此分析得到的 $\log(OR)$ 与公式 13.12 相同，检验统计量为公式 13.13。为了得到相当于 McNemar 检验的 OR 和置信区间的估计值，必须对分析中的 $\log(OR_p)$ 进行指数化，然后再将其开平方。

如果在周期效应分析的数据中并不存在周期效应，那么对推断没有影响。然而，相反的情况并非如此。假设有两个治疗序列 AB 和 BA，对每一种治疗序列的 OR 定义为：

$$\psi_{AB} = \frac{ka_1}{b_1} = k\psi \quad \text{和} \quad \psi_{BA} = \frac{kb_2}{a_2} = \frac{k}{\psi}$$

已知周期效应 $k(k<1.00)$。因此从公式 13.13 可以明显看出，对于 $a_1 = a_2$ 和 $b_1 = b_2$ 这样的特例，无论 OR 和 k 的值如何，都可以得到 OR 的无偏估

计。然而，如果忽视周期差异，这样的数据只是在序列之间汇集数据，假设 k 和 ψ 已知，则 OR 的原始估计为：

$$\psi_p = \frac{\psi k(\psi + k) + \psi(\psi k + 1)}{k(k\psi + 1) + (\psi + 1)} \quad \text{（公式 13.14）}$$

公式 13.14 对不同 k 值的有偏估计如表 13.9 所示。很明显，由于忽略了可能的周期效应，结果偏向于无效假设，偏倚随着效应量的增加而增加（绝对值并非相对值）。但总体而言，除了大的周期差异外，偏差相对较小。

表 13.9 忽略了可能的周期效应的 OR 的有偏估计值

k	OR						
	1.00	1.25	1.50	1.75	2.00	3.00	4.00
0.50	1.000	1.220	1.435	1.647	1.857	2.684	3.500
0.60	1.000	1.233	1.463	1.691	1.918	2.818	3.711
0.70	1.000	1.241	1.481	1.721	1.959	2.908	3.853
0.80	1.000	1.247	1.493	1.738	1.984	2.963	3.941
0.90	1.000	1.249	1.498	1.747	1.996	2.992	3.987
1.00	1.000	1.250	1.500	1.750	2.000	3.000	4.000

与前面的章节所描述的一样，计划如何进行分析会影响样本量的计算。如果计划进行周期调整性分析，那么类似设计试验对 OR 值的估计将是最优的。然而，由于忽略了可能的周期效应的偏倚并不大，因此建议忽略周期效应并且仍然使用公式 13.3 和公式 13.5 描述的相对简单的样本量计算。

在本书中，将不再提及周期调整的样本量计算。

13.4 样本量计算中总体效应估计的敏感性分析

继关于将平行组试验中单组样本量与交叉试验中的总样本量等同这一争论之后，在第 12 章中讲述的平行组试验的方法可以用于评估交叉组试验的敏感性。

为了调查研究设计对控制边际反应率估计不精确性的敏感性，可以通过 95% 置信区间获取合理值范围。然后，以固定的效应量，通过以下公式（即根据检验效能对公式 13.3 的重写）对双侧置信区间的检验效能进行评估：

$$1 - \beta = \Phi\left(\sqrt{n(\log OR)^2 \left[1 - \sum_{i=0}^{1} \bar{p}_i^3\right]/6} - Z_{1-\alpha/2}\right)$$

（公式 13.15）

13.5 考虑样本量计算中使用的总体效应估计的不精确性

与评估一项研究的敏感性一样，计算交叉试验的总样本量以解释样本量计算中方差估计的不精确性，平行组案例的结果可以延伸为：

$$1-\beta = \frac{1}{0.998} \sum_{perc=0.001}^{0.998} 0.5 \left[\Phi\left(\sqrt{n(\log OR)^2 \left[1-\sum_{i=0}^{1} \bar{p}_{perc_i}^3\right]/6} - Z_{1-\alpha/2} \right) \right.$$
$$\left. + \left(\sqrt{n(\log OR)^2 \left[1-\sum_{i=0}^{1} \bar{p}_{(perc+0.001)_i}^3\right]/6} - Z_{1-\alpha/2} \right) \right]$$

（公式 13.16）

可以在 n 上进行迭代直至达到合适的检验效能。

13.6 小 结

当估计二分类结局交叉试验的样本量时，我们需要估计不一致样本量和患者数量。为了协助样本量计算，2×2 表的边际总和可以用于评估交叉试验中的反应。通过使用平行组试验中单组样本量的估计方法来估计交叉试验中的总样本量，使计算进一步简化。

与第 12 章中描述的方法一样，研究计划如何分析将会影响样本量计算，尤其是，如果计划是分析数据调整对可能的周期效应的影响时。在实际的样本量计算中，周期效应很小并且是可以忽略的。

（王殊秀 译，王丽妮 审）

第 14 章

二分类数据非劣效性试验的样本量计算

14.1 简 介

在描述非劣效性试验的样本量计算之前，让我们先回顾零假设(H_0)和备择假设(H_1)的定义：

H_0：给定治疗的平均效应更差($\pi_A \geq \pi_B$)。

H_1：给定治疗的平均效应非劣效($\pi_A < \pi_B$)。

这些假设可以用临床差异 d 来表示：

H_0：$\pi_A - \pi_B \geq d_{NI}$。

H_1：$\pi_A - \pi_B < d_{NI}$。

其中 d_{NI} 是非劣效性界值(Chen et al.，2000；Julious et al.，2012；CHMP，2005)。

标准的方法是在 2.5% 的显著性水平上使用单侧检验来检验原假设(ICH E9，1998)。在程序上，非劣效性的评估是通过构建一个 95% 的置信区间，如果有适当的界值(下限或上限)超过了 d_{NI} 的范围，则宣布非劣效性(Julious et al.，2012)。

在本章中需要强调的问题是，在零假设和备择假设条件下，治疗组之间存在非零差异，它是对方差的估计。对于在第 7 章中讨论的正态分布的响应变量的非劣效性试验，在零假设和备择假设的治疗组之间也有非零差异，但我们可以假设这两种假设的方差保持不变。类似地，对于二分类优效性试验，零假设和备择假设下方差不同，但这些方差的估计都是简单的。然而，对于非劣效性试验，存在方差估计的问题，这将在本章中重点强调。

14.2 非劣效性界值的选择

在第 2 章中，我们讨论了非劣效性界值的设定，但一般情况下应该考虑以下几点：
1. 必须确定阳性对照与当前研究中使用的安慰剂不同。
2. 应该能确定在研究治疗和对照治疗之间没有临床意义的差异。
3. 通过比较研究治疗和对照组治疗，应该能够间接地确定研究治疗优于安慰剂。

步骤1和步骤3很重要，因为有一种观点认为，非劣效性和等效性试验奖励"失败"的研究；也就是说，如果我们进行了一项糟糕的试验，无法证明对照治疗优于安慰剂，那么与对照相比，糟糕的研究治疗可能会被接受。然而，Julius（2022）指出，情况可能并非如此，因为糟糕的研究对大多数研究目标来说都很差，往往统计方差更高，因此不太可能表现出非劣效性或等效性。

因此，我们可以推断，用于等效性（在第15章中讨论的二分类数据）和非劣效性界值的临床差异将小于优效性试验安慰剂对照的差异。对其设置也没有通用的定义——需要在具体研究或具体适应证的基础上进行定义，并咨询相关的机构和专家。

可以重新考虑二分类数据非劣效性界值的选择，因为它是为数不多的有监管指南的领域之一。该指南针对的是抗菌治疗领域，规范了阳性对照试验，但提出的问题是其他治疗领域通用的。表14.1给出了欧洲专利药品委员会（CPMP）（2004）和美国食品药品监督管理局（FDA）（1992）推荐的不同反应率的非劣效性界值。FDA的指南比较陈旧，但确实提出了有意义的观点。

从表14.1中可以看出，虽然CPMP建议使用固定的等效性界值，但FDA规定的界值是根据预期对照反应率得出的阶梯函数。图14.1形象地描述了表14.1。

当考虑非劣效性试验时，可以看到使用比值比量表的优势，因为使用阶梯函数时用绝对差异确实存在问题。假设我们基于预期对照反应率78%和界值20%设计了一个试验，但实际上观察到的是82%，则得到了一个15%的界值。

表14.1 不同对照反应率的非劣效性界值

反应率	非劣效性界值	
	FDA	CPMP
≥90%	−10%	10%
80%～89%	−15%	10%
70%～79%	−20%	10%

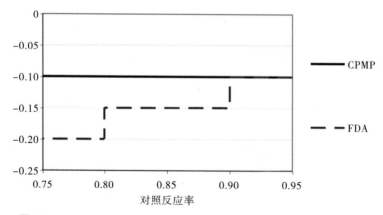

图 14.1 CPMP 和 FDA 的非劣效性界值

使用比值比量表可以避免阶梯式非劣效性界值的问题。这是因为在比值比量表中，固定的界值等同于绝对风险量表中的不同界值。这一点已经得到了许多作者的认可。Garrett（2003）建议在比值比量表中使用 0.5 的界值，而 Senn（1997）建议 0.55，Tu（1998）建议 0.43。然而，似乎 0.47 的界值才是最佳的。这些界值的相对优点见表 14.2 和图 14.2。

表 14.2 给出了不同比值比和对照反应率在比例量表上的对比差异。界值 0.55 是最保守的，无论对照组发病率如何，差异都不会大于 15%；而 0.50 的界值虽然不是很保守，但有整数优势。图 14.2 如图 14.1 一样用图展示了这些点，并将界值 0.50 和 0.43 也包含在内。

表 14.2 治疗组中不同预期反应对应的不同比值比的比例尺度差异表

p_A	比值比					
	0.40	0.45	0.47	0.50	0.55	0.60
0.95	0.066	0.054	0.051	0.045	0.037	0.031
0.90	0.117	0.098	0.091	0.082	0.068	0.056
0.85	0.156	0.132	0.123	0.111	0.093	0.077
0.80	0.185	0.157	0.147	0.133	0.113	0.094
0.75	0.205	0.176	0.165	0.150	0.127	0.107
0.70	0.217	0.188	0.177	0.162	0.138	0.117
0.65	0.224	0.195	0.184	0.169	0.145	0.123
0.60	0.225	0.197	0.187	0.171	0.148	0.126
0.55	0.222	0.195	0.185	0.171	0.148	0.127
0.50	0.214	0.190	0.180	0.167	0.145	0.125

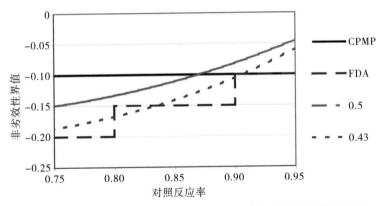

图 14.2 固定比值比的 CPMP 和 FDA 在比例量表上的非劣效性界值

14.3 假定总体效应已知的平行组试验样本量

14.3.1 绝对风险差异

计算样本量的问题是，在零假设和备择假设条件下，治疗组之间存在非零差异。一般来说，样本量可以根据以下公式获得：

$$n_A = \frac{\left(Z_{1-\alpha}\sqrt{\text{零假设下的方差}} + Z_{1-\beta}\sqrt{\text{备择假设下的方差}}\right)^2}{((\pi_A - \pi_B) - d_{NI})^2}$$

（公式 14.1）

其中 $Z_{1-\alpha}$ 乘以零假设下的方差，$Z_{1-\beta}$ 乘以备择假设下的方差。公式 14.1 可以重写为：

$$n_A = \frac{\left(Z_{1-\alpha}\sqrt{\tilde{\pi}_A(1-\tilde{\pi}_A) + \tilde{\pi}_B(1-\tilde{\pi}_B)} + Z_{1-\beta}\sqrt{\pi_A(1-\pi_A) + \pi_B(1-\pi_B)}\right)^2}{((\pi_A - \pi_B) - d_{NI})^2}$$

（公式 14.2）

其中 $\tilde{\pi}_A$ 和 $\tilde{\pi}_B$ 是协零假设下用于估计方差的治疗反应的估计值：

$$\frac{\tilde{\pi}_A(1-\tilde{\pi}_A)}{n_A} + \frac{\tilde{\pi}_B(1-\tilde{\pi}_B)}{n_B} \quad \text{（公式 14.3）}$$

现在，对于非劣效性试验，我们认为 $\pi_A \neq \pi_B$，即这两种治疗的反应并不相同。由于对 π_A 和 π_B 的估计影响了方差的估计，因此零假设的定义也会影响到该假设下的方差。估计公式 14.3 有许多种方法，现在将讨论其中 3 种。

14.3.1.1 方法1——使用预期反应

在零假设条件下估计方差的第一种方法是简单地用预期反应估计值 π_A 和 π_B 来取代 $\tilde{\pi}_A$ 和 $\tilde{\pi}_B$（Dunnett et al., 1977; Farrington et al., 1990）。因此，在零假设下方差就变成了：

$$\frac{\pi_A(1-\pi_A)}{n_A} + \frac{\pi_B(1-\pi_B)}{n_B} \qquad （公式 14.4）$$

对于组间样本量相等的特殊情况，即 $n_A = n_B$，我们可以从以下公式直接估计样本量（Dunnett et al., 1977; Julious et al., 2006）：

$$n_A = \frac{\left(\pi_A(1-\pi_A) + \pi_B(1-\pi_B)\right)(Z_{1-\beta} + Z_{1-\alpha})^2}{\left((\pi_A - \pi_B) - d_{NI}\right)^2} \qquad （公式 14.5）$$

其中，π_A 为治疗组 A 患者假设的预期反应率，π_B 为治疗组 B 患者假设的预期反应率。

公式 14.5 可在 $\bar{\pi} = 0.5$ [其中 $\bar{\pi} = (\pi_A + \pi_B)/2$] 时得到最大样本量（Julious et al., 2012）。因此，检验效能为 90% 和单侧显著性水平为 2.5% 时，可以从以下公式快速估计样本量：

$$n_A = \frac{5.25}{\left((\pi_A - \pi_B) - d_{NI}\right)^2} \qquad （公式 14.6）$$

而检验效能为 80% 和单侧显著性水平为 2.5% 时，样本量可以从以下公式估计：

$$n_A = \frac{4}{\left((\pi_A - \pi_B) - d_{NI}\right)^2} \qquad （公式 14.7）$$

这两个公式都能提供保守的"最大"估计样本量。但如果两个治疗组的预期反应率都很高，且保守情况下公式 14.6 和公式 14.7 的 $\bar{\pi}$ 值在范围（0.3～0.7）之外，那么这两个公式可能不适用。

表 14.3 给出了在 $0.70 \leq \pi_A \leq 0.90$ 时使用公式 14.5 计算的样本量，以说明非劣效性研究样本量计算的问题。注意，设计一个认为新治疗比对照组效果好的试验（$\pi_B - \pi_A > 0$），其样本量小于 $\pi_B - \pi_A = 0$ 的试验，而 $\pi_B - \pi_A < 0$ 时则刚好相反。

由于高反应率可能不再适用于近似正态的样本量计算，表 14.3 中没有给出预期反应大于 0.90 的样本量。对于超出这个范围的样本量计算建议使用模拟的替代方法来估计数值，我们将在下文讲述。

表 14.4 给出了一个样本量计算的例子，其中假设非劣效性界值和真实均

值差的对照反应率为95%。

表14.3 非劣效性研究的样本量(检验效能为90%、Ⅰ类错误为2.5%)

π_A	界值	$\pi_B - \pi_A$									
		-0.05	-0.04	-0.03	-0.02	-0.01	0	0.01	0.02	0.03	0.04	0.05
0.70	0.05		45 845	11 325	4993	2784	1766	1214	883	669	522	418
0.70	0.10	1839	1268	925	703	550	442	362	301	254	216	186
0.70	0.15	460	378	315	266	228	197	171	150	133	118	105
0.70	0.20	205	179	157	139	124	111	100	90	81	74	67
0.75	0.05		41 537	10 222	4491	2495	1577	1080	782	590	459	366
0.75	0.10	1671	1149	835	632	493	395	322	267	224	190	163
0.75	0.15	418	342	284	240	204	176	152	133	117	103	92
0.75	0.20	186	162	142	125	111	99	89	80	72	65	59
0.80	0.05		36 178	8856	3872	2141	1345	917	660	495	382	303
0.80	0.10	1461	1000	723	545	423	337	273	225	188	158	135
0.80	0.15	366	298	246	207	175	150	129	112	98	86	76
0.80	0.20	163	141	123	108	95	85	75	67	60	54	49
0.85	0.05		29 768	7227	3136	1720	1072	724	516	383	293	229
0.85	0.10	1209	822	590	441	340	268	216	176	145	121	102
0.85	0.15	303	245	201	167	141	120	102	88	76	66	58
0.85	0.20	135	116	101	88	77	67	60	53	47	42	37
0.90	0.05		22 308	5336	2284	1234	757	502	351	255	190	145
0.90	0.10	915	615	436	322	244	190	150	120	97	79	65
0.90	0.15	229	183	149	122	101	85	71	60	51	43	37
0.90	0.20	102	87	74	64	55	48	41	36	31	27	24

表14.4 对照组反应率为95%(π_A)的非劣效性研究的样本量计算(检验效能为90%、Ⅰ类错误率为2.5%)

界值	$\pi_B - \pi_A$						
	-0.03	-0.02	-0.01	0	0.01	0.02	0.03
0.03		11 964	2780	1146	585	336	208
0.04	12 904	3020	1249	655	386	242	156
0.05	3249	1358	717	424	271	184	129

模拟过程如下:

1. 从二项分布中模拟一个大小为 n 的随机样本,假设其中两组的反应率为 $\pi_A = 0.95$,π_B 范围为 $0.92 \sim 0.98$。

2. 使用两个治疗组的反应率进行随机样本估计。

3. 计算治疗差异 $\pi_A - \pi_B$ 的 95% 置信区间,并确定下界是否超过了非劣效性界值。

4. 反复重复 1~3 步骤(这里为 100 000 次),并计算得出非劣效性的次数。把这个作为计算样本量的效能。

5. 重复 1~4 步骤,每次增加 1 个样本量,直到达到该效能。

模拟的样本量具有 90% 以上的效能,因此我们可以确认达到给定样本量以及超过样本量(超过 10 个样本量)的研究具有 90% 的效能。可采用 Wilson 评分法模拟计算置信区间。

这种方法已被证明在模拟中很有效,也能给出与精确方法相当的结果(Jurius et al.,2006)。我们假设在已完成的研究中分析置信区间使用的是 Wilson 评分(表 14.5)。如果要采用其他方法来计算置信区间,也可以用于模拟。

14.3.2 示例 1——二分类数据平行组非劣效性试验的样本量计算

研究者想设计一个预期对照反应率为 80% 的试验,并预计研究治疗的反应率为 80%,即预计两种治疗间没有差异。非劣效性界值设置为 10%,样本量可以在 90% 效能、单侧 I 类错误率为 2.5% 下进行估计。根据表 14.3,样本量为每组 337 例患者。

如果研究治疗反应率预期为 82%,略优于对照反应率,则样本量将减少到每组 225 例患者。这表明即使治疗组间的微小差异也能显著影响样本量。

如果研究者认为研究治疗反应率稍差一些,如为 78% 而不是 80%,那么在相同的非劣效性界值下,样本量将增加到每组 545 例患者。这说明研究反应率的微小变化就会导致样本量显著增加。

14.3.2.1 方法 2——联合使用预期反应与非劣效性界值

第二种估计 $\tilde{\pi}_A$ 和 $\tilde{\pi}_B$ 的方法来自 Dunnett(1977),可将它们量化为:

$$\tilde{\pi}_A = (\pi_A + \pi_B + d_{NI})/2 \text{ 和 } \tilde{\pi}_B = (\pi_A + \pi_B - d_{NI})/2 \quad (公式 14.17)$$

其中 d 是非劣效性界值。因此,公式 14.17 可以应用于公式 14.3 方差的估计,并可以从公式 14.2 中估计样本量。

第14章 二分类数据非劣效性试验的样本量计算

表 14.5 二元响应置信区间的 4 种计算方法

	无连续性校正		有连续性校正	
近似正态	$p_A - p_B \pm Z_{1-\alpha/2} se(p_A - p_B)$	(公式 14.8)	在公式 14.9 的右侧添加 $(1/n_A + 1/n_B)/2$:	
	$se(p_A - p_B) = \sqrt{\dfrac{p_A(1-p_A)}{n_A} + \dfrac{p_B(1-p_B)}{n_B}}$	(公式 14.9)	$p_A - p_B \pm Z_{1-\alpha/2} se(p_A - p_B) + (1/n_A + 1/n_B)/2$	(公式 14.10)
	$Z_{1-\alpha/2}$ 是标准正态分布的第 $(1-\alpha/2)$ 百分位数,这种方法被称为 Wald 法			
Wilson 评分	$p_A - p_B$ 差值的置信区间下限 (L) 为:		基于公式 14.11 和公式 14.12,根据 l_A, u_A, l_B 和 u_B(分别为 p_A 和 p_B 的下界和上界)得到的 p_C 和 p_T:	
	$L = p_A - p_B - \delta$	(公式 14.11)		
	上限为:		$\dfrac{(2n_A p_A + Z_{1-\alpha/2}^2 - 1) \pm Z_{1-\alpha/2}\sqrt{Z_{1-\alpha/2}^2 - (2n_A+1)/n + 4p_A(n_A(1-p_A)+1)}}{2(n_A + Z_{1-\alpha/2}^2)}$	(公式 14.15)
	$U = p_A - p_B + \varepsilon$	(公式 14.12)		
	$\delta = Z_{1-\alpha/2}\sqrt{l_A(1-l_A)/n_A + u_b(1-u_B)/n_B}$		$\dfrac{(2n_B p_B + Z_{1-\alpha/2}^2 - 1) \pm Z_{1-\alpha/2}\sqrt{Z_{1-\alpha/2}^2 - (2n_B+1)/n + 4p_B(n_B(1-p_B)+1)}}{2(n_B + Z_{1-\alpha/2}^2)}$	(公式 14.16)
	$\varepsilon = Z_{1-\alpha/2}\sqrt{u_A(1-u_A)/n_A + l_B(1-l_B)/n_B}$			
	这里 l_A 和 u_A 分别为 p_A 的下限和上限,l_B 和 u_B 分别为 p_B 的下限和上限。这些都是从以下的 p_A 和 p_B 中获得的:	(公式 14.13)		
	$\dfrac{2n_A p_A + Z_{1-\alpha/2}^2 \pm Z_{1-\alpha/2}\sqrt{Z_{1-\alpha/2}^2 + 4n_A p_A(1-p_A)}}{2(n_A + Z_{1-\alpha/2}^2)}$			
	$\dfrac{2n_B p_B + Z_{1-\alpha/2}^2 \pm Z_{1-\alpha/2}\sqrt{Z_{1-\alpha/2}^2 + 4n_B p_B(1-p_B)}}{2(n_B + Z_{1-\alpha/2}^2)}$	(公式 14.14)		

要使用公式14.2,以下公式必须成立(Farrington et al., 1990):

$$\max\{-d_{NI}, d_{NI}\} < \pi_A + \pi_B < 2 + \min\{-d_{NI}, d_{NI}\} \quad (公式14.18)$$

如果 d_{NI}、π_A、π_B 取值不合适,则公式14.18可能不成立,即如果设置 $d_{NI} = 0.20$,预计A组和B组的反应率为0.90,但对于如此高的反应率,这并不是一个合适的界值,这个公式将不成立。$d_{NI} = 0.10$ 会是一个更合适的界值,公式14.8将成立。

14.3.2.2 方法3——使用最大似然估计

第3种方法是对 $\tilde{p}_A$ 和 $\tilde{p}_B$ 使用最大似然估计(Miettinen et al., 1985; Farrington et al., 1990)。代入公式14.3,其中:

$$d_1 = \pi_A(1-d_{NI})d_{NI}, \quad c = d_{NI}^2 - 2d_{NI}(\pi_A + 1) + \pi_A + \pi_B, \quad b = -(2 + \pi_A + \pi_B - 3d_{NI}), \quad a = 2, \quad u = \text{sign}(v)\sqrt{(b^2)/(9a^2) - c/(3a)}, \quad w = [\pi + \cos^{-1}(v/u^3)]/3,$$
$$v = b^3/(27a^3) - (bc)/(6a^2) + d_1/(2a) \quad (公式14.19)$$

使用公式14.19和公式14.3,可以从公式14.2估算出样本量。

14.3.2.3 3种样本量估计方法的比较

表14.6总结了这3种方法。从描述中可以看出,在零假设下,这3种方法估计方差的方式明显不同,因此它们对样本量的估计也有所不同。除了高反应率(>85%)外,它们之间的差异并不明显。方法3是最保守的,而方法1是最不保守的。

本书将主要使用方法1,因为它与第12章描述的优效性试验的方法一致。然而,正如本章后面将讨论的,如果在样本量计算中存在关于假设的疑虑,则需要进行深入研究。

表14.6 二元响应变量的非劣效性试验的3种样本量估计方法的总结

1. 使用预期反应

在组间样本量相同的特殊情况下(即 $n = n_A = n_B$),用预期反应估计值 π_A 和 π_B 来估计 $\tilde{\pi}_A$ 和 $\tilde{\pi}_B$,可以从以下公式直接估计样本量:

$$n = \frac{\left(\pi_A(1-\pi_A) + \pi_B(1-\pi_B)\right)(Z_{1-\beta} + Z_{1-\alpha})^2}{\left((\pi_A - \pi_B) - d_{NI}\right)^2} \quad (1)$$

2. 联合使用预期反应与非劣效性界值

从以下公式估计 $\tilde{\pi}_A$ 和 $\tilde{\pi}_B$:

$$\tilde{\pi}_A = (\pi_A + \pi_B + d_{NI})/2 \text{ 和 } \tilde{\pi}_T = (\pi_A + \pi_B - d_{NI})/2 \quad (2)$$

其中 π_A、π_B、d_{NI} 根据公式(1)定义，在以下不等式成立的条件下则可以用于方差的估计：

$$\max\{-d_{NI},d_{NI}\} < \pi_A + \pi_B < 2 + \min\{-d_{NI},d_{NI}\} \qquad (3)$$

3. 使用最大似然估计

使用 $\tilde{\pi}_A$ 和 $\tilde{\pi}_B$ 的估计值：

$$\tilde{\pi}_A = 2u\cos(w) - \frac{b}{3a} \text{ 和 } \tilde{\pi}_A = \pi_B + d_1 \qquad (4)$$

其中 $d_1 = \pi_A(1 - d_{NI})d_{NI}$，$c = d_{NI}^2 - 2d_{NI}(\pi_A + 1) + \pi_A + \pi_B$，$b = -(2 + \pi_A + \pi_B - 3d_{NI})$，$a = 2$，$u = \text{sign}(v)\sqrt{(b^2)/(9a^2) - c/(3a)}$，$w = [\pi + \cos^{-1}(v/u^3)]/3$，$v = b^3/(27a^3) - (bc)/(6a^2) + d_1/(2a)$。

注意，在 $w = [\pi + \cos^{-1}(v/u^3)]/3$ 中，π 是数学常数(3.142…)。

14.3.3 比值比

对于非劣效性研究，测量效应的方差必须满足：

$$\text{Var}(S) = \frac{(d_{NI} - \Delta)^2}{(Z_{1-\alpha} + Z_{1-\beta})^2} \qquad （公式 14.20）$$

对数比值比的方差可以近似为(Whitehead, 1993)：

$$\text{Var}(S) = \frac{6}{n_Z\left(1 - \sum_{i=1}^{2}\tilde{\pi}_i^3\right)} \qquad （公式 14.21）$$

其中，$\tilde{\pi}_i$ 是每个结果类别的平均反应[$\tilde{\pi}_1 = (\pi_A + \pi_B)/2$，$\tilde{\pi}_2 = 1 - \tilde{\pi}_1$]。将公式 14.20 等同于公式 14.21，样本量可以从以下公式估计：

$$n_A = \frac{6[Z_{1-\beta} + Z_{1-\alpha}]^2}{\left[1 - \sum_{i=1}^{2}\tilde{\pi}_i^3\right](\log(OR) - d_{NI})^2} \qquad （公式 14.22）$$

在这个例子中，d_{NI} 是 $\log(OR)$ 的非劣效性界值。前文所研究的 d_{NI} 值分别为 $\log(0.43)$、$\log(0.50)$、$\log(0.55)$ 及 $\log(0.47)$。表 14.7 给出了根据公式 14.22 计算的这些值对应的样本量。

14.3.3.1 示例1

研究者打算设计一个阳性对照的试验，预期反应率为 85%，并预计研究治疗的反应率也为 85%。使用比值比 0.50 作为非劣效性界值，根据公式 14.22，样本量为每组 344 例患者。

相比于绝对风险比量表，预期反应率相同但非劣效性界值为 15%，每组只需要 120 例患者。

需要注意的是，虽然比值比量表与比例量表的样本量似乎有显著差异，但我们应该谨记，我们并不会在这两类之间进行比较。对于85%的预期对照反应率，0.5的比值比相当于11.1%的差异，略低于15%。

如果使用10%的非劣效性界值，那么样本量将增加到每组268例患者。

表14.7 基于比值比量表的预期反应率的不同非劣效性界值的样本量（90%的效能、I类错误率为2.5%）

π_A	比值比	界值			
		0.43	0.47	0.50	0.55
0.80	0.7	498	745	1044	2031
	0.8	319	435	557	876
	0.9	234	302	369	525
	1.0	185	231	274	368
	1.1	154	187	218	282
	1.2	132	158	181	228
	1.4	105	122	137	167
0.85	0.7	612	915	1282	2496
	0.8	396	539	690	1085
	0.9	292	377	460	655
	1.0	232	290	344	462
	1.1	194	236	275	355
	1.2	167	200	230	289
	1.4	133	156	175	212
0.9	0.7	848	1268	1778	3460
	0.8	553	753	965	1518
	0.9	411	531	648	923
	1.0	328	410	487	654
	1.1	275	336	391	505
	1.2	239	286	328	412
	1.4	191	223	251	304

14.3.4 重新回顾优效性试验

在第7章中，我们讨论了使用显著性水平大于名义水平2.5%时如何设计一个优效性研究，而不是非劣效性研究。

这将有助于确保观察到的阳性反应率大于对照组（$\pi_B > \pi_A$），即使95%置信区间的下限超过零。

第7章指出，在正态分布数据的情况下，无效界值设为零时优效性研究与非劣效性研究相同。响应变量为二分类时就不会出现这种情况，这是因为零假设和备择假设下对方差的估计方式问题。

如果一项研究要进行一项优效性试验，对于给定的效能和单侧显著性水平的样本量可以从以下公式估计：

$$n_A = \frac{\left(Z_{1-\alpha}\sqrt{2\bar{\pi}(1-\bar{\pi})} + Z_{1-\beta}\sqrt{\pi_A(1-\pi_A)+\pi_B(1-\pi_B)}\right)^2}{(\pi_A-\pi_B)^2}$$

（公式 14.23）

其中，$\bar{\pi}=(\pi_A+\pi_B)/2$。请注意，在优效性零假设 $\pi_A=\pi_B$ 条件下，我们使用一个共同的反应率 $\bar{\pi}$ 来估计零假设下的方差。相应样本量使用公式 14.23 计算，结果见表 14.8，针对不同的对照反应率和研究处理的不同改进程度（假设 $\pi_B>\pi_A$）给出了对应的样本量。

表 14.8 不同显著性水平下针对不同预期和对照反应率的样本量（90% 的效能）

π_A	$\pi_B-\pi_A$	显著性水平							
		0.025	0.050	0.075	0.100	0.125	0.150	0.175	0.200
0.50	0.025	8402	6848	5920	5254	4730	4296	3928	3606
	0.050	2096	1708	1476	1310	1180	1072	980	900
	0.075	928	756	654	580	522	474	434	398
	0.100	520	424	366	324	292	266	242	222
0.55	0.025	8276	6746	5832	5174	4658	4232	3868	3552
	0.050	2054	1674	1448	1284	1156	1050	960	882
	0.075	904	738	638	566	510	462	422	388
	0.100	504	410	354	314	284	258	236	216
0.60	0.025	7982	6506	5624	4990	4492	4082	3732	3424
	0.050	1970	1606	1388	1232	1108	1008	920	846
	0.075	862	704	608	540	486	442	404	370
	0.100	478	388	336	298	268	244	224	204
0.65	0.025	7520	6128	5298	4702	4232	3846	3516	3226
	0.050	1844	1502	1300	1152	1038	942	862	792
	0.075	802	654	566	502	452	410	374	344
	0.100	440	358	310	276	248	226	206	190
0.70	0.025	6888	5614	4854	4308	3878	3522	3220	2956
	0.050	1676	1366	1180	1048	944	856	784	718

续表

π_A	$\pi_B - \pi_A$	显著性水平							
		0.025	0.050	0.075	0.100	0.125	0.150	0.175	0.200
	0.075	722	588	510	452	406	370	338	310
	0.100	394	320	278	246	222	202	184	168
0.75	0.025	6090	4964	4292	3808	3428	3114	2846	2614
	0.050	1466	1194	1032	916	824	750	684	628
	0.075	624	508	440	390	352	320	292	268
	0.100	336	274	236	210	188	172	156	144
0.80	0.025	5122	4176	3610	3204	2884	2620	2394	2198
	0.050	1212	988	854	758	682	620	568	520
	0.075	508	414	358	318	286	260	238	218
	0.100	266	218	188	166	150	136	124	114
0.85	0.025	3988	3250	2810	2494	2244	2040	1864	1712
	0.050	918	748	648	574	518	470	430	394
	0.075	372	304	262	232	210	190	174	160
	0.100	188	154	132	118	106	96	88	80
0.90	0.025	2684	2188	1892	1678	1512	1372	1254	1152
	0.050	582	474	410	364	328	298	272	250

14.3.5 对样本量计算中使用的总体效应估计的敏感性分析

正如第 12 章所强调的，p_A 是对照组反应率 π_A 的估计值，优效性试验的研究设计对它很敏感。这个反应率可反过来用于方差估计的计算。

非劣效性研究可能对对照反应的假设特别敏感，因为对照反应通常被高预期——这会影响方差估计，而且因为高对照反应率可能更难以显示非劣效性——它可能会缩小研究治疗对对照的影响。

与优效性试验一样，非劣效性研究设计对对照反应率的敏感性可以通过构建 95% 置信区间来研究。然后可以在置信区间的两侧评估效能。

下面的绝对差异结果可以用来研究一项研究的敏感性。请注意在这个公式中，研究设计对对照反应率和方差都很敏感：

$$1 - \beta = \Phi\left(\sqrt{\frac{n_A((p_A - p_B) - d_{NI})^2}{(p_A(1 - p_A) + p_B(1 - p_B))}} - Z_{1-\alpha} \right) \quad (公式 14.24)$$

关于研究比值比的敏感性的等效公式为：

$$1 - \beta = \Phi\left(\sqrt{n_A(\log(\text{OR}) - d_{NI})^2 \left[1 - \sum_{i=1}^{2}\bar{p}^3\right]/6} - Z_{1-\alpha}\right)$$

（公式 14.25）

需注意公式 14.24 和公式 14.25 中的 d_{NI} 是在不同的标准上。

14.3.5.1 示例 2

假设在示例 1 中，对照反应率是从之前的 100 例患者的研究中评估出来的。现在假设研究反应率改为 85%，其置信区间提示对照反应率的合理范围在 78%~92%。

表 14.9 给出了研究设计对对照反应率估计的敏感性。对于这个例子，研究对置信区间的上限是敏感的。

因此，对于这个操作的例子，我们基于之前观察到的 85% 的对照反应率设计了一个具有 90% 效能的研究。在绝对风险差异量表上，如果实际的对照反应率接近 78%（基于置信区间是合理的），那么我们将会得到一个大于先验标准的效能。然而，如果对照反应率真的是 92%，那么效能可能会低至 50%。

请注意本例中，在评估敏感性时，假设我们观察到一个低于或高于预期的对照反应率，那么仍可使用原来的非劣效性界值；然而，如果观察到高于预期的对照反应率，那么可能是不适用的。

表 14.9 非劣效性研究的敏感性分析

a. 绝对差值

	观察到的	95% 置信区间	
		下限	上限
对照反应	0.85	0.78	0.92
非劣效性界值	0.15	0.15	0.15
研究反应	0.85	0.85	0.85
效能	90%	>90%	50%

b. 比值比量表

	观察到的	95% 置信区间	
		下限	上限
对照反应	0.85	0.78	0.92
研究反应	0.85	0.85	0.85
效能	90%	>90%	3%

14.3.6 重新回顾绝对风险差与比值比

与绝对风险差相比,比值比标准对方差假设的计算过于敏感。这是因为比值比随着对照反应的增大而变小,这是比值比的特性。相比之下,在绝对差异量表上,界值相对固定,因此可以使用相同的界值10%,独立于预期反应。

要使用的统计分析及之后的样本量计算取决于假设的稳健性。如果有相对固定的界值是合理的,那么使用绝对风险量表可能也是合理的。如果需要更灵活的界值,则建议使用比值比量表分析。

然而,对于决定最合适的量表并没有一个通用的标准。例如,90%的预期反应率提出了更大的问题——如果观察到的反应率大于90%,界值是否应缩小? 在80%情况下呢?因此,决定最合适的量表时需要视具体情况进行,并对其中固有假设的敏感性进行详细研究。

14.3.7 考虑到样本量计算中使用的总体效应的不精确性的计算

如第9章所述,在优效性试验中,对观察到的对照反应率使用适当的置信区间方法、p_A、效能,然后就可以使用数值方法迭代计算样本量。通过延伸此方法,非劣效性试验的样本量可以从以下公式估计,这里用的是绝对风险差异:

$$1 - \beta = \frac{1}{0.998} \sum_{perc=0.001}^{0.998} 0.5 \left[\Phi\left(\sqrt{\frac{n_A((p_A - p_B) - d_{NI})^2}{(p_{perc_A}(1 - p_{perc_A}) + p_B(1 - p_B))}} - Z_{1-\alpha} \right) + \right.$$
$$\left. \Phi\left(\sqrt{\frac{n_A((p_A - p_B) - d_{NI})^2}{(p_{(perc+0.001)_A}(1 - p_{(perc+0.001)_A}) + p_B(1 - p_B))}} - Z_{1-\alpha} \right) \right]$$

(公式14.26)

用比值比对非劣效性研究设计的等效计算如下:

$$1 - \beta = \frac{1}{0.998} \sum_{perc=0.001}^{0.998} 0.5 \left[\Phi\left(\sqrt{n_A(\log(OR) - d_{NI})^2 \left[1 - \sum_{i=1}^{2} \bar{p}_{perc}^3 \right] / 6} - Z_{1-\alpha} \right) + \right.$$
$$\left. \Phi\left(\sqrt{n_A(\log(OR) - d_{NI})^2 \left[1 - \sum_{i=1}^{2} \bar{p}_{(perc+0.001)}^3 \right] / 6} - Z_{1-\alpha} \right) \right]$$

(公式14.27)

因此,样本可以通过迭代进行估计,即对于每个样本量,我们可以估计研究的效能,然后对样本量进行迭代,直到达到需要的效能。

14.3.7.1 示例3

考虑到对照反应率是从100例患者中估计而来的事实,研究者想重新计算示例1。

在绝对风险差异量表上重复样本量计算,将会使样本量减少到每组122例患者。这比之前计算的值大了2倍。

14.3.8 考虑到样本量计算中使用的均值差和方差假设对总体效应估计的不精确性的计算

在设计非劣效性研究时,风险差和方差的不精确性可能至关重要。特别是对于非劣效性研究(以及第15章后面描述的等效性研究),其中由 p_A 评估的平均反应考虑了关于风险差和方差的假设。

考虑到风险差和方差的不精确性,可以使用数值方法在绝对风险差异量表中计算样本量:

$$1-\beta = \frac{1}{0.998} \sum_{perc=0.001}^{0.998} 0.5 \left[\Phi\left(\sqrt{\frac{n_A((p_{perc_A} - p_B) - d_{NI})^2}{(p_{perc_A}(1 - p_{perc_A}) + p_B(1 - p_B))}} - Z_{1-\alpha} \right) + \Phi\left(\sqrt{\frac{n_A((p_{perc_A} - p_B) - d_{NI})^2}{(p_{(perc+0.001)_A}(1 - p_{(perc+0.001)_A}) + p_B(1 - p_B))}} - Z_{1-\alpha} \right) \right]$$

(公式14.28)

在这种情况下,与之前给出的非劣效性计算相比,我们需要另外考虑以下问题:

1. 研究反应率 p_B 仍然是基于最初的 p_A 计算,而不是使用单个 p_{perc_A}。
2. 在第一步之后,对于 $p_{perc_A} - p_B$ 超过非劣效性界值的情况,将这种情况的效能(以平均值计算)设置为0。

用比值比设计的非劣效性研究的等价计算:

$$1-\beta = \frac{1}{0.998} \sum_{perc=0.001}^{0.998} 0.5 \left[\Phi\left(\sqrt{n_A(\log OR_{perc} - d_{NI})^2 \left[1 - \sum_{i=1}^{2} \bar{p}_{perc}^3 \right]/6} - Z_{1-\alpha} \right) + \Phi\left(\sqrt{n_A(\log OR_{perc} - d_{NI})^2 \left[1 - \sum_{i=1}^{2} \bar{p}_{(perc+0.001)}^3 \right]/6} - Z_{1-\alpha} \right) \right]$$

(公式14.29)

由于比值比没有受到阶梯式非劣效性界值问题的影响,计算起来相对比较简单。但是,以下两点应该类似于比例差:

1. 研究反应率 p_B 仍然是固定由初始 p_A 计算,而不是从单个 p_{perc_A}。
2. 在第一步之后,对于 $OR_{perc} = (p_{perc_A}(1 - p_B))/(p_B(1 - p_{perc_A}))$ 超过非劣效性界值的情况,则该百分位的效能(以平均值进行效能计算)设为0。

14.3.8.1 示例5

在绝对风险差异量表上重复进行示例1中的样本量计算,样本量增加到每组 134 例患者。

14.3.9 交叉试验

有许多专门处理非劣效性和等效性试验交叉问题的文章（Lu et al.，1995；Nam，1997；Tango，1998，1999；Tang，2003；Tang et al.，2003）。然而，这些方法只是优效性交叉试验和平行组非劣效性试验方法的延伸。

第 12 章强调了如何估计优效性试验的样本量，我们可以使用平行组优效性试验的样本量，并将每组的样本量作为交叉试验的总样本量。这个观点可以推广到非劣效性试验。因此，建议使用本章中描述的平行组方法来估计非劣效性交叉试验的总样本量。

14.4 一样好或更好试验

第 1 章描述了在正态结局情况下一样好或更好试验的基本原理。在这里，我们将其延伸到二元结局的情况。

14.4.1 非劣效性检验和单侧优效性检验

非劣效性试验的零假设（$H1_0$）和备择假设（$H1_1$）可以写为：

$H1_0$：$\pi_A - \pi_B \leq -d_{NI}$。

$H1_1$：$\pi_A - \pi_B > -d_{NI}$。

也可以写成：

$H1_0$：$\pi_A - \pi_B + d_{NI} \leq 0$。

$H1_1$：$\pi_A - \pi_B + d_{NI} > 0$。

优效性试验对应的零假设（$H2_0$）和备择假设（$H2_1$）可以写为：

$H2_0$：$\pi_A - \pi_B \leq 0$。

$H2_1$：$\pi_A - \pi_B > 0$。

从这些假设的定义来看，如果 $H2_0$ 在 α 水平上被拒绝，那么 $H1_0$ 也会被拒绝。同样，如果 $H1_0$ 在 α 水平上没有被拒绝，那么 $H2_0$ 也不会被拒绝。这是因为 $\pi_A - \pi_B + d \geq \pi_A - \pi_B$。因此，如果 $H1_0$ 和 $H2_0$ 都具有统计学显著性，则它们都会被拒绝；如果 $H1_0$ 不具有显著性，则 $H1_0$ 和 $H2_0$ 都不被拒绝；如果只有 $H1_0$ 具有显著性，则只有 $H1_0$ 被拒绝。

基于这些特性，可以用一个闭环的检验流程来研究非劣效性和优效性，同时保持在不进行 α 调整时的总体 I 类错误率。为此，我们首先研究了交互假设 $H2_0 \cap H1_0$，如果被拒绝，然后再进行 $H1_0$ 和 $H2_0$ 的检验。在这种情况下，$H2_0 \cap H1_0 = H1_0$，因此非劣效性和优效性都可以通过以下两个步骤进行研究：

1. 首先，通过假设 $H1_0$ 来研究非劣效性。如果 $H1_0$ 被拒绝，则可以检验 $H2_0$。如果 $H1_0$ 没有被拒绝，则研究治疗劣于对照治疗。

2. 如果下一步 $H2_0$ 被拒绝，就可以得出研究治疗优于对照治疗的结论。否则，如果 $H2_0$ 未被拒绝，则应得出非劣效性的结论。

14.4.2 非劣效性检验和双侧优效性检验

双侧优效性检验的零假设($H3_0$)和备择假设($H3_1$)可以写为：

$H3_0$：$\pi_A = \pi_B$。

$H3_1$：$\pi_A < \pi_B$ 或 $\pi_A > \pi_B$。

假设 $H3_1$ 相当于在 $\alpha/2$ 显著性水平上研究 $H2_0$ 与 $H2_1$ 的两个单侧检验（相加给出 α 的总体 I 类错误率），以下是零假设和备择假设：

$H4_0$：$\pi_A \geqslant \pi_B$。

$H4_1$：$\pi_A < \pi_B$。

$H1_0$ 和 $H3_0$ 因为交互假设 $H1_0 \cap H3_0$ 集合为空而总是被拒绝，可以被分别检验。由于没有交互，可以按以下步骤：

1. 如果观察到的治疗差异大于零，且 $H3_0$ 被拒绝，则 $H1_0$ 也被拒绝，我们可以得出研究治疗在统计学上优于对照治疗的结论。

2. 如果观察到的治疗差异小于零，且 $H3_0$ 被拒绝，但未拒绝 $H1_0$，则可以在统计学上认为对照治疗优于研究治疗。如果 $H1_0$ 也被拒绝，那么可以得出研究治疗与对照治疗间存在差异，但不能得出研究治疗劣于对照治疗的结论(尽管这样的结论可能难以确立)。

3. 如果 $H3_0$ 没有被拒绝，而 $H1_0$ 却被拒绝，那么可以认为研究治疗并不劣于对照治疗。

4. 如果 $H1_0$ 和 $H3_0$ 都没有被拒绝，那么就必须得出研究治疗劣于对照治疗的结论。

在检验 $H1_0$ 和 $H3_0$ 时，$H3_0$ 在双侧 α 显著性水平上进行检验，而 $H1_0$ 在单侧 $\alpha/2$ 显著性水平上进行检验。因此，总体的显著性水平保持在 α。

14.4.3 样本量估计

如第 7 章所述，为了计算一样好或更好试验所需的样本量，我们应该应用优效性(第 12 章)和非劣效性试验所描述的方法。

为二分类数据设计一样好或更好试验的最大优势是，非劣效性界值的定义更明确。因此，闭环检验程序的标准也更容易定义。

一样好或更好试验的其他问题，要么与第 7 章中描述的正态数据相同，要么与第 1 章中描述的一般数据相同。

14.5 小　结

对于具有二分类结局的非劣效性研究，如何通过比值比或绝对风险差异来量化该试验的治疗效果，将影响样本量的计算。

有高预期反应率的研究可能对预期反应率的假设相当敏感，建议在设计研究时评估研究对这些假设的敏感性。

（范倩倩　译，郑仔钰　审）

第 15 章

二分类数据等效性试验的样本量计算

15.1 简 介

对于等效性试验,零假设(H_0)和备择假设(H_1)的定义为:

H_0:给定处理的平均反应不等效($\pi_A \neq \pi_B$)。

H_1:给定处理的平均反应等效($\pi_A = \pi_B$)。

形式上,这些假设可以用临床差异 d_E 来写(CPMP,2000):

H_0:$\pi_A - \pi_B \geq d_E$ 或 $\pi_A - \pi_B \leq -d_E$。

H_1:$-d_E < \pi_A - \pi_B < d_E$。

这里需要强调的问题是,就像在零假设和备择假设下的非劣效性试验一样,治疗组间存在非零差异。其意义与第 14 章中讨论的非劣效性试验类似,会对在零假设和备择假设下的方差估计产生影响。

正如在第 1 章中所强调的,这些假设是交叉-并集检验(IUT)的一个例子,其中零假设表示为并集,而备择假设表示为交集。为了得出等效性,需要拒绝零假设的每个组成部分。

实际上它类似于构造一个 $(1-2\alpha)\%$ 的置信区间,此处如果置信区间的每一侧完全在区间 $(-d_E, +d_E)$ 内,则得出等效性结论(Jones et al.,1996)。这是因为 $(1-2\alpha)\%$ 置信区间排除了两个大小为 α 的区域;每个区域都必须同时排除 $(-d_E, +d_E)$。因此,总体显著性水平为 α。

15.2 平行组试验

15.2.1 假设总体效应已知的样本量计算——一般情况

15.2.1.1 绝对风险差

回顾第 1 章,总的 Ⅱ 类错误(定义为 $\beta = \beta_1 + \beta_2$)根据以下公式计算:

$$Z_{1-\beta_1} = \frac{-d_E - \Delta}{\sqrt{\text{Var}(S)}} - Z_{1-\alpha} \text{ 和 } Z_{1-\beta_2} = \frac{d_E - \Delta}{\sqrt{\text{Var}(S)}} - Z_{1-\alpha} \quad \text{（公式 15.1）}$$

试验的主要反应预计采取第8章中讨论的正态形式，一般情况下等效性试验预期的真实均值差不固定为零，不能直接推断样本量，因为总的Ⅱ类错误是与每个单侧检验相关的Ⅱ类错误的和。

此外，与第11章中描述的非劣效性试验一样，有许多方法可以推导零假设和备择假设下的方差。因此，估计给定样本量的效能的通用解决方案是：

$$1-\beta = \Phi\left(\sqrt{\frac{n_A((\pi_A-\pi_B)-d_E)^2}{\pi_A(1-\pi_A)+\pi_B(1-\pi_B)}} - \frac{Z_{1-\alpha}\sqrt{\tilde{\pi}_A(1-\tilde{\pi}_A)+\tilde{\pi}_B(1-\tilde{\pi}_B)}}{\sqrt{\pi_A(1-\pi_A)+\pi_B(1-\pi_B)}}\right) +$$

$$\Phi\left(\sqrt{\frac{n_A((\pi_A-\pi_B)+d_E)^2}{\pi_A(1-\pi_A)+\pi_B(1-\pi_B)}} - \frac{Z_{1-\alpha}\sqrt{\tilde{\pi}_A(1-\tilde{\pi}_A)+\tilde{\pi}_B(1-\tilde{\pi}_B)}}{\sqrt{\pi_A(1-\pi_A)+\pi_B(1-\pi_B)}}\right) - 1$$

（公式 15.2）

本章将讨论估计方差的不同方法。

15.2.1.2 方法1——使用预期反应

在零假设下估计方差的第一种方法是简单地用预期反应估计值 π_A 和 π_B 来代替 $\tilde{\pi}_A$ 和 $\tilde{\pi}_B$。因此，零假设下的方差为：

$$\frac{\pi_A(1-\pi_A)}{n_A} + \frac{\pi_B(1-\pi_B)}{n_B} \quad \text{（公式 15.3）}$$

给定样本量的检验效能可以从以下公式估计：

$$1-\beta = \Phi\left(\sqrt{\frac{n_A((\pi_A-\pi_B)-d_E)^2}{\pi_A(1-\pi_A)+\pi_B(1-\pi_B)}} - Z_{1-\alpha}\right) +$$

$$\Phi\left(\sqrt{\frac{n_A((\pi_A-\pi_B)+d_E)^2}{\pi_A(1-\pi_A)+\pi_B(1-\pi_B)}} - Z_{1-\alpha}\right) - 1 \quad \text{（公式 15.4）}$$

为了估计样本量，我们对公式15.4的样本量进行迭代，直到达到设定的效能。表15.1给出了不同对照反应率和等效性界值对应的样本量。

当治疗组间有非零差异（如 $\pi_A > \pi_B$）时，公式15.4可以简化。在这种情况下，大部分Ⅱ类错误来自公式15.4的一部分，因此可以通过重写公式15.4来直接估计样本量：

$$n_A = \frac{\left(\pi_A(1-\pi_A)+\pi_B(1-\pi_B)\right)(Z_{1-\beta}+Z_{1-\alpha})^2}{(|\pi_A-\pi_B|-d)^2} \quad \text{（公式 15.5）}$$

表 15.1 等效性研究对应的每组样本量（90%的效能、Ⅰ类错误率为 2.5%）

π_A	界值	$\pi_B - \pi_A$										
		-0.05	-0.04	-0.03	-0.02	-0.01	0	0.01	0.02	0.03	0.04	0.05
0.70	0.05	—	45 645	11 325	4993	2802	2184	2749	4806	10 694	42 282	—
0.70	0.10	1839	1268	925	707	585	546	574	680	874	1175	1671
0.70	0.15	460	378	317	275	252	243	247	265	299	350	418
0.70	0.20	205	180	161	148	140	137	138	143	152	167	186
0.75	0.05	—	41 337	10 222	4491	2511	1950	2445	4257	9434	37 134	—
0.75	0.10	1671	1149	835	636	525	488	511	603	771	1032	1461
0.75	0.15	418	342	286	248	226	217	220	235	264	308	366
0.75	0.20	186	163	145	133	126	122	122	126	134	146	163
0.80	0.05	—	35 978	8856	3872	2154	1664	2075	3592	7910	30 934	—
0.80	0.10	1461	1000	723	548	450	416	434	509	646	860	1209
0.80	0.15	366	298	248	214	194	185	187	198	222	256	303
0.80	0.20	163	142	126	115	108	104	104	107	113	122	135
0.85	0.05	—	29 568	7227	3136	1731	1326	1639	2809	6124	23 684	—
0.85	0.10	1209	822	590	444	362	332	343	398	500	658	915
0.85	0.15	303	245	202	173	156	148	148	155	172	196	229
0.85	0.20	135	117	103	93	87	83	82	84	87	94	102
0.90	0.05	—	22 108	5336	2284	1242	936	1136	1911	4075	15 383	—
0.90	0.10	915	615	436	324	260	234	238	271	333	428	578
0.90	0.15	229	183	150	126	112	104	102	106	114	128	145
0.90	0.20	102	87	76	68	62	59	57	57	58	61	65

随着 π_A 相对于 π_B 增大，$\pi_B - \pi_A$ 越接近界值，公式 15.5 就越接近公式 15.4。为了说明这一点，表 15.2 根据公式 15.5 估计了样本量。可以看到，随着治疗组间的差异变大，样本量更接近于公式 15.4 的估计。

对于没有预期治疗差异的特殊情况，检验效能可以从以下公式估计：

$$1 - \beta = 2\Phi\left(\sqrt{\frac{n_A d_E^2}{2\bar{\pi}(1-\bar{\pi})}} - Z_{1-\alpha}\right) - 1 \qquad \text{(公式 15.6)}$$

其中，$\bar{\pi} = (\pi_A + \pi_B)/2$ 在本例中被解释为预期的总体反应。因此，公式 15.6 可以被重写以直接估计样本量：

$$n_A = \frac{2(Z_{1-\beta/2} + Z_{1-\alpha})^2 \bar{\pi}(1-\bar{\pi})}{d_E^2}$$ （公式 15.7）

对于没有治疗差异的特殊情况，可以直接估计样本量。

表 15.2 直接估计治疗组间非零差异下等效性研究的每组样本量（90% 的效能、Ⅰ类错误率为 2.5%）

π_A	界值	$\pi_B - \pi_A$										
		-0.05	-0.04	-0.03	-0.02	-0.01	0	0.01	0.02	0.03	0.04	0.05
0.70	0.05		45 645	11 325	4993	2784	1766	2732	4806	10 694	42 282	
0.70	0.10	1839	1268	925	703	550	442	540	676	873	1175	1671
0.70	0.15	460	378	315	266	228	197	223	256	298	350	418
0.70	0.20	205	179	157	139	124	111	122	134	149	166	186
0.75	0.05		41 337	10 222	4491	2495	1577	2430	4257	9434	37 134	
0.75	0.10	1671	1149	835	632	493	395	480	599	771	1032	1461
0.75	0.15	418	342	284	240	204	176	199	227	263	307	366
0.75	0.20	186	162	142	125	111	99	108	119	131	146	163
0.80	0.05		35 978	8856	3872	2141	1345	2062	3592	7910	30 934	
0.80	0.10	1461	1000	723	545	423	337	408	506	646	860	1209
0.80	0.15	366	298	246	207	175	150	169	192	220	256	303
0.80	0.20	163	141	123	108	95	85	92	100	110	121	135
0.85	0.05		29 568	7227	3136	1720	1072	1628	2809	6124	23 684	
0.85	0.10	1209	822	590	441	340	268	322	396	500	658	915
0.85	0.15	303	245	201	167	141	120	133	150	171	196	229
0.85	0.20	135	116	101	88	77	67	73	79	85	93	102
0.90	0.05		22 108	5336	2284	1234	757	1129	1911	4075	15 383	
0.90	0.10	915	615	436	322	244	190	223	269	333	428	578
0.90	0.15	229	183	149	122	101	85	93	102	114	128	145
0.90	0.20	102	87	74	64	55	48	51	54	57	61	65

在 2.5% 单侧统计学显著性水平和 90% 的效能下，根据公式 15.7，无治疗组差异的特殊情况可以使用以下便捷公式：

$$n_A = \frac{26\bar{\pi}(1-\bar{\pi})}{d^2}$$ （公式 15.8）

而对于 2.5% 单侧统计学显著性水平和 80% 的效能，可以使用以下便捷公式：

$$n_A = \frac{21\bar{\pi}(1-\bar{\pi})}{d^2}$$

（公式 15.9）

15.2.2 示例 1——二分类数据平行组等效性试验的样本量计算

研究者希望设计一个阳性对照试验，其中阳性对照的预期反应率为 80%，并预计研究治疗的反应率为 82%，即两种处理组间存在很小的差异。在等效性界值设置为 10%、效能为 90%、单侧 I 类错误率为 2.5% 的条件下，可估计样本量。

根据表 15.1，预计每组样本量为 509 例患者。如果研究反应率也预计为 80%，则每组样本量为 416 例患者。如果预期反应率为 78%，则每组样本量为 548 例患者。

等效性试验对围绕反应差异的假设相当敏感，特别是当所有非零差异都会增加样本量时。如果使用公式 15.5（及表 15.2），则估计每组样本量为 506 例患者，略小于之前的估计值。

15.2.2.1 方法 2——联合使用预期反应与等效性界值

第 2 种方法是从以下公式中估计 $\tilde{\pi}_A$ 和 $\tilde{\pi}_B$（Dunnett et al.，1977）：

$$\tilde{\pi}_A = (\pi_A + \pi_B + d_E)/2, \quad \tilde{\pi}_B = (\pi_A + \pi_B - d_E)/2 \quad \text{（公式 15.10）}$$

其中 d_E 是相应的等效性界值。将公式 15.10 应用于公式 15.2，可以得到给定样本量的效能估计值。

我们使用这个公式进行迭代以确定所需的样本量。对于这种方法，以下不等式必须成立（Farrington et al.，1990）：

$$\max\{-d_E, d_E\} < \pi_A + \pi_B < 2 + \min\{-d_E, d_E\}$$

正如第 14 章所强调的，在 d_{NI}、π_A、π_B 的值合理时，这个不等式才适用。

15.2.2.2 方法 3——使用最大似然估计

第 3 种方法是对 $\tilde{\pi}_A$ 和 $\tilde{\pi}_B$ 使用最大似然估计（Koopman，1984；Miettinen et al.，1985；Farrington et al.，1990），定义为：

$$\tilde{\pi}_A = 2u\cos(w) - \frac{b}{3a}$$

$$\tilde{\pi}_B = \tilde{\pi}_A + d_1$$

代入公式 15.2，其中：$d_1 = \pi_A(1-d)d_E$，$c = d_E^2 - 2d_E(\pi_A + 1) + \pi_A + \pi_B$，$b = -(2 + \pi_A + \pi_B - 3d_E)$，$w = [\pi + \cos^{-1}(v/u^3)]/3$，$u = \text{sign}(v)\sqrt{b^2/9a^2 - c/3a}$，$a = 2$，$v = b^3/27a^3 - bc/6a^2 + d_1/2a$。

15.2.2.3 3种方法的对比

这3种方法可以对样本量给出明显不同的估计值,尤其是当存在高反应率时。在本章的其余部分将使用方法1。如果对样本量计算中的假设有疑问时,应该审查该研究对这些假设的敏感性分析。

15.2.2.4 比值比

请记住,关于比值比对数的方差可以近似为(Whitehead,1993):

$$\text{Var}(S) = \frac{6}{n_A \left(1 - \sum_{i=1}^{2} \bar{\pi}_i^3\right)} \quad (公式15.11)$$

其中,$\bar{\pi}_i$是对每个结局类别的平均反应[$\bar{\pi}_1 = (\pi_A + \pi_B)/2$,$\bar{\pi}_2 = 1 - \bar{\pi}_1$]。因此,对指定效能的样本量的估计可以从以下公式得出:

$$1 - \beta = \Phi\left(\sqrt{n_A \left[1 - \sum_{i=1}^{2} \bar{\pi}_i^3\right](\log(OR) - d_E)^2/6} - Z_{1-\alpha}\right) +$$
$$\Phi\left(\sqrt{n_A \left[1 - \sum_{i=1}^{2} \bar{\pi}_i^3\right](\log(OR) + d_E)^2/6} - Z_{1-\alpha}\right) - 1$$

(公式15.12)

本例中的d_E是一个比值比对数量表上对应的等效性界值。对于第14章中描述的非劣效性试验,建议的d_E值为$\log(0.43)$、$\log(0.47)$、$\log(0.50)$或$\log(0.55)$。在非劣效性试验中使用它们的基本原理可以推广到等效性试验。

假设治疗组之间没有真正的差异(相当于$OR = 1$),效能可以从以下公式估计:

$$1 - \beta = 2\Phi\left(\sqrt{n_A \left[1 - \sum_{i=1}^{2} \bar{\pi}_i^3\right] d_E^2/6} - Z_{1-\alpha}\right) - 1 \quad (公式15.13)$$

而对样本量的直接估计为:

$$n_A = \frac{6[Z_{1-\beta} + Z_{1-\alpha}]^2}{\left[1 - \sum_{i=1}^{2} \bar{\pi}_i^3\right] d_E^2} \quad (公式15.14)$$

15.2.2.5 示例1

研究者想设计一个等效性试验,其中阳性对照组的预期反应率为85%,并预期研究治疗组的反应率为85%。使用比值比0.50对应的等效性界值,表15.3给出了每组425例患者的样本量。

相比之下,在比例量表上使用相同的预期反应,但等效性界值为15%,每组将只需要148例患者(表15.1)。等效性界值为10%,则样本量为每组335例患者。

表 15.3 预期反应率和比值比量表中的不同等效性界值对应的样本量（90%的效能、I 类错误率为 2.5%）

π_A	比值比	等效性界值			
		0.43	0.47	0.50	0.55
0.80	0.70	498	745	1044	2031
	0.80	319	435	557	876
	0.90	243	311	377	532
	1.00	229	285	339	455
	1.10	254	323	391	546
	1.20	318	424	532	804
	1.40	564	829	1141	2124
0.85	0.70	612	915	1282	2496
	0.80	396	539	690	1085
	0.90	303	388	471	663
	1.00	287	358	425	571
	1.10	320	407	492	688
	1.20	403	536	673	1017
	1.40	717	1054	1452	2703
0.90	0.70	848	1268	1778	3460
	0.80	553	754	965	1518
	0.90	427	547	663	934
	1.00	406	507	602	808
	1.10	455	580	700	979
	1.20	575	766	962	1452
	1.40	1030	1514	2085	3883

15.2.3 对样本量计算中使用的总体效应估计的敏感性分析

与第 12 章和第 14 章中描述的优效性和非劣效性试验一样，等效性研究设计对对照反应率的敏感性可以通过构建 95% 置信区间进行研究。然后可以在置信区间的双侧评估效能。

该置信区间可以与针对绝对风险差异的公式 15.4 和针对比值比的公式 15.12 一起，来探讨该研究对对照反应率的敏感性。

15.2.3.1 示例2

假设对照反应率是根据之前的100例患者的研究评估的,研究反应率固定在85%;置信区间表明对照反应率的合理范围在78%~92%。表15.4给出了研究设计对对照反应率估计的敏感性。从表15.4中可以看出,这种等效性研究对置信区间的上下限都很敏感,因为这些点使点估计更接近等效性界值。

表15.4 等效性的敏感性分析示例

a. 比值比量表

	观察到的	95%置信区间	
		下限	上限
对照反应	0.85	0.78	0.92
研究反应	0.85	0.85	0.85
效能	90%	24%	3%

b. 绝对风险差异量表

	观察到的	95%置信区间	
		下限	上限
对照反应	0.85	0.78	0.92
非劣效性界值	0.15	0.15	0.15
研究反应	0.85	0.85	0.85
效能	90%	43%	59%

对比值比的计算,置信区间的下限和上限的效能分别为24%和3%;而对于绝对差异,置信区间的下限和上限的效能分别为43%和59%。

15.2.4 考虑到样本量计算中使用的总体效应估计的不精确的计算

通过在对照反应率、p_A及效能使用适当的置信区间方法,可以使用数值方法计算出等效性试验的样本量。因此,当针对绝对风险差异时,可以从以下公式估计样本量:

$$1 - \beta = \frac{1}{0.998} \sum_{perc=0.001}^{0.998} \frac{\lambda_1 + \lambda_2}{2} \qquad (公式15.15)$$

其中,λ_A和λ_B定义为:

$$\lambda_1 = \Phi\left(\sqrt{\frac{n_A((p_A - p_B) - d_E)^2}{(p_{perc_A}(1 - p_{perc_A}) + p_B(1 - p_B))}} - Z_{1-\alpha} \right) +$$

$$\lambda_2 = \Phi\left(\sqrt{\frac{n_A((p_A-p_B)-d_E)^2}{(p_{perc_A}(1-p_{perc_A})+p_B(1-p_B))}} - Z_{1-\alpha}\right) - 1$$

$$\lambda_2 = \Phi\left(\sqrt{\frac{n_A((p_A-p_B)-d_E)^2}{(p_{(perc+0.001)_A}(1-p_{(perc+0.001)_A})+p_B(1-p_B))}} - Z_{1-\alpha}\right) +$$

$$\Phi\left(\sqrt{\frac{n_A((p_A-p_B)-d_E)^2}{(p_{(perc+0.001)_A}(1-p_{(perc+0.001)_A})+p_B(1-p_B))}} - Z_{1-\alpha}\right) - 1$$

针对比值比设计的等效性研究的等价算法是：

$$1-\beta = \frac{1}{0.998}\sum_{perc=0.001}^{0.998} \frac{\eta_1+\eta_2}{2} \qquad （公式15.16）$$

其中 η_A 和 η_B 定义为：

$$\eta_1 = \Phi\left(\sqrt{n_A(\log(OR)-d_E)^2\left[1-\sum_{i=1}^{2}\bar{p}_{perc_i}^3\right]/6} - Z_{1-\alpha}\right) +$$

$$\Phi\left(\sqrt{n_A(\log(OR)-d_E)^2\left[1-\sum_{i=1}^{2}\bar{p}_{perc_i}^3\right]/6} - Z_{1-\alpha}\right) - 1$$

$$\eta_2 = \Phi\left(\sqrt{n_A(\log(OR)-d_E)^2\left[1-\sum_{i=1}^{2}\bar{p}_{(perc_i+0.001)_A}^3\right]/6} - Z_{1-\alpha}\right) +$$

$$\Phi\left(\sqrt{n_A(\log(OR)-d_E)^2\left[1-\sum_{i=1}^{2}\bar{p}_{(perc_i+0.001)_A}^3\right]/6} - Z_{1-\alpha}\right) - 1$$

15.2.4.1 示例3

假设从100例患者中估计对照反应率。对于 $OR=0.5$ 对应的等效性界值，重复之前同样的算法，样本量应增加到每组449例患者，样本量增加了6%左右。

关于绝对风险的样本量估计，差异量表将样本量增加到每组156例患者，样本量增加了5%。

15.2.5 考虑到样本量计算中使用的均值差和方差假设的总体效应不精确的计算

考虑到均值差和方差假设的不精确性，可以使用数值方法来计算绝对风险差异量表中的样本量：

$$1-\beta = \frac{1}{0.998}\sum_{perc=0.001}^{0.998} \frac{\lambda_A+\lambda_B}{2} \qquad （公式15.17）$$

其中，λ_A 和 λ_B 定义为：

$$\lambda_A = \Phi\left(\sqrt{\frac{n_A((p_{perc_A}-p_B)-d_E)^2}{(p_{perc_A}(1-p_{perc_A})+p_B(1-p_B))}} - Z_{1-\alpha}\right) +$$

$$\lambda_B = \Phi\left(\sqrt{\frac{n_A((p_{perc_A} - p_B) - d_E)^2}{(p_{perc_A}(1 - p_{perc_A}) + p_B(1 - p_B))}} - Z_{1-\alpha}\right) - 1$$

$$\Phi\left(\sqrt{\frac{n_A((p_{perc_A} - p_B) - d_E)^2}{(p_{(perc+0.001)_A}(1 - p_{(perc+0.001)_A}) + p_B(1 - p_B))}} - Z_{1-\alpha}\right)$$

$$\Phi\left(\sqrt{\frac{n_A((p_{perc_A} - p_B) - d_E)^2}{(p_{(perc+0.001)_A}(1 - p_{(perc+0.001)_A}) + p_B(1 - p_B))}} - Z_{1-\alpha}\right) - 1$$

还有一些问题需要另外考虑：

1. 仍假设固定的研究反应率 p_B，用初始 p_A 计算，而不是从单个 p_{perc_A} 计算。

2. 接着步骤1，对于 $p_{perc_A} - p_B$ 超过等效性界限的例子，这个百分位的效能（用平均值进行效能计算）设置为0。

等效性研究设计中基于比值比估计的样本量的等价算法是：

$$1 - \beta = \frac{1}{0.998} \sum_{perc=0.001}^{0.998} \frac{\eta_A + \eta_B}{2} \quad \text{（公式15.18）}$$

其中 η_A 和 η_B 定义为：

$$\eta_A = \Phi\left(\sqrt{\frac{n_A(\log(OR_{perc}) - d_E)^2 [1 - \sum_{i=1}^{2} \bar{p}_{perc_A}^3]}{6}} - Z_{1-\alpha}\right) +$$

$$\Phi\left(\sqrt{\frac{n_A(\log(OR_{perc}) - d_E)^2 [1 - \sum_{i=1}^{2} \bar{p}_{perc_A}^3]}{6}} - Z_{1-\alpha}\right) - 1$$

$$\eta_B = \Phi\left(\sqrt{n_A(\log(OR_{perc}) - d_E)^2 [1 - \sum_{i=1}^{2} \bar{p}_{(perc+0.001)_A}^3]/6} - Z_{1-\alpha}\right) +$$

$$\Phi\left(\sqrt{n_A(\log(OR_{perc}) + d_E)^2 [1 - \sum_{i=1}^{2} \bar{p}_{(perc+0.001)_A}^3]/6} - Z_{1-\alpha}\right) - 1$$

但是，应该考虑以下两点：

1. 研究反应率 p_B 保持不变，用初始 p_A 进行估计。

2. 自步骤1开始，对于 $p_{perc} = (p_{perc_A}(1-p_B))/(p_B(1-p_{perc_A}))$ 超过等效性界值的例子，将这个百分位的效能（用平均值进行效能计算）设置为0。

15.2.5.1 示例4

重复之前从100例患者中估计对照反应率的例子，在绝对风险差异量表上计算的样本量增加到每组194例患者。

15.3　交叉试验

优效性和非劣效性试验的论点可以推广到等效性试验。虽然有许多论文专门讨论这一问题(Nam，1997；Tango，1998，1999；Tang et al.，2003)，但建议使用本章中平行组样本量计算的方法来估计等效性交叉试验的总样本量。

15.4　小　结

与第14章中讨论的非劣效性试验类似，在具有高预期反应率的等效性试验中，样本量估计可能对反应假设相当敏感。建议研究者在设计研究时调查该研究对这些假设的敏感性。

（范倩倩　译，郑仔钰审）

第 16 章

二分类数据精确试验的样本量计算

16.1 简　介

第 1 章介绍了基于估计精度的试验概念，第 10 章讨论了正态数据的样本量计算。对于二分类数据，我们设计的试验旨在获取与二元反应率相关的可能治疗效果的估计值，通常在药物开发或临床研究的早期阶段进行。在估算研究中，与其正式检验零假设，不如给出未知效果的置信区间更有参考价值。

当实际因素主导样本量时，我们也会进行精度计算。这意味着可以根据置信区间的半宽来衡量估计值的精度，并在讨论固定样本量时提供这一信息。同样，必须明确指出，研究的规模是根据实际情况而非形式上的考虑确定的。

在整体临床开发或调查的背景下，估算研究为特定调查疗法的益处提供了重要的累积证据。虽然这些研究无法证明特定效果，但为能够证明效果的研究提供了有价值的信息。

针对二分类数据，我们只需估计反应率即可估算样本量。这一反应率不必按治疗方法细分，但应该是整个治疗方法的预期反应率。

16.2 平行组试验

16.2.1 绝对风险差异

在双臂研究中，主要结果为二分类数据，目的是估计可能的总体差异：

$$p_A - p_B$$

其中，p_A 和 p_B 分别为处理组 A 和处理组 B 的样本比例反应。如第 10 章所述，$\alpha(1-\alpha)\%$ 正态近似置信区间的半宽为：

$$w = Z_{\alpha/2}\sqrt{\mathrm{Var}(S)} \qquad (公式 16.1)$$

假设 $n_A = n_B$，$\mathrm{Var}(S)$ 的定义为：

$$\mathrm{Var}(S) = \frac{p_A(1-p_A) + p_B(1-p_B)}{n_A} \quad \text{(公式 16.2)}$$

近似于：

$$\mathrm{Var}(S) \approx \frac{2\bar{p}(1-\bar{p})}{n_A} \quad \text{(公式 16.3)}$$

其中，$\bar{p} = (p_A + p_B)/2$，即两种处理的平均风险反应。

在第 12 章中，我们强调了近似方差公式适用于绝对风险（p_A 和 p_B）在 ± 0.30 以内的情况，因此适用于大多数实际情况。对于基于精度考虑的试验，最好使用平均总体反应的估计值来计算方差和随后的样本量。鉴于研究目的可能是估算可能的个体治疗反应，因此最好的方法是计算样本量，而不要求具体说明每组的反应。但是，如果我们对每种治疗反应都有合理的估计值，那么在计算时就应该使用这些估计值。

一种保守的方法是设定 $\bar{p} = 0.5$，假设我们不确定总体反应，这将为我们提供绝对风险差异方差的最大估计值，只要在范围（0.3~0.7）内，就不会太保守。因此，对于给定的置信区间半宽 w，必须满足以下条件才能得到每组的样本量：

$$n_A = \frac{2\bar{p}(1-\bar{p})Z_{1-\alpha/2}^2}{w^2} \quad \text{(公式 16.4)}$$

表 16.1 为根据公式 16.4 计算的数据。表 16.1 列出了不同预期绝对平均反应的不同宽度 w 值的双侧 95% 置信区间所需的每组样本量。平均反应 $\bar{p}$ 的范围为 0.05~0.50。由于当 $\bar{p} = 0.60$ 时所需的样本量相当于 $\bar{p} = 0.40$，当 $\bar{p} = 0.70$ 时所需的样本量与 $\bar{p} = 0.30$ 相同，因此未提供大于 0.50 的值。

表 16.1　不同预期绝对平均反应的不同宽度 w 值的双侧 95% 置信区间所需的每组样本量

$\bar{p}$	w				
	5	10	15	20	25
0.05	146	37	17	10	6
0.10	277	70	31	18	12
0.15	392	98	44	25	16
0.20	492	123	55	31	20
0.25	577	145	65	37	24
0.30	646	162	72	41	26
0.35	700	175	78	44	28
0.40	738	185	82	47	30
0.45	761	191	85	48	31
0.50	769	193	84	49	31

16.2.2 示例1——二分类平行组估计试验的样本量计算

考虑设计一项试验,预计平均反应率为65%。研究者希望用95%的置信区间来估计可能的效果,精度为±10%。

在表16.1中,我们使用$1-\bar{p}=0.35$,得到样本量为每组175例患者。

16.2.3 比值比

对于二分类数据,治疗反应率也可以用比值比(OR)表示:

$$OR = \frac{p_A(1-p_B)}{p_B(1-p_A)} \quad \text{(公式 16.5)}$$

使用以下方差估计值可以得出$\log(d)$的$\alpha(1-\alpha)\%$置信区间(Whitehead,1993):

$$\mathrm{Var}(\log(S)) = \frac{6}{n_A\left[1-\sum_{i=1}^{2}\bar{p}_i^3\right]} \quad \text{(公式 16.6)}$$

其中$\bar{p}_i$是预期平均反应。请记住,对于二分类数据,$\bar{p}_1=(p_A+p_B)/2=\bar{p}$,$\bar{p}_2=1-\bar{p}_1=1-\bar{p}$,对应于本章前面给出的$\bar{p}$。因此,对于给定OR的置信区间半宽$w$,必须满足以下条件才能得到每组的样本量:

$$n_A = \frac{6Z_{1-\alpha/2}^2}{\left(-\log(1-w)\right)^2\left[1-\sum_{i=1}^{2}\bar{p}_i^3\right]} \quad \text{(公式 16.7)}$$

请注意,在这种情况下,w是对数,因此$w=0.60$相当于给定OR的置信区间在$(1-w)\times OR - OR/(1-w)$,即$0.40\times OR - 2.5\times OR$。这意味着$w=0.60$相当于下降60%。还要注意的是,$\log(1-w)$是算术级数,即$\log(1-w)=-\log[1/(1-w)]$。

表16.2给出了使用公式16.1估算的不同治疗组平均反应值$\bar{p}$、宽度w所需的样本量。表16.2再次假定在最终分析中将计算双侧95%置信区间。与表16.1一样,表中给出的平均反应$\bar{p}$从0.05到0.50不等。要获得$\bar{p}>0.5$的样本量,需查找$1-\bar{p}$。

表16.2 不同预期平均比例反应的比值比不同宽度w值的双侧95%置信区间所需的每组样本量

$\bar{p}$	w										
	0.25	0.30	0.35	0.40	0.45	0.50	0.55	0.60	0.65	0.70	0.75
0.05	1955	1272	872	620	453	337	254	193	147	112	85
0.10	1032	672	461	328	239	178	134	102	78	59	45

续表

$\bar{p}$	w										
	0.25	0.30	0.35	0.40	0.45	0.50	0.55	0.60	0.65	0.70	0.75
0.15	729	474	325	231	169	126	95	72	55	42	32
0.20	581	378	259	185	135	100	76	58	44	34	25
0.25	496	323	221	158	115	86	65	49	38	29	22
0.30	443	288	198	141	103	77	58	44	34	26	20
0.35	409	266	182	130	95	71	53	41	31	24	18
0.40	387	252	173	123	90	67	51	39	30	23	17
0.45	376	245	168	119	87	65	49	37	29	23	17
0.50	372	242	166	118	86	64	49	37	28	23	16

16.2.4 有比例的等比值比

与第 12 章讨论的优效性试验一样，公式 16.4 和公式 16.7 可以近似等同。我们首先用 OR(w_{or}) 和比例差异(w_p) 重新定义 OR 和比例差异置信区间的半宽。如果 ($p_A - p_B$) 是治疗反应的估计值，而 ($p_{A_L} - p_{B_L}$) 是该反应 95% 置信区间的下限，则 w_p 的定义为：

$$w_p = (p_A - p_B) - (p_{A_L} - p_{B_L}) \quad \text{（公式 16.8）}$$

同样的，使用相同的参数，对于 w_{or}，可得出：

$$1 - w_{or} = OR/OR_L = \frac{p_A(1-p_B)}{p_B(1-p_A)} \Big/ \frac{p_{A_L}(1-p_{B_L})}{p_{B_L}(1-p_{A_L})} \quad \text{（公式 16.9）}$$

因此，公式 16.4 和公式 16.7 可以重写为：

$$n_A = \frac{2\bar{p}(1-\bar{p})Z_{1-\alpha/2}^2}{[(p_A - p_B) - (p_{A_L} - p_{B_L})]^2} \quad \text{（公式 16.10）}$$

$$n_A = \frac{6Z_{1-\alpha/2}^2/(\log OR - \log OR_L)^2}{1 - \sum_{i=1}^{2}\bar{p}_i^3} \quad \text{（公式 16.11）}$$

记住：

$$\frac{6}{\left(1 - \sum_{i=1}^{2}\bar{p}_i^3\right)} = \frac{2}{\bar{p}(1-\bar{p})} \quad \text{（公式 16.12）}$$

而 $\log(OR) \approx 2(OR-1)/(OR+1)$，这对 $0.33 \leq OR \leq 3.00$ 范围内的 OR 成立，因此：

$$\frac{2(OR-1)}{OR+1} \approx \frac{p_A - p_B}{\bar{p}(1-\bar{p})} \quad \text{（公式 16.13）}$$

并且：

$$\log OR_L \approx \frac{p_{A_L} - p_{B_L}}{\bar{p}(1-\bar{p})} \quad \text{（公式 16.14）}$$

假设 $\bar{p}(1-\bar{p}) \approx \bar{p}_L(1-\bar{p}_L)$，其中 $\bar{p}_L = (p_{A_L} + p_{B_L})/2$ 并将公式 16.12、公式 16.13 和公式 16.14 代入公式 16.7，可得：

$$n_A = Z_{1-\alpha/2}^2 \frac{2}{\bar{p}(1-\bar{p})} \left(\frac{\bar{p}(1-\bar{p})}{(p_A - p_B) - (p_{A_L} - p_{B_L})} \right)^2 = \frac{2\bar{p}(1-\bar{p})Z_{1-\alpha/2}^2}{[(p_A - p_B) - (p_{A_L} - p_{B_L})]^2}$$

（公式 16.15）

因此，与优效性试验类似，公式 16.4 和公式 16.7 可以根据偏好交替使用。基于这一特性，我们可以得出：

$$\frac{2\bar{p}(1-\bar{p})Z_{1-\alpha/2}^2}{(w_p)^2} \approx \frac{2Z_{1-\alpha/2}^2}{\left(\log(1-w_{OR})\right)^2 \bar{p}(1-\bar{p})} \quad \text{（公式 16.16）}$$

因此：

$$w_p \approx |\log(1-w_{OR})| \left(\bar{p}(1-\bar{p})\right) \quad \text{（公式 16.17）}$$

用公式 16.17 可以得出表 16.3 的数据。

表 16.3 不同预期平均比例反应的比值比不同宽度 w 值的双侧 95% 置信区间所需的每组样本量

$\bar{p}$	w										
	0.25	0.30	0.35	0.40	0.45	0.50	0.55	0.60	0.65	0.70	0.75
0.05	0.014	0.017	0.020	0.024	0.028	0.033	0.038	0.044	0.050	0.057	0.066
0.10	0.026	0.032	0.039	0.046	0.054	0.062	0.072	0.082	0.094	0.108	0.125
0.15	0.037	0.045	0.055	0.065	0.076	0.088	0.102	0.117	0.134	0.154	0.177
0.20	0.046	0.057	0.069	0.082	0.096	0.111	0.128	0.147	0.168	0.193	0.222
0.25	0.054	0.067	0.081	0.096	0.112	0.130	0.150	0.172	0.197	0.226	0.260
0.30	0.060	0.075	0.090	0.107	0.126	0.146	0.168	0.192	0.220	0.253	0.291
0.35	0.065	0.081	0.098	0.116	0.136	0.158	0.182	0.208	0.239	0.274	0.315
0.40	0.069	0.086	0.103	0.123	0.143	0.166	0.192	0.220	0.252	0.289	0.333
0.45	0.071	0.088	0.107	0.126	0.148	0.172	0.198	0.227	0.260	0.298	0.343
0.50	0.072	0.089	0.108	0.128	0.149	0.173	0.200	0.229	0.262	0.301	0.347

16.2.5 示例 1

我们计划进行一项研究，以估算比较方案和对照方案之间的 OR。两种治疗方法的预期平均反应率为 50%，我们希望将 OR 量化在 ±55% 的范围内（即 $w = 55\%$）。这意味着，如果观察到 OR 为 0.70，我们就可以认为真实 OR 很可能在 0.32~1.56。因此，根据表 16.2，每组所需的样本量为 49。

根据表 16.3，在平均反应率为 50% 的情况下，OR 表中的 $w = 0.55$ 相当于 20% 的半置信宽度。根据表 16.2，20% 的宽度和 50% 的平均反应比例，每组仍然需要 49 例受试者。

16.2.6　对样本量计算中使用的总体效应估计值的敏感性分析

从本书前面讨论的其他类型试验的论点出发，可以通过围绕预期总体反应率构建一个 95% 置信区间来研究基于精度的研究的敏感性。对于该置信区间的每个尾部，我们都可以重新调查试验的精度，以量化其灵敏度。

16.2.6.1　示例 2

假设示例 1 中 50% 的预期反应率是通过对 50 例患者进行试验估算得出的，其 95% 置信区间为 36%~64%。

在绝对风险差异量表中，这些上下限的精度为 19%。这比之前的计算略有改进，因为 50% 给出了最大方差估计值。

在 OR 表上，每个尾数的精度为 56%，比之前观察到的略有下降。

16.3　交叉试验

与书中讨论的其他类型试验一样，建议交叉精确试验的总样本量取平行组试验的单组样本量。

16.4　小　结

对于二分类结局的精确研究，无需估计每个治疗组的反应来估计样本量。可以使用总体估计值来估算试验的精度。对精度的保守估计是假设总体反应为 50%。

（张慧　译，郑仔钰　审）

第 17 章

单臂临床试验的样本量计算

17.1 简 介

本章描述了研究设计为单臂试验且单一二元结局的试验的样本量计算。

文中将介绍在调查零假设的情况下的计算,以及基于更实用的考虑,包括固定总体数量的样本量计算。对于后者,计算将延伸到正态数据。

17.2 单一比例

在具有单一二项反应 π_A 的研究中,根据试验的目的是表明反应大于或小于某些假设值,可以研究两种类型的假设,如下面的零假设(H_0)和备择假设(H_1):

H_0:治疗的绝对风险小于或等于某个预先规定的值($\pi_A \leq \pi_H$)。

H_1:治疗的绝对风险大于某个预先规定的值($\pi_A > \pi_H$)。

或者:

H_0:两种治疗在绝对风险方面具有相同的效果($\pi_A = \pi_H$)。

H_1:两种治疗在绝对风险方面的效果不同($\pi_A \neq \pi_H$)。

即使有两个(或更多)组的试验,我们可能仍然希望研究一个单组的假设。例如,主要终点可能是基于连续数据的主要结局时,我们也可能希望表明,对于特定的不良事件,试验组的事件比例 π_A 可以被证明——在给定的显著性水平,小于一些先验的临床重要绝对风险设定,即 $\pi_A \leq \pi_H$。

我们将重点关注随机对照试验的情况,在这种情况下,需要评估试验的单组,但没有对照组参照,例如评估不良事件(Eypasch et al., 1995)。

研究单一二分类反应的一种方法是获得绝对风险的最佳估计,然后查看该反应的95%置信区间(CI)的上限(或下限,取决于零假设)是否排除了临床重要的风险。本章将集中讨论这种方法。

17.2.1 置信区间计算

在描述样本量计算之前，需要考虑单一二分类反应的置信区间的计算。计算置信区间的方法有很多种（Newcombe，1998a）。在这里，我们将集中讨论两种方法：正态近似法和精确法。正态近似法是计算置信区间最常用的方法，但对于罕见的事件，近似正态可能不成立，而应采用精确法。

17.2.1.1 近似正态

近似正态下，单个比例的置信区间定义为：

$$p \pm Z_{1-\alpha/2} se(p) \quad \text{（公式 17.1）}$$

其中 p 为试验的估计反应，$se(p) = \sqrt{p(1-p)/n}$，$Z_{1-\alpha/2}$ 为标准正态分布的 $(1-\alpha/2)\%$ 点，α 为统计学显著性水平（$\alpha = 0.05$ 给出 95% 置信区间）。这种方法被称为 Wald 法（Newcombe，1998a）。

17.2.1.2 精确置信区间

被描述为"精确"置信区间的置信区间计算也被称为 Clopper-Pearson 置信区间（Clopper et al.，1934；Julious et al.，2012）。这些置信区间是给定样本量（n）和观察到的病例数（k）后，通过将二项分布中的每个尾部概率相加来计算的。因此，单个单元概率可以定义为：

$$Pr(X = k) = \binom{n}{k} p^k (1-p)^{(n-k)} \quad \text{（公式 17.2）}$$

置信区间的下限计算为 p 的最大值，使累积分布的下尾面积不大于 $\alpha/2$。同样，上限计算为累积分布 $\geq 1 - \alpha/2$ 的最小点。形式上，置信区间的最低点被定义为最大值 p_L，使：

$$\sum_{i=0}^{k} \binom{n}{i} p_L^i (1-p_L)^{(n-i)} \leq \alpha/2 \quad \text{（公式 17.3）}$$

而上限定义为最小值 p_U，使：

$$\sum_{i=0}^{k} \binom{n}{i} p_u^i (1-p_u)^{(n-i)} \geq 1 - \alpha/2 \quad \text{（公式 17.4）}$$

另外一种计算精确置信区间的方法是利用二项分布和 β 分布之间的联系（Daly，1992；Julious，2005b）。由此，下限定义为：

$$p_L = 1 - BETAINV(1 - \alpha/2, \ n - k + 1, \ k) \quad \text{（公式 17.5）}$$

上限定义为：

$$p_u = BETAINV(1 - \alpha/2, \ k + 1, \ n - k) \quad \text{（公式 17.6）}$$

其中，α 为统计学显著性水平（$\alpha = 0.05$ 将给出 95% 的置信区间），k 为观察到的事件数，n 为治疗组的样本量，$BETAINV(\cdots\cdots)$ 为 β 分布的累积分布函数。由公式 17.5 和公式 17.6 计算的上限和下限给出总体比例可能在其中的合理值范围。使用 β 分布背后的理论基础比标准正态近似计算更为复杂。然而，在操作上，它们很容易计算，并且可以在大多数统计软件中计算。本章给出的 $BETAINV(\cdots\cdots)$ 表示法取自计算机软件 SAS。

尽管数学理论和命名更复杂，但 F 分布和二项分布之间的联系也可以获得相同的置信区间(Newcombe, 1998a; Daly 1992; Julious, 2005b)。

17.2.2 单侧或双侧

计算单侧置信区间还是双侧置信区间的问题并不简单(Bland et al., 1994)。这取决于我们是希望提供真实值(双侧)的合理范围估计值，还是确信真实值不会超过的值(单侧)。

对于罕见事件，我们通常对单侧置信区间感兴趣，(上)单侧($1-\alpha\%$)界值估计：

$$BETAINV(1-\alpha,\ k+1,\ n-k) \qquad \text{(公式 17.7)}$$

这个单侧置信区间将给出 n 个受试者中给定数量的 k 个事件的比例估计值，真实的总体比例不太可能超过这个估计值。

然而，本章的重点将放在双侧置信区间的估计上，即使用公式 17.5 和公式 17.6。由于我们只对 95% 置信区间的单侧感兴趣，这将相当于一个单侧置信区间，但将 α 设为 2.5%。

17.2.3 样本量计算

要计算预期反应 π_A 对应的样本量，我们希望评估其小于(或大于)假设值 π_H，可以使用以下正态近似结果(Fleming, 1982; Julious et al., 2012)：

$$n=\frac{[Z_{1-\beta}\sqrt{\pi_A(1-\pi_A)}+Z_{1-\alpha/2}\sqrt{\pi_H(1-\pi_H)}]^2}{(\pi_A-\pi_H)^2} \qquad \text{(公式 17.8)}$$

这种样本量计算与用于置信区间的正态近似一致。这里，α 和 β 是整体的 I 类和 II 类错误水平。

另一种结果是：

$$n=\frac{\bar{\pi}(1-\bar{\pi})[Z_{1-\beta}+Z_{1-\alpha/2}]^2}{(\pi_A-\pi_H)^2} \qquad \text{(公式 17.9)}$$

其中，$\bar{\pi}=(\pi_A+\pi_H)/2$。对于 $\pi_A<\pi_H$，公式 17.9 给出了与公式 17.8 相似的结果；但当 $\pi_A>\pi_H$ 时，公式 17.9 给出的样本量略大。

表 17.1 给出了 $\pi_A>\pi_H$ 时用公式 17.8 计算的不同值的样本量。当 $\pi_A<\pi_H$ 时，用 $1-\pi_A$ 代替 π_A，用 $1-\pi_H$ 代替 π_H。

表 17.1 对 $\pi_A > \pi_H$ 的备择假设，90%效能和95%置信区间的正态近似计算单臂试验的单个二分类结局的样本量(用公式 17.8)

π_A	π_H																	
	0.05	0.10	0.15	0.20	0.25	0.30	0.35	0.40	0.45	0.50	0.55	0.60	0.65	0.70	0.75	0.80	0.85	0.90
0.10	264																	
0.15	79	438																
0.20	40	122	589															
0.25	25	59	158	718														
0.30	17	35	74	189	825													
0.35	12	24	43	87	214	912												
0.40	10	17	29	50	97	233	977											
0.45	8	13	20	33	56	105	248	1022										
0.50	6	10	15	23	36	60	111	257	1045									
0.55	5	8	12	17	25	38	62	114	261	1047								
0.60	4	6	9	13	18	26	40	64	115	259	1028							
0.65	3	5	7	10	14	19	27	40	63	113	252	988						
0.70	3	4	6	8	11	14	19	27	40	62	109	240	927					
0.75	2	4	5	6	8	11	14	19	27	38	59	103	222	845				
0.80	2	3	4	5	7	8	11	14	19	25	36	55	94	200	742			
0.85	2	2	3	4	5	7	8	10	13	17	23	33	49	82	171	617		
0.90	1	2	3	3	4	5	6	8	10	12	16	21	28	42	68	137	471	
0.95	1	2	2	3	3	4	5	6	7	8	10	13	17	23	32	51	96	301

利用二项分布，可以由公式 17.10 和公式 17.11 得到检验效能的估计（Korn，1986）：

$$\sum_{j=0}^{q} \binom{n}{j} \pi_A^j (1 - \pi_A)^{(N-j)} \qquad （公式 17.10）$$

如果 q 是 k 的最大整数，则：

$$\sum_{j=0}^{k} \binom{n}{j} \pi_H^j (1 - \pi_H)^{N-j} \leq \alpha \qquad （公式 17.11）$$

表 17.2 给出了由公式 17.10 和公式 17.11 估计的样本量。如表 17.1 所示，对于 $\pi_A < \pi_H$，用 $1 - \pi_A$ 代替 π_A，用 $1 - \pi_H$ 代替 π_H。应当注意，这里 $\pi_A > \pi_H$ 和 $\pi_A < \pi_H$ 并不能给出完全对称的结果。有 7 个实例，其中 $\pi_A > \pi_H$ 计算的样本量略高于 $\pi_A < \pi_H$ 估计的"等效"样本量。这些以 $\pi_A > \pi_H$ 的样本量作为上标项显示。

表 17.2 对 $\pi_A > \pi_H$ 的备择假设，90%效能和5%的双侧显著性水平下利用二项分布估计单臂试验的单个二分类结局的样本量（使用公式 17.10 和公式 17.11）

π_A	π_H																
	0.05	0.10	0.15	0.20	0.25	0.30	0.35	0.40	0.45	0.50	0.55	0.60	0.65	0.70	0.75	0.80	0.85	0.90
0.10	316																	
0.15	102	492																
0.20	55	149	641															
0.25	38	75	183	768														
0.30	27	49	90	212	870													
0.35	18	34	56	103	237	949												
0.40	16	23	39	60	112	255	1021											
0.45	14	20	26	42	66	116	266	1066										
0.50	12	15	20	30	42	70	121	274	1080									
0.55	8	13	16	22	31	44	71	125	273	1082								
0.60	7	10	14	18	22	32	46	72	121	275	1059							
0.65	6	9	11	13	18	24	33	47	69	124	265	1017						
0.70	6	8	10	11	15	18	23	30	46	68	117	252	950					
0.75	5	7	9	9	12	13	17	23	32	44	64	111	231	863				
0.80	5	5	6	8	9	11	14	17	21	31	39	59	99	207	764			
0.85	5	5	6	6	7	8	10	11	15	19	27	36	55	87	180	632		
0.90	5	5	5	5	6	8	9	9	13	14	19	21	32	45	73	143	484	
0.95	5	5	5	5	5	7	7	8	9	10	15	18	25	35	51	100	301	

将表 17.1 与表 17.2 进行等价比较，可以看出公式 17.8 对样本量的估计小于公式 17.10 和公式 17.11。样本量的差异有两个原因。首先，Fisher 精确检验比渐近检验更保守，因此对于给定的显著性水平和检验效能需要较大的样本量。其次，由于二项分布的离散性，我们无法准确地获得I类和II类错误。对于给定的样本量，很容易找到二项分布产生的实际显著性水平和效能。如果将这些实际值代入公式 17.9 中，我们将发现与表 17.1 和表 17.2 类似的结果。

为了完整起见，我们包括了以下公式，其中给出了将反正弦变换[如果 $y = \sin(x)$，则 $x = \arcsin(y)$]应用于假设和预期反应的样本量（Desu et al.，1990）。从这个公式估计的样本量与以前的公式相当。

17.2.3.1 示例1——单个二分类结局的样本量计算

研究人员正在设计一项安慰剂对照试验，以研究治疗抑郁症的新方法。主要终点的样本量为每组 525 例患者。根据使用其他药物治疗相同适应证的经验，试验人群中的不良事件发生率预计约为 50%。所研究的药物预计不良事件发生率较低，约为 40%。研究者希望使用 95% 置信区间（相当于 2.5% 的Ⅰ类错误率）和 90% 的效能证明不良事件发生率小于 50%。

由于 $\pi_A < \pi_H$，我们查找 $1-\pi_A$ 和 $1-\pi_H$，利用公式 17.8 给出的正态近似结果，从表 17.1 中估计 $\pi_H=0.5$ 和 $\pi_A=0.6$ 所需的样本量为 259 例患者。或者，使用二项公布方法和公式 17.10、公式 17.11，表 17.2 估计样本量为 275 例患者。由于样本量小于 525 例被招募患者的样本量，研究者有足够的效能。

计算样本量的"错误"SAS 代码如表 17.3 所示。该程序将迭代，直到第一个整数样本量的效能大于 90%。这种编程方法存在一个有趣的问题。图 17.1 给出了在 $\pi_A=0.40$ 和 $\pi_H=0.50$ 的示例中，不同样本量（250~290 例）的研究效能。从图 17.1 中可以看到对于 263 例患者的样本量如何获得 90% 的效能，但是对于 264 例患者，功率小于 90%。事实上，直到样本量为 275 例，这个样本量及之后的样本量的效能才超过 90%。275 例患者的样本量见表 17.2 以及公式 17.10 和公式 17.11。

表 17.3 使用二项分布计算 $\pi_A > \pi_H$ 备择假设的样本量的示例 SAS 代码

```
data power1;
  do ps = 0.10 to 0.95 by 0.05;
    do p0 = 0.05 to ps - 0.05 by 0.05;
      flag1 = 0; k1 = 0;
        do n = 3 to 2000 by 1 until (flag1 = 1);
        n1 = n; flag2 = 0; k1 = 0;
            do k = 0 to n by 1 until (flag2 = 1);
            prob2 = probbnml(ps, n, k);
            if prob2 gt 0.025 then do;
            flag2 = 1;
            if k ge 1 then do;
            k1 = k - 1;
            prob2a = probbnml(ps, n, k1);
            end;
            if k = 0 then do;
            k1 = 0;
            prob2a = probbnml(ps, n, k1);
            end; end; end;
        prob3 = probbnml(p0, n, k1);
        if prob3 ge 0.90 then do;
        flag1 = 1;
        end; end;
     output;
    end; end;
 run;
```

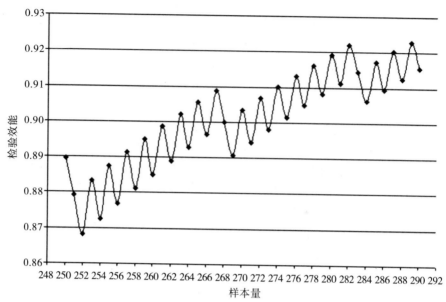

图 17.1 对于给定的样本量,在 $\pi_A = 0.40$ 和 $\pi_H = 0.50$ 的情况下的效能,我们希望通过双侧 95% 置信区间来表明 $\pi_A < \pi_H$

图 17.1 中效能呈"Z"形的原因是由于二项分布的离散性。随着患者的增加,可实现的 I 类错误率可能会下降,这可能意味着达到该显著性水平的能力下降。为了估计表 17.2 中给出的样本量,编写了一个程序以便迭代只会在给定整数样本量时停止,如果样本量大于 10,则所有的功率都大于 90%。表 17.4 给出了这个计算的 SAS 代码示例。

表 17.4 表 17.2 用二项分布计算 $\pi_A > \pi_H$ 备择假设样本量的 SAS 代码

```
data power1;
 do ps = 0.10 to 0.95 by 0.05;

    do p0 = 0.05 to ps - 0.05 by 0.05;
    flag1 = 0; k1 = 0;

      do n = 5 to 2000 by 1 until (flag1 = 10);
      n1 = n; flag2 = 0; k1 = 0;
        do k = 0 to n by 1 until (flag2 = 1);
        prob2 = probbnml(ps, n, k);

        if prob2 gt 0.025 then do;
        flag2 = 1;
        if k ge 1 then do;
        k1 = k - 1;
```

```
            prob2a = probbnml(ps, n, k1);
            end;
            if k = 0 then do;
            k1 = 0;
            prob2a = probbnml(ps, n, k1);
            end; end; end;

            prob3 = probbnml(p0, n, k1);
            if prob3 ge 0.90 then do;
            flag1 = flag1 + 1;
            end;

            if prob3 lt 0.90 and flag1 ge 1 then do;
            flag1 = 0;
            end; end;
        n1 = n1 - flag1 + 1;
        output;
    end; end;
run;
```

17.2.4　重新回顾样本量计算——基于可行性的样本量

17.2.4.1　基于精度的方法

正如在示例 1 中强调的那样，在临床试验中，主要目标通常不是估计单个绝对风险，而是将研究治疗与给定目标和终点的对照治疗进行比较。因此，样本量将根据主要终点进行估算，并且相对于单一绝对风险的目标而言是"固定的"。在这种情况下，目标可能不是证明风险小于某个界值，而是通过置信区间来量化风险可能存在的可能值范围。

对于单一风险，试验的精度可由以下公式估算：

$$w = \frac{Z_{1-\alpha/2}\sqrt{p(1-p)}}{\sqrt{n}} \quad \text{（公式 17.13）}$$

其中 w 被定义为置信区间宽度的一半。在这里，假设 n 和 p 都是已知的。为了估计具有所需精度的样本量，可以使用以下公式：

$$n = \frac{Z_{1-\alpha/2}^2 p(1-p)}{w^2} \quad \text{（公式 17.14）}$$

如果使用精确置信区间，那么我们可以通过以下公式估算出试验的精度：

$$w = (BETAINV(1-\alpha/2, k+1, n-k) + BETAINV(1-\alpha/2, n-k+1, k) - 1)/2$$
$$\text{（公式 17.15）}$$

其中 k 由 $k = pn$ 估算得出。为了估算样本量，我们可以对 n 进行迭代，直到得到对给定 p 有必要精度的样本量为止。

17.2.4.2 确定事件的概率

在临床试验中，当我们希望量化某种风险时，尤其是当这种风险非常罕见（如不良事件）时，上述公式可能并不适用。更合适的计算方法是量化试验中有限（和固定）样本量的事件发生率。

因此，如果某一特定不良事件的风险为 p，那么在 n 个受试者中观察到 k 个或更多不良事件的概率为：

$$p_k = 1 - \sum_{x=0}^{k-1} \binom{n}{x} p^x (1-p)^{(n-x)} \quad \text{（公式 17.16）}$$

17.2.4.3 示例 2——计算观察到不良事件的概率

设计一项 II 期试验，每组患者人数为 100 例。对于研究治疗，正在监测不同预期风险下的一系列不良事件。表 17.5 列出了在不同预期风险下观察到的不同数量不良事件的概率。

从表 17.5 中可以看出，如果不良事件的风险为 1/1000，我们观察到至少 1 个不良事件的概率将小于 10%。另外，对于 1/10 000 的风险，我们观察到至少 1 个不良事件的概率只有 1%。

建议为所有计划中的临床试验绘制一个类似表 17.5 的表格。

如果没有观察到不良事件，表 17.5 中的结果可用于将结果置于某种背景下。这也可以结合"3 大于 n"（$3n$）规则（Eypasch et al., 1995）来进行。$3/n$ 规则给出了观察到零事件时单侧 95% 置信区间的近似上尾，是利用泊松近似法用公式 17.16 得出的。

表 17.5 样本量为 100 例时特定预期风险下观察到特定数量或更多不良事件（k）的概率

k	事件风险					
	0.050 0	0.030 0	0.010 0	0.005 0	0.001 0	0.000 1
1	0.994 1	0.952 4	0.634 0	0.394 2	0.095 2	0.010 0
2	0.962 9	0.805 4	0.264 2	0.089 8	0.004 6	<0.000 1
3	0.881 7	0.580 2	0.079 4	0.014 1	0.000 2	
4	0.742 2	0.352 8	0.018 4	0.001 7	<0.000 1	
5	0.564 0	0.182 1	0.003 4	0.000 2		
6	0.384 0	0.080 8	0.000 5	<0.000 1		
7	0.234 0	0.031 2	0.000 1			
8	0.128 0	0.010 6	<0.000 1			
9	0.063 1	0.003 2				
10	0.028 2	0.000 9				

假设在我们描述的 100 名受试者的试验中,没有观察到特定不良事件的发生。我们在试验方案中指出,对于该不良事件,预计总体风险为 1/2000 = 0.005,因此我们先验地预计观察到至少 1 次不良事件的概率为 0.39。我们可以在讨论结果时强调这一概率。此外,我们还可以指出,根据观察到的试验数据,如果没有观察到预期的不良事件,可以排除 3/100($3/n$) = 0.03 或 3% 或更高的风险。

17.3 有限总体数量

对于任何临床研究结果而言,置信区间的计算都非常重要(Julious, 2019)。95%置信区间的定义是:根据样本估算出的区间,有95%的把握认为真实的总体值会在该区间内。因此,它提供了一个围绕相关估计值的反应范围,以帮助评估真实效果(Sahai et al., 1996)。

在临床研究中,我们会遇到总体数量有限的情况。例如,在全科医生的临床审计中,研究人员可以查看哮喘患者的病历,以评估为患者开具的哮喘药物处方。在这里,研究对象是该诊所的所有哮喘患者。因此,研究人员可以查阅所有哮喘患者的临床记录,或者直接从这些患者中抽取样本,因为这样就能为研究问题提供足够的信息。这个样本反过来又会为总体(这里是指诊所里的所有哮喘患者)提供相关参数的估计值。

临床研究中也会出现同样的情况。例如,在对多中心试验进行实地考察时,研究人员可以检查输入病例记录表的数据与临床记录之间是否存在转录错误。同样,对于以学校为基础、以儿童缺课为主要结果的干预措施,研究人员可以对照原始数据来源(学校登记册)检查试验记录。在这两个例子中,总体都是研究对象,为了估算出错误的数量,研究人员可以查看试验中所有人员的所有记录,或者抽取样本以估计总体反应。

在本章中,我们将首先介绍置信区间估计的标准方法,然后将其延伸到有限样本。接下来,我们通过临床数据管理中的一个实例来应用这些方法。

17.3.1 示 例

在计划对数据库中的非关键数据进行质量控制(QC)检查时,事先假定可观察到的错误率为0.5%。

在进行 QC 检查时,我们可以对数据库中的所有数据进行 100% 抽样,以评估错误的比例。因为这是非关键数据,我们可以节约资源抽取样本,并由此估算出错误的比例。然后，只有在这个样本不可靠时，才从数据库中抽取更大的样本。

在本例研究中，我们主要关注的是排除最坏情况下的错误率，因此我们希望计算出事件发生率的置信区间，并根据置信区间的上限对最坏情况下的错误率估计值进行评估。

17.3.1.1 忽略有限总体数量的示例

在对非关键数据数据库进行 QC 的计划中，我们假定错误率为 0.5%。我们的主要兴趣是排除最坏情况下的错误率，因此我们希望使用 β 分布简单计算单侧置信区间上限。

表 17.6 举例说明了在不同样本量下，错误率为 0.5% 时可能出现的结果及其相应的置信区间上限。在这里，我们忽略了一个事实，即抽取样本的总体数量是有限的。

表 17.6 不同样本量下质量控制中观察到的错误比例的置信区间(CI)

错误数量	样本量	点估计(%)	单侧 95% CI(%) 上限
1	200	0.50	2.35
3	600	0.50	1.29
5	1000	0.50	1.05
10	2000	0.50	0.85
30	6000	0.50	0.68
40	8000	0.50	0.65
50	10 000	0.50	0.63
125	25 000	0.50	0.58
250	50 000	0.50	0.56
500	100 000	0.50	0.54
1250	250 000	0.50	0.52

17.3.2 计算有限总体的方法

17.3.2.1 正态近似法

计算二分类反应的置信区间时，考虑到样本量 n 实际上是从有限样本量 N 中抽取的，可以使用正态近似法估计置信区间的上下限(Julious, 2019)：

$$p \pm Z_{1-\alpha/2}\sqrt{\frac{p(1-p)}{n}}\sqrt{\frac{N-n}{N-1}}$$

（公式17.17）

对于标准的95%置信区间估计，将公式17.17与公式17.1进行比较是有意义的。右侧附加项的作用是缩小置信区间。这样，在 $n = N$ 的极端情况下，即抽取100%的样本时，由于 p 是总体估计值，因此不存在误差。

17.3.2.2 β分布

如果使用β分布来估计置信区间，则可以估计置信区间的下限为（Julious, 2019）：

$$\frac{k}{n}\left(1 - \sqrt{\frac{N-n}{N-1}}\right) + (1 - BETAINV(1-\alpha/2, n-k+1, k))\sqrt{\frac{N-n}{N-1}}$$

（公式17.18）

上限为：

$$\frac{k}{n}\left(1 - \sqrt{\frac{N-n}{N-1}}\right) + (BETAINV(1-\alpha/2, k+1, n-k))\sqrt{\frac{N-n}{N-1}}$$

（公式17.19）

根据公式17.18和公式17.19计算出的上限和下限是考虑到获得估计值的样本实际上是总体数量 N 的一部分（n/N）后，总体流行率在一定范围内的可信值。

从有限样本中抽取的比例 r 更容易理解，其定义为：

$$r = \frac{n}{N}$$

（公式17.20）

因此，利用 r 可以估计出置信区间的下限为：

$$\frac{k}{n}\left(1 - \sqrt{\frac{(1-r)n}{n-r}}\right) + (1 - BETAINV(1-\alpha/2, n-k+1, k))\sqrt{\frac{(1-r)n}{n-r}}$$

（公式17.21）

上限为：

$$\frac{k}{n}\left(1 - \sqrt{\frac{(1-r)n}{n-r}}\right) + (BETAINV(1-\alpha/2, k+1, n-k))\sqrt{\frac{(1-r)n}{n-r}}$$

（公式17.22）

根据公式17.19，可以得出上限的单侧置信区间为：

$$\frac{k}{n}\left(1 - \sqrt{\frac{N-n}{N-1}}\right) + (BETAINV(1-\alpha, k+1, n-k))\sqrt{\frac{N-n}{N-1}}$$

（公式17.23）

用 r 表示则变为：

$$\frac{k}{n}\left(1 - \sqrt{\frac{(1-r)n}{n-r}}\right) + (BETAINV(1-\alpha, k+1, n-k))\sqrt{\frac{(1-r)n}{n-r}}$$

（公式17.24）

本章将集中讨论使用 β 分布的方法。

17.3.2.3 计算有限总体数量的示例

同样是对非关键数据数据库进行 QC，假设我们实际抽取了 10% 的样本，那么 $r=0.1$。对于相同的样本量和同前的预期 QC 错误率（0.5%），表17.7 举例说明了可能的结果。

表17.7 不同样本量（占总样本量的比例 $r=0.1$）的质量控制中观察到的固定错误比例的置信区间（CI）

错误数量	样本量	点估计(%)	单侧95% CI(%)上限	
			标准总体估计值	固定总体数量估计值
1	200	0.50	2.35	2.26
3	600	0.50	1.29	1.25
5	1000	0.50	1.05	1.02
10	2000	0.50	0.85	0.83
30	6000	0.50	0.68	0.67
40	8000	0.50	0.65	0.63
50	10 000	0.50	0.63	0.62
125	25 000	0.50	0.58	0.57
250	50 000	0.50	0.56	0.55
500	100 000	0.50	0.54	0.54
1250	250 000	0.50	0.52	0.52

假设表中第3行显示的是我们在 QC 中观察到的结果。我们抽取了 1000 个样本，发现了 5 个错误，最佳估计错误率为 0.5%。但从置信区间来看，我们有 95% 的把握确定错误率不低于 1.02%。

由于我们感兴趣的是错误率可能有多高的估计值（这就需要采取措施），因此我们只引用了单侧置信区间的上限。没有引用双侧置信区间是因为我们对错误率可能有多低的估计值并不感兴趣。

在表 17.7 中，我们重复了表 17.6 中给出的标准总体估计值的结果。请注意，有限总体估计值的置信区间比总体估计值的置信区间要窄。这是因为在计算总体估计结果时，忽略了样本量取自有限总体这一宝贵信息。然而，随着样本量的增加，这两种方法之间的差异就不那么明显了。

不使用固定总体估计结果的后果（基于置信区间）可能是错误率会被夸大，从而导致不必要的进一步研究。

需要考虑的一个问题是，10% 的样本是否合理。如前所述，如果样本量为 1000，错误率为 0.5%，那么就可以说我们有把握总体真实错误率不低于 1.02%。显然，如果样本占总体的比例更大，样本量就会更大，因此精度也会更高。

图 17.2 给出了不同取样比例（$r = n/N$）下样本估计值的精度，假设观察到的 QC 错误率为 0.5%，总体数量为 10 000。这个示例中可以看到，在抽取约 10% 的样本之前，估计值的精度下降很快。之后，精度会以缓慢的速度下降，直到我们抽取 100% 的样本。

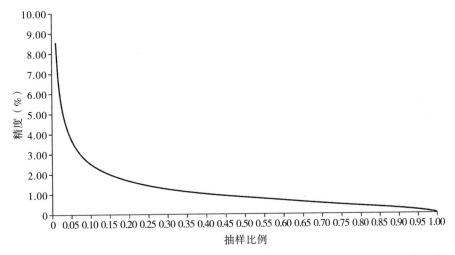

图 17.2 假设总体数量为 10 000，质量控制错误率为 0.5%，按抽样比例计算的精度百分比

图 17.3 重新考虑了相同总体数量和 QC 率下的问题。该图给出了取样比例每增加 0.01 时的精度增益。精度增益以所测精度的绝对增益来衡量，根据公式 17.23 估计给定样本量 n 的置信区间宽度，并将其与样本量为 $n-1$ 的置信区间宽度相减。

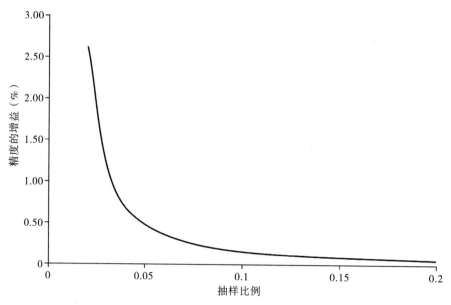

图17.3 假设总体数量为10 000,质量控制错误率为0.5%,按抽样比例计算的精度增益

图17.3中同样可以看到,在抽取10%左右的样本之前,精度会有所提高,之后就没有明显的提高了。

17.3.2.4 延伸到正态结局的计算

需要注意的是,本章的结果不仅适用于二分类数据。如果要从 N 例患者的有限总体中抽取 n 例样本来估计均值,那么本章中的正态近似计算可以进行延伸。如果平均值估计为 $\bar{x}$,相应的标准误为 $\sigma/\sqrt{n}$,那么95%的置信区间为(Julious,2019):

$$\bar{x} \pm Z_{1-\alpha/2}\sqrt{\frac{\sigma}{n}}\sqrt{\frac{N-n}{N-1}} \qquad (公式17.25)$$

其中,α 是统计学显著性水平($\alpha=0.05$ 将给出95%的置信区间),Z 是 α 的标准正态值。

该计算与二分类数据一样,是对以下总体估计置信区间的延伸:

$$\bar{x} \pm Z_{1-\alpha/2}\sqrt{\frac{\sigma}{n}} \qquad (公式17.26)$$

17.4 样本量的计算

到目前为止，我们只是简单地讨论了数据库中抽样比例的样本量。如果我们希望得到的是一个具有适当精度的点估计值，那么这种方法所需的样本量可能会大于所需的精度。传统的样本量计算方法是计算试验所需的患者人数，而临床审计则不同，样本量估计过高（或过低）都不存在伦理问题。然而，进行 QC 需要时间，不恰当的样本量可能会导致本可能用于其他地方的资源被浪费在 QC 上。

在本节中，我们将简要介绍样本量的计算方法，以满足有限总体的精度要求。

17.4.1 忽略有限总体数量的标准方法

要计算获得给定精度 w（定义为置信区间宽度的一半）的样本量，对于给定预期反应 p 的双侧置信区间，我们可以使用：

$$w = (BETAINV(1-\alpha/2, k+1, n-k) + BETAINV(1-\alpha/2, n-k+1, k) - 1)/2$$

（公式 17.27）

我们可以迭代计算 n，直到得到一个对给定 p 有必要精度的样本量。我们可以根据 $k = pn$ 估算 k。这种方法被称为基于精度的样本量估算方法。

单侧置信区间的等效结果是：

$$w = BETAINV(1-\alpha, k+1, n-k) - k/n$$

（公式 17.28）

17.4.1.1 忽略有限总体数量的示例

我们希望对临床数据库进行 QC，预计错误率约为 0.5%，但希望得到精度为 1% 的反应估计值。这里的精度将以单侧 95% 置信区间来评估。根据公式 17.28，样本量估计为 432 例。

17.4.2 计算有限总体数量的方法

要计算在给定预期反应 p 的情况下获得给定精度 w 的样本量，可以使用：

$$w = \left((BETAINV(1-\alpha/2, k+1, n-k) + BETAINV(1-\alpha/2, n-k+1, k) + 1) \sqrt{\frac{(1-r)n}{n-r}} \right)/2$$

（公式 17.29）

其中，$k=pn$，对 n 进行迭代，直到得到给定 p 的样本量。

单侧置信区间的等效结果是：

$$\frac{k}{n}\left(1-\sqrt{\frac{(1-r)n}{n-r}}\right)+(BETAINV(1-\alpha,\ k+1,\ n-k))\sqrt{\frac{(1-r)n}{n-r}}$$

（公式 17.30）

同样，对于双侧置信区间，也可以根据公式 17.28 和公式 17.30 估计出样本量。

在这些示例计算中，只考虑了 95% 置信区间的精度计算，但计算结果可以延伸到其他试验目标和置信水平。

17.4.2.1 计算有限总体数量的示例

重复前面的 QC 示例，但我们现在希望考虑到临床数据库的数据点数量有限，只有 5000 例。

根据公式 17.30，样本量估计为 409 例，略低于实际数据库的 10%。

17.5 小　结

可以对单一二分类结果的样本量进行估算，以检验观察到的反应小于（或大于）假设值这一零假设。如果希望以给定的精度估计反应，也可以对试验进行计算。

在考虑单臂试验时，通常已根据其他试验目标确定了样本量计算方法。在这种情况下，可以根据固定的样本量进行计算，这样可以提供更多信息。

单臂试验的计算也可应用于总体数量有限的情况，目标是估计有限总体中的事件发生率。本章所举的例子就是希望估算数据库质量控制检查中的错误率。所述方法也可用于临床审计和审查。

（张慧　译，郑仔钰　审）

第 18 章

自适应设计临床试验的样本量计算

18.1 简 介

临床试验的患者招募通常在一段时间内进行,从而在整个试验期间稳定地积累数据。进行试验的传统方法是在研究之前计算单个固定样本量,并在进行任何正式分析之前收集所有受试者的数据。

在进行临床试验后,如果得出不拒绝原假设的结论则难免令人失望,不是因为研究治疗未达预期效果,而是因为基本的试验假设不正确(围绕试验变异性和反应率等方面)。

出于伦理和经济原因,适应性设计方法已经发展到能够在一系列中期分析中检查数据。目的是根据观察到的数据对研究设计进行调整,无论是重新估计样本量,还是在有足够证据得出确定结论后立即停止试验招募。

表 18.1 说明了样本量计算中的问题。从表面上看,有很多数据可以作为样本量计算的基础,因为有 20 项研究可用。假设计划中的研究对象是欧洲的儿科人群。

表 18.1 来自 20 项随机对照试验安慰剂数据的基线人口统计学数据和方差

人群	总体		欧洲		北美	
	s_p^2	df	s_p^2	df	s_p^2	df
所有人群	55.03	1543	50.48	50	55.19	1493
成人	58.59	312	51.58	42	59.70	430
成人/老年人	55.66	1041	44.71	8	55.74	1033
儿童	46.09	85			46.09	85
老年人	45.54	105			45.54	105

这个例子说明了样本量计算的问题,因为它们可能会让你面临一个棘手的问题。假设目前正在设计一项研究,以解决特定人群的证据不足的问题。设计研究是希望有一个高的试验质量以获得方差估计等,进而更好地估计样本量。然而,如果在这个人群中已经有高质量的试验,就没有必要进行这项

研究了。因此，根据临床研究的性质，常常存在不理想的信息作为研究设计的基础。

表 18.2 给出了一个例子，似乎一切都是正确的，但研究仍然没有像希望的那样得出试验结果。该研究是一项生物等效性试验，在第 9 章中已经描述了这些方法。为了使本研究能够得出生物等效性的结论，浓度－时间分布曲线下面积（AUC）和最大浓度（Cmax）的 90% 置信区间（CI）需要完全包含在范围（0.80~1.25）内。这是 Cmax 的情况，但不幸的是，AUC 不是这样，因此研究未能显示生物等效性。

平均比值的点估计值 1.10 和 1.05，支持人们相信该研究应该能够显示生物等效性。变异系数（CV）用于在对数尺度上分析数据时评估变异性，估计的自由度相对较少（28），大于 30%；假定本研究有样本量计算。这又导致了广泛的置信区间，包括（0.80，1.25）。该研究需重复进行，而这又增加了成本和研发时间。

这项研究激发了许多学者的兴趣，因为其提出了一些问题来调查如何适应所遇到的问题，包括允许研究设计中使用的不精确估计——这是作者博士论文的主题（见第 3 章），或者通过自适应解决，这是本章的主题。

本章将首先介绍自适应设计的概念，然后给出样本量计算的方法，这允许在研究中进行中期分析和样本量重新估计。本章的重点是在计划的研究中只有一个中期分析的情况。

表 18.2　生物等效性案例研究

	例数	比值	90%CI	CV%
AUC	45	1.10	(0.94, 1.29)	47
Cmax	47	1.05	(0.92, 1.21)	41

18.2　自适应设计

对可变性不精确估计问题的一个解决方案是采用自适应设计方法（Julious，2004a）。其优势在于允许在实际进行过程中改变或停止研究。这样，在研究完成并进行最后分析时，就不会是首次遇到任何意想不到的情况。对于这样的设计，有两种方法可以采用。

1. 采用成组序贯试验设计，其中每组的样本量是固定的，但中期分析在每次分析时决定停止试验以确定成功或失败，或纳入另一个队列。

2. 在固定的中期分析中，对用于估计样本量的参数进行重新估计，如正态数据的方差，并相应地调整样本量。

18.2.1 案例研究

研究结束后不久，完成了表 18.2，提出了一项药物相互作用研究。从药代动力学的角度来看，研究化合物（I）可能与地西帕明（D）存在相互作用，因此计划进行体内研究。无效应标准，用于确定与单独使用地西帕明（μ_D）相比，添加研究化合物是否对探索药物地西帕明（μ_{D+I}）的药物暴露有任何影响，在对数尺度上为 24%。因此，试验的零假设和备择假设为：

H_0：$\mu_{D+I}/\mu_D \leq 0.76$ 或 $\mu_{D+I}/\mu_D \geq 1.30$。

H_1：$0.76 < \mu_{D+I}/\mu_D < 1.30$。

在这里，"标准"的 20% 生物等效性界值没有作为先验使用，因为默认范围（0.76~1.30）的较大裕度足以宣布没有生物等效性。同样，只有在无效界值范围内无影响，才能宣布无影响。

在设计研究时，一个明显的问题是，在先前的研究中观察到地西帕明的药代动力学变异性差异很大，3 项研究的 AUC 的 CV_w 分别为 14%、27% 和 39%。对于观察到的各种变异性，没有明确的理论基础，因此这些变异性都不能被忽视。这引出了使用什么方差来估计样本量的问题，因为 $CV_w=39\%$ 将导致样本量估计值接近 $CV_w=14\%$ 的 5 倍。

为了克服这一特殊问题，可以采用两阶段组序贯设计。这种方法的优点是，组序方法允许对来自一组受试者的数据进行中期分析，从而可以决定是停止试验以确定成功还是失败，还是招募第二组受试者。为了允许进行中期分析，应使用适当的统计学方法将研究的总体 I 类错误率保持在 5%。成组序贯试验的概念见图 18.1。

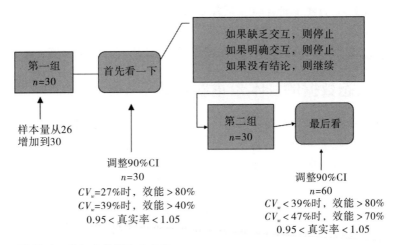

图 18.1 成组序贯试验示意图

对于案例研究，计算基于两个单侧检验，Ⅰ类错误率为5%，无效应范围为24%，即0.76~1.30。计算组样本量时，假设真实的组平均率和CV_w分别为27%和39%，即每个队列的样本量为30名受试者。为了确保30名受试者有效，计划每个队列纳入34名受试者。

一个实用的决定是选择CV_w来计算样本量。前3项研究的综合估计CV_w为28.5%。然而，对于正在计划的研究，决定只使用27%和39%两个观察值。

该案例研究强调了将适应性设计应用于生物等效性研究的主要优势。在这个例子中，招募工作由申办者控制，研究对象以申办者确定的比例被招募和登记到一个单一的中心。结果是，分析的计划很简单，因为它们是按照预先设定的时间线进行的，即知道受试者何时被招募以及何时进行分析。

由于招募是由申办人控制的，因此暂停受试者招募，直到完成中期分析。如果招募没有停止，而是在进行中期分析期间继续进行，就会出现逻辑和统计方面的问题。此外，中期分析的终点与最终分析的终点相同。显然，如果不是这样，就会有一定程度的并发症。例如，如果使用了替代药物，或者可能测量了相同的主要结果，但是在不同的时间点进行评估。

该方法的缺点来自事后科学的精确应用。当一切都按照计划进行时——我们看到的均值差和方差与预期一致，有一种观点认为，可能会招募过大的样本量，对于示例来说，可能会增加30%。值得注意的是，在大量的研究中，这种节省可能并不适用，因为非适应性设计的失败研究可能不得不重复进行，而在适应性设计中，则可以选择招募第二个队列。

案例研究是一个非常基础的例子，但说明了自适应设计的效用。本章将讨论不同情况下的样本量计算，从样本量重新估计开始。

18.3 正态数据的样本量重新估计

所有临床研究都应提供样本量依据。可以认为，在实际情况下，应该对所有试验进行样本量重新估计。样本量的重估可以在不考虑治疗分配的情况下进行，并且不会增加错误地宣布统计学显著差异的风险（增加Ⅰ类错误）。

国际协调会议（ICH）的统计原则指南（E9）指出（ICH，1998）：

"在长期试验中，通常会有机会检查基于原始设计和样本量计算的假设。试验规范是否根据初步和（或）不确定的信息制定，这一点尤为重要。对盲法数据进行的中期检查可能会显示总体反应差异、事件发生率或生存经验与预期不同。调整后的样本量可以使用适当调整的假设来计算，并应在方案修订和临床研究报告中证明和记录。应解释为保持盲法而采取的步骤以及对Ⅰ类错误和置信区间宽度造成的影响（如果有的话）。应尽可能在方案中计划好重新估计样本量的潜在需要。"

如果在试验开始前方差估计不准确，可以在研究期间的某个时间点重新评估样本量。

一个简单的解决方案是让独立的第三方以非盲的方式对数据进行分析，并提供对方差的重新估计。严格来说，这种方案可能没有问题。然而，如果试验中只有两组，就可能存在问题，因为总体变异已知。

变异来源	DF	SS	MS
组间	xx	xx	xx
组内	xx	xx	xx
总计	xx	xx	

如果第三方为研究团队提供组内变异进行样本量重新评估。

变异来源	DF	SS	MS
组间	xx	xx	xx
组内	xx	xx	xx
总计	xx	xx	

然后，通过了解组内变异和总变异，就可以估计组间效应。

变异来源	DF	SS	MS
组间	xx	xx	xx
组内	xx	xx	xx
总计	xx	xx	

如果有两个以上的治疗组，这个问题可能就不那么令人担忧了。

进行盲法样本量计算的过程相对简单。如果方差估计 $\hat{\sigma}^2$ 从两个组组合计算，将高估组内真实方差 σ^2。如果治疗方法大不相同，情况更是如此。这也是一种高度保守的方法，导致比必要的样本量更大。

对于样本量重新评估，我们将总方差定义为：

$$E(\hat{\sigma}^2) = \sigma^2 + \frac{n}{2(2n-1)}(\mu_1 - \mu_2)^2 \approx \sigma^2 + \left(\frac{\mu_A - \mu_B}{2}\right)^2 \quad \text{（公式 18.1）}$$

假设处理效果按照原始样本量 $\mu_1 - \mu_2 = d$，则组内方差 σ^2 为：

$$\hat{\sigma}^2 - \left(\frac{d}{2}\right)^2 \quad \text{（公式 18.2）}$$

在进行样本量重新估计时,惯例是采用以下程序进行某种形式的限制性样本量重新估计:

1. 取相同大小的初始估计值,如 n。
2. 在一定比例的受试者被纳入后(如 $n/2$),重新计算样本量 n_1,使用相同的样本量标准:Ⅰ类错误、检验效能和效应量。
3. 重新估计的样本量取最大值(n, n_1)。

方差的估计可以通过第三方非盲分析进行,也可以采用盲法估计方差,使用样本量计算中使用的组间差异,并将其从总方差中去除,以获得组内方差的估计。

请注意,没有通过减少样本量来保护Ⅰ类错误,因为没有限制,Ⅰ类错误可能会增加。为了解释原因,假设我们的试验有一个中期分析,这样数据会被收集为两部分(Ⅰ和Ⅱ),而不受样本量的限制。

如果第Ⅰ部分的估计方差低于计划的试验,那么将减少第Ⅱ部分收集的数据量。相反,如果第Ⅰ部分估计的方差比计划的大,则增加样本量。

现在用标准统计学方法进行最后的分析,忽略样本量的重新估计,对数据变异性的估计是偏小的。

• 如果第Ⅰ部分中观测到的方差很小,则通过减少第Ⅱ部分中的数据量来增加它的重要性。

• 如果观测到第Ⅰ部分碰巧有较大的方差,则通过增加第Ⅱ部分的数据量来降低它的权重。

这意味着总体方差的估计是偏小的,并且Ⅰ类错误被夸大了。因此,如果使用"受限"的方法,并在实际方差与先验方差相同时观察过程的特征,当观察到的方差很大时,我们仍然存在降低第Ⅰ部分数据权重的问题。但是,当第Ⅰ部分数据中观察到的方差较小时,则给予第Ⅱ部分数据相同的权重。因此,如果观察到的方差很小,那么对总体方差估计的影响就不像在另一个方向上那样极端,因为使用了相等的权重(使用原始大小 n),如果观察到的方差很小,那么我们就消除了"一半"问题。

对样本量重新估计进行限制可以减少但不能完全消除Ⅰ类错误。假设我们通过在样本量计算中使用的组间差异估计了组内方差。

因此,在盲法样本量重估中,如果观测到的位置参数——样本均值——之间的间隔大于计划时,则方差将被高估,样本量将增加;而如果它更小,估计的方差将更低,将使用更小的总体样本量。因此,在零假设下,在有限的方法下,样本量将保持不变。同样,在零假设下,如果均值差很大,我们会忽略第Ⅰ部分;如果它很小,就夸大了第Ⅰ部分,所以这有减少Ⅰ类错误的效果。

在正在设计研究的方案中进行规划时,在样本量计算中有两个方差被认为是先验方差，即表 18.3 中定义的 σ^2 和 s_1^2。

表 18.3 内部预试验的方案样本量计算中的方差

变量	定义
σ^2	主要结果的假定总体方差
s_1^2	内部预试验的估计方差被假设从方差为 σ^2 的总体中抽样获得，假设 s_1^2 的分布是一个自由度为 k 的卡方分布：$$\frac{ks_1^2}{\sigma^2} \sim \chi_k^2$$ k 与内部预试验的样本量有关

假设每组治疗间分配平均，该研究的每组样本量为：

$$n_A = \frac{2\sigma^2(Z_{1-\alpha/2} + Z_{1-\beta})^2}{d^2} \quad \text{（公式 18.3）}$$

然而，内部预试验的样本量将使用 s_1^2：

$$n_A^* = \frac{2s_1^2(Z_{1-\alpha/2} + Z_{1-\beta})^2}{d^2} \quad \text{（公式 18.4）}$$

调整后的样本量为：

$$n_1 = \max(n_A^*, n_A) \quad \text{（公式 18.5）}$$

在研究开始前编写方案时，关于这些计算有以下 3 个要点需考虑：

1. 如前所述，估计方差 s_1^2 是从方差为 σ^2 的总体中抽样获得的。
2. 如果 $s_1^2 \geq \sigma^2$，则样本量将增加。后续患者的方差预计为 σ^2，因此检验效能估计过高。
3. 如果 $s_1^2 < \sigma^2$，则样本量将按方案计算，数量不会增加。同样，预计后续患者的方差为 σ^2，检验效能将与方案中的计划一致。

图 18.2 说明了样本量和检验效能将如何受到内部效能的影响。由于计划进行内部预试验，这样做的结果使目前的检验效能比未考虑内部预试验时更大。

理论上讲，当计划内部预试验时，给定试验的平均检验效能（AP）为：

$$\text{AP} = P(s_1^2 \geq \sigma^2)\Phi\left(\sqrt{\frac{d^2(n_A \mid s_1^2)}{2\sigma^2}} - Z_{1-\alpha/2}\right) +$$

$$P(s_1^2 < \sigma^2)\Phi\left(\sqrt{\frac{d^2(n_A \mid \sigma^2)}{2\sigma^2}} - Z_{1-\alpha/2}\right) \quad \text{（公式 18.6）}$$

由于样本量重新计算的限制，公式右侧将等于预先指定的检验效能水平，例如 90%，因为这里的检验效能是基于总体方差的，因此：

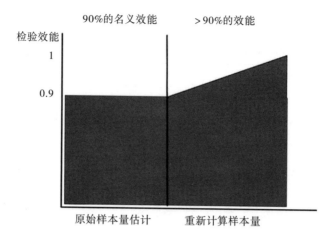

图18.2 计划内部预试验的样本量和检验效能示意图

$$AP = P(s_1^2 \geq \sigma^2) \Phi\left(\sqrt{\frac{d^2(n_A \mid s_1^2, \sigma^2)}{2\sigma^2}} - Z_{1-\alpha/2}\right) + P(s_1^2 < \sigma^2) 0.90$$

（公式18.7）

在中期，样本量增加的比例可以从 $P(s^2 > \sigma^2)$ 估计出来，因为只有当新估计的方差 s^2 大于原始估计的 σ^2 时，试验的规模才会增加。当 $\frac{ks^2}{\sigma^2} \sim \chi_k^2$ 时，可以证明：

$$P(s_1^2 > \sigma^2) = P\left(\frac{s_1^2}{\sigma^2} > 1\right) = P\left(\frac{s_1^2}{\sigma^2} > k\right) = P(\chi_k^2 > k) \quad \text{（公式18.8）}$$

18.3.1 内部预试验的样本量——假设方差已知

如果假设试验开始时的方差是已知的，则平均检验效能为：

$$AP = P(s_1^2 \geq \sigma^2) E(1-\beta \mid s_1^2, (1-\beta)_1) + P(s_1^2 < \sigma^2) E(1-\beta \mid \sigma^2, (1-\beta)_0)$$

（公式18.9）

因此：

$$AP = P(\chi_k^2 \geq k) E(1-\beta \mid s_1^2, (1-\beta)_1) + P(\chi_k^2 < k) E(1-\beta \mid \sigma^2, (1-\beta)_0)$$

（公式18.10）

$$AP = P(\chi_k^2 \geq k) \int_{P(s_1^2 \geq \sigma^2)}^{1} (1-\beta \mid s_1^2, (1-\beta)_1) ds_1^2 + P(\chi_k^2 < k) \int_{0}^{P(s_1^2 < \sigma^2)} (1-\beta \mid \sigma^2, (1-\beta)_0) d\sigma^2 \quad \text{（公式18.11）}$$

$$\mathrm{AP} = P(\chi_k^2 \geqslant k) \int_{P(s_1^2 \geqslant \sigma^2)}^{1} (1-\beta \mid s_1^2, (1-\beta)_1) ds_1^2 + P(\chi_k^2 < k)0.90$$

（公式 18.12）

公式 18.13 左侧的积分可以用下面的结果进行数值求解：

$$\frac{1}{998} \sum_{p=P(s_1^2 \geqslant \sigma^2)}^{0.998} \left[\left(\sqrt{\frac{n_A d^2 \chi_{p,k}^2}{2s_1^2 k}} - Z_{1-\alpha/2} \right) + \left(\sqrt{\frac{n_A d^2 \chi_{p+001,k}^2}{2s_1^2 k}} - Z_{1-\alpha/2} \right) \right] \times 0.0005$$

（公式 18.13）

然后将积分乘以 $P(\chi_k^2 \geqslant k)$。如果用 t 统计量代替 Z 统计量，就变成了：

$$\frac{1}{998} \sum_{p=P(s_1^2 \geqslant \sigma^2)}^{0.998} \left[\left(\sqrt{\frac{nd^2 \chi_{p,k}^2}{2s_1^2 k}} - t_{1-\alpha/2, n_A(r+1)-2} \right) + \right.$$
$$\left. \left(\sqrt{\frac{nd^2 \chi_{p+001,k}^2}{2s_1^2 k}} - t_{1-\alpha/2, n_A(r+1)-2} \right) \right] \times 0.0005 \quad \text{（公式 18.14）}$$

图 18.3 说明了如何用公式 18.13 或公式 18.14 简化公式 18.12。这是由于图的右侧实际上是从研究中的检验效能，即示例中的 0.90 变为 1（或实际上是 1），因此对于图的右侧，AP 可以估计为 0.95。若定义 $p = P(\chi_k^2 \geqslant k)$，则 AP 为：

$$\mathrm{AP} \approx \frac{p(1+\text{效能}) + 2(1-p)\text{效能}}{2} \quad \text{（公式 18.15）}$$

反过来，如果我们设 $p \approx 0.5$，则 AP 可进一步估计为：

$$\mathrm{AP} \approx \frac{1 + 3\text{效能}}{4} \quad \text{（公式 18.16）}$$

从公式 18.15 中，通过将 AP 设置为研究所需的名义检验效能值，例如 AP = 0.90，我们可以重写公式，为样本量计算提供初始研究的"检验效能"，

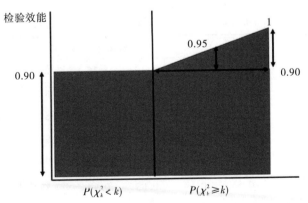

图 18.3 如何简化样本量重新估计的研究检验效能的说明

从而确保研究的检验效能处于名义水平。因此，可调整初始检验效能（IP），以确保检验效能在总检验效能的90%左右：

$$\text{IP} \approx \frac{\left[效能 - \frac{p}{2}\right]}{2 - p} \qquad （公式 18.17）$$

若设 $p \approx 0.5$，则 IP 可进一步估计：

$$\text{IP} \approx \frac{4[效能 - 0.25]}{3} \qquad （公式 18.18）$$

18.3.2 有限样本量的样本量重估计

这些计算假设无论方差增加多少，样本量都会增加。因此，即使样本方差只是稍微增大，样本量仍然会增加，但这种情况是不符合实际的。例如，研究小组可能会决定，如果样本量的增加估计小于5%，则不增加样本量。

如果将 λ 作为样本量不增加的增量，当 $\lambda > 1$ 时，决策规则变为：

$$n_1 = \max(n_A^*, \lambda n_A) \qquad （公式 18.19）$$

因此，增加样本量的概率变为：

$$p = P(s^2 > \sigma^2) = P\left(\frac{s^2}{\sigma^2} > \lambda\right) = P\left(\frac{ks^2}{\sigma^2} > \lambda\right) = P(\chi_k^2 > \lambda)$$

$$（公式 18.20）$$

我们可以使用公式18.15来量化不同 λ 值（1.00、1.05、1.10 ~ 1.30）的 AP。

表18.4给出了不同名义检验效能和 λ 在试验设计阶段的预期检验效能。可以看出，$\lambda = 1$ 时的预期检验效能大于计划检验效能，而 λ 的其他值较低。

表18.5是表18.4的补充，给出了估计研究样本量的名义检验效能，通过对样本量的重新估计，得出了计划检验效能。

表18.4 对样本量重估的不同 λ 和自由度（k）进行规划时不同名义检验效能的预期检验效能

k	检验效能	方差比（$\lambda = s_1^2/\sigma^2$）						
		1.00	**1.05**	**1.10**	**1.15**	**1.20**	**1.25**	**1.30**
25	0.80	0.85	0.84	0.83	0.83	0.82	0.81	0.81
25	0.85	0.88	0.88	0.87	0.87	0.87	0.86	0.86
25	0.90	0.92	0.92	0.92	0.91	0.91	0.91	0.91
25	0.95	0.96	0.96	0.96	0.96	0.96	0.95	0.95
50	0.80	0.85	0.84	0.83	0.82	0.82	0.81	0.81
50	0.85	0.89	0.88	0.87	0.87	0.86	0.86	0.86

续表

k	检验效能	方差比（$\lambda = s_1^2/\sigma^2$）						
		1.00	1.05	1.10	1.15	1.20	1.25	1.30
50	0.90	0.92	0.92	0.91	0.91	0.91	0.91	0.91
50	0.95	0.96	0.96	0.96	0.96	0.95	0.95	0.95
75	0.80	0.85	0.84	0.83	0.82	0.81	0.81	0.81
75	0.85	0.89	0.88	0.87	0.86	0.86	0.86	0.86
75	0.90	0.92	0.92	0.91	0.91	0.91	0.91	0.91
75	0.95	0.96	0.96	0.96	0.95	0.95	0.95	0.95
100	0.80	0.85	0.83	0.82	0.81	0.81	0.81	0.82
100	0.85	0.89	0.88	0.87	0.86	0.86	0.86	0.86
100	0.90	0.92	0.92	0.91	0.91	0.90	0.90	0.90
100	0.95	0.96	0.96	0.96	0.95	0.95	0.95	0.95

表 18.5 对样本量重估的不同 λ 和自由度（k）时不同名义检验效能在样本量计算中使用的检验效能

k	检验效能	方差比（$\lambda = s_1^2/\sigma^2$）						
		1.00	1.05	1.10	1.15	1.20	1.25	1.30
25	0.80	0.74	0.75	0.76	0.77	0.77	0.78	0.78
25	0.85	0.80	0.81	0.82	0.83	0.83	0.84	0.84
25	0.90	0.87	0.88	0.88	0.88	0.89	0.89	0.89
25	0.95	0.93	0.94	0.94	0.94	0.94	0.95	0.95
50	0.80	0.74	0.75	0.77	0.78	0.78	0.79	0.79
50	0.85	0.80	0.82	0.82	0.83	0.84	0.84	0.84
50	0.90	0.87	0.88	0.88	0.89	0.89	0.89	0.89
50	0.95	0.93	0.94	0.94	0.94	0.95	0.95	0.95
75	0.80	0.74	0.76	0.77	0.78	0.79	0.79	0.79
75	0.85	0.80	0.82	0.83	0.84	0.84	0.84	0.84
75	0.90	0.87	0.88	0.89	0.89	0.89	0.89	0.89
75	0.95	0.93	0.94	0.94	0.95	0.95	0.95	0.95
100	0.80	0.74	0.76	0.77	0.78	0.79	0.79	0.79
100	0.85	0.82	0.83	0.84	0.84	0.84	0.84	0.84
100	0.90	0.88	0.89	0.89	0.90	0.90	0.89	0.89
100	0.95	0.94	0.94	0.95	0.95	0.95	0.95	0.95

表 18.6 给出了方案中样本量所需的调整，以确保在样本量调整时研究具有名义检验效能。

表 18.6 对样本量再估计的不同 λ 和自由度 (k) 时不同名义检验效能下的样本量调整

k	检验效能	方差比 ($\lambda = s_1^2/\sigma^2$)						
		1.00	1.05	1.10	1.15	1.20	1.25	1.30
25	0.80	0.86	0.84	0.87	0.89	0.91	0.93	0.94
	0.85	0.89	0.86	0.89	0.90	0.92	0.94	0.95
	0.90	0.91	0.89	0.90	0.92	0.93	0.95	0.96
	0.95	0.93	0.91	0.92	0.93	0.95	0.96	0.98
50	0.80	0.86	0.85	0.89	0.92	0.94	0.96	0.97
	0.85	0.88	0.87	0.90	0.93	0.95	0.96	0.97
	0.90	0.90	0.89	0.92	0.94	0.96	0.97	0.98
	0.95	0.93	0.92	0.94	0.95	0.96	0.97	0.98
75	0.80	0.86	0.86	0.90	0.93	0.96	0.97	0.98
	0.85	0.88	0.88	0.92	0.94	0.96	0.98	0.99
	0.90	0.90	0.90	0.93	0.95	0.97	0.98	0.99
	0.95	0.93	0.92	0.94	0.96	0.97	0.98	0.99
100	0.80	0.86	0.87	0.92	0.95	0.97	0.98	0.99
	0.85	0.88	0.89	0.93	0.95	0.97	0.99	0.99
	0.90	0.90	0.91	0.94	0.96	0.98	0.99	0.99
	0.95	0.93	0.93	0.95	0.97	0.98	0.99	0.99

18.3.2.1 示 例

设计一项关于新的研究治疗的研究，该治疗效应将与安慰剂组进行对比。有益的治疗效果为 10（单位），预期标准差为 50。该研究的设计检验效能为 90%，双侧显著性水平为 5%。该方案的样本量估计为每组 527 例患者。

在大约 52 例患者（每组 26 例）被纳入试验（大约 50 个自由度）后，计划重新估计样本量。从表 18.4 中，我们可以看到研究的预期检验效能是 92%。

为了调整样本量以符合表 18.5 中重新估计的事实，名义检验效能可以调整到 87%（研究仍具有 90% 的检验效能），根据表 18.6 调整初始样本量为每组 $0.90 \times 527 = 475$ 例患者。

只有当样本量重新估计表明样本量增加 10% 或更多(即 $\lambda = 1.10$)时,才会做出增加样本量的决定。表 18.5 中,名义检验效能可以调整为 88%,表 18.6 中,这意味着将初始样本量调整为每组 $0.92 \times 527 = 485$ 例患者。

18.3.2.1.1 平均样本量

如果重新估计样本量,则研究结束时的样本量可能与初始样本量计算时的结果不同。

平均样本量(AvSS)可由以下公式计算:

$$AvSS = P(s_1^2 \geq \sigma^2) E(n \mid s_1^2, (1-\beta)_1) + P(s_1^2 < \sigma^2) E(n \mid s_1^2, (1-\beta)_0)$$
(公式 18.21)

$$AvSS = P(\chi_k^2 \geq k) E(n \mid s_1^2, (1-\beta)_1) + P(\chi_k^2 < k) E(n \mid s_1^2, (1-\beta)_0)$$
(公式 18.22)

$$AvSS = P(\chi_k^2 \geq k) \int_{P(s_1^2 \geq \sigma^2)}^{1} (n \mid s_1^2, (1-\beta)_1) ds_1^2 + P(\chi_k^2 < k) \int_{0}^{p = P(s_1^2 < \sigma^2)} (n \mid s_1^2, (1-\beta)_0) d\sigma^2 \quad \text{(公式 18.23)}$$

公式左边可以用以下公式估计:

$$\frac{1}{998} \sum_{p = P(s_1^2 \geq \sigma^2)}^{0.998} \left[\frac{2ks_1^2(Z_{1-\alpha/2} + Z_{1-\beta})^2}{\chi_{p,k}^2 d^2} - \frac{2ks_1^2(Z_{1-\alpha/2} + Z_{1-\beta})^2}{\chi_{p+001,k}^2 d^2} \right] \times 0.0005$$
(公式 18.24)

而右边是初始样本量。

公式 18.24 可由以下公式得到,也就是 p 和 1 中间的百分位数的样本量:

$$n_{AvSSp} = \frac{2ks_1^2(Z_{1-\alpha/2} + Z_{1-\beta})^2}{\chi_{p/2,k}^2 d^2}$$
(公式 18.25)

反过来,AvSS 为:

$$AvSS \approx pn_{Ap} + (1-p)n_A$$
(公式 18.26)

对于使用 $p = 0.5$ 的进一步近似:

$$AvSS \approx (n_{Ap} + n_A)/2$$
(公式 18.27)

对一个研究进行样本量重新估计的 AvSS 膨胀为:

$$AvSS \approx \frac{pk}{\chi_{p/2,k}^2} + 1 - p$$
(公式 18.28)

考虑到 λ,公式 18.25 可以从下式估计:

$$n_{Ap} = \frac{2ks_1^2(Z_{1-\alpha/2} + Z_{1-\beta})^2}{\chi_{p/2,\lambda k}^2 d^2}$$
(公式 18.29)

其中 $p = P(s_1^2 \geq \lambda \sigma^2)$。这个结果又可以在公式 18.26 和公式 18.27 中使用。因此，AvSS 为：

$$\text{AvSS} \approx \frac{pk}{\chi^2_{p/2, \lambda k}} + 1 - p \qquad （公式 18.30）$$

根据公式 18.29、公式 18.26 和公式 18.27，表 18.7 给出了膨胀因子，这将允许对研究的 AvSS 进行估计。

表 18.7 样本量估计预期样本量的膨胀因子

k	方差比（$\lambda = s_1^2/\sigma^2$）						
	1.00	1.05	1.10	1.15	1.20	1.25	1.30
25	1.12	1.12	1.11	1.10	1.09	1.08	1.07
50	1.08	1.08	1.07	1.06	1.05	1.04	1.03
75	1.06	1.06	1.05	1.04	1.03	1.02	1.02
100	1.05	1.05	1.04	1.03	1.02	1.01	1.01

18.3.2.2 示 例

重复前面的示例，初始样本量为 527 例，计划在 52 例患者后重新估计样本量。根据表 18.7，当 $\lambda = 1.00$ 时，该研究的预期样本量为每组 $1.08 \times 527 = 570$ 例患者。如果 $\lambda = 1.10$，则预期样本量为每组 $1.07 \times 527 = 564$ 例患者。

18.3.3 允许方差未知

如果方差的估计值来自先前的研究，而该研究的估计值可能不精确，这时可以对样本量进行重新估计。假设用于估计样本量的方差为 s_0^2，计划研究的方差估计为 s_1^2。这些是用 k_0 和 k_1 自由度估计的。

设 $p = (F(k_0, k_1) \leq 1)$，则 AP 可由以下公式估计：

$$\text{AP} = P(F(k_0, k_1) \leq 1) E(1 - \beta \mid s_0^2, s_1^2, (1-\beta)_1) + \\ (1 - P(F(k_0, k_1) \leq 1)) E(1 - \beta \mid s_0^2, (1-\beta)_0) \quad （公式 18.31）$$

而 AvSS 可以从下式得到：

$$\text{AvSS} = P(s_1^2 \geq s_0^2) E(n \mid s_0^2, s_1^2, (1-\beta)_1) + P(s_1^2 < s_0^2) E(n \mid s_0^2, (1-\beta)_0)$$

$$（公式 18.32）$$

如表 18.8 所示，这些结果不会影响计算，表 18.8 与表 18.4 是等效的。该表给出了用于方案中估计样本量方差的自由度（k_0）的检验效能。

表 18.8 对于样本量重估的不同 λ 值和样本量重估方差的自由度(k_1)以及估计的方案方差的自由度(k_0),规划不同名义检验效能时的预期检验效能

λ	k_1	k_0			
		25	50	75	100
1.00	25	0.93	0.93	0.93	0.93
	50	0.92	0.93	0.93	0.93
	75	0.92	0.92	0.93	0.93
	100	0.92	0.92	0.92	0.93
1.05	25	0.92	0.92	0.92	0.92
	50	0.92	0.92	0.92	0.92
	75	0.92	0.92	0.92	0.92
	100	0.92	0.92	0.92	0.92
1.10	25	0.92	0.92	0.92	0.92
	50	0.92	0.92	0.92	0.92
	75	0.92	0.92	0.92	0.92
	100	0.92	0.92	0.92	0.92
1.15	25	0.92	0.92	0.92	0.92
	50	0.92	0.92	0.92	0.92
	75	0.92	0.92	0.91	0.91
	100	0.92	0.91	0.91	0.91
1.20	25	0.92	0.92	0.92	0.92
	50	0.91	0.91	0.91	0.91
	75	0.91	0.91	0.91	0.91
	100	0.91	0.91	0.91	0.91
1.25	25	0.92	0.91	0.91	0.91
	50	0.91	0.91	0.91	0.91
	75	0.91	0.91	0.91	0.91
	100	0.91	0.91	0.91	0.91
1.30	25	0.91	0.91	0.91	0.91
	50	0.91	0.91	0.91	0.91
	75	0.91	0.91	0.91	0.91
	100	0.91	0.91	0.91	0.91

18.4 二分类数据的样本量重估

对于二分类数据,样本量重估相对简单,因为我们可以使用平均预期反应率 $\bar{\pi}$ 对实际处理分配进行盲估。因此,初始样本量为:

$$n_A = \frac{2[Z_{1-\beta} + Z_{1-\alpha/2}]^2 \bar{\pi}_s (1-\bar{\pi}_s)}{(\pi_A - \pi_B)^2} \quad (公式\ 18.33)$$

在这里,$\bar{\pi}_s [=(\pi_A - \pi_B)/2]$ 是样本量计算中使用的平均反应。假设现在 $\bar{\pi}_I$ 是中期分析的平均反应估计值,在所有条件相同的情况下,假设处理效果根据样本量计算,则可以重新估计样本量为:

$$n_A = \frac{2[Z_{1-\beta} + Z_{1-\alpha/2}]^2 \bar{\pi}_I (1-\bar{\pi}_I)}{(\pi_A - \pi_B)^2} \quad (公式\ 18.34)$$

重新评估样本量的惯例是使用以下程序进行某种形式的有限样本量重估,就像第 1 章前面讨论的正态数据一样。

1. 取相同大小的初始估计值,如 n。
2. 在一定比例的受试者被纳入后(如 $n/2$),重新计算样本量 n_1,使用相同的样本量标准:Ⅰ 类错误、检验效能和效应量。
3. 重新估计的样本量取最大值 (n, n_1)。

18.5 中期分析

到目前为止,本章通过考虑干扰参数的估计来考虑对样本量计算的影响,而没有考虑假设检验。

中期分析对样本量的影响取决于为什么要进行中期分析。我们需要将整体 Ⅰ 类错误率维持在先验设定的名义水平(通常为 5%),并且进行中期分析有可能增加 Ⅰ 类错误率。因此,为了使整体 Ⅰ 类错误保持在名义水平或以下,我们需要进行适当的调整。调整 Ⅰ 类错误将反过来影响样本量。

提前停止试验有两个原因:出于疗效的原因——因为治疗有效;或者出于无效的原因——因为治疗不起作用,或者至少没有希望的那么好。

我们将首先讨论由于无效而进行临时分析的情况下的样本量。

18.6 允许对无效进行评估

评估试验无效的一种方法是在招募了部分患者并对其进行分析评估后,确定试验的条件概率,如果条件概率极低,则决定停止试验。继续试验将是徒劳的,因为不大可能观察到统计学显著结果。

临床试验中的无效评估有可能提高研究的效率,因为它可以避免不必要地招募患者参加不太可能显示效果的试验。

条件检验效能可以从下式得到(Proschan et al., 2006;Sully et al., 2014):

$$CP_\theta(n_2, c_2 \mid z_1) = 1 - \Phi\left(\frac{c_2\sqrt{n_2} - z_1\sqrt{n_1} - \frac{(n_2 - n_1)}{\sqrt{2\sigma^2}}\theta}{\sqrt{n_2 - n_1}}\right)$$

(公式 18.35)

其中 c_2 为用于最终分析的临界值,z_1 为中期分析处理比较的 t 统计量,σ^2 为中期分析时观察到的方差的汇总估计值,θ 为假定的治疗效果,n_1 为中期分析时每个治疗组的受试者数,n_2 为研究结束时每个治疗组的受试者数。

用于停止试验的有条件检验效能的水平需要预先确定。通常,将在 20% ~ 40% 的范围内,条件检验效能 30% 是一个合理的水平。

条件检验效能计算中假设的效果有如下选项:

1. 目标效应量用于样本量计算,并用于备择假设的陈述。
2. 可以假设,在研究中已经观察到的效应量将在整个研究中继续出现,这被称为当前趋势。在研究中,它可能受到随机低点的影响,因此可以为条件检验效能提供不稳定的估计(Glimm,2012)。
3. 最后一种选择是第二种选择的变体,但对于观察到的效果,其置信区间或预测区间的上限为 80%(或其他类似的上限)(Herson et al., 2012)。这个选项可能比目前的趋势更可取,因为它可以提供一些保护以防止研究中的随机低点。

未来治疗效果的选择不是一个简单的考虑。在样本量计算的背景中,我们将只考虑目标效应量选项。这是因为,在样本量计算的背景下,这是研究中计划的效果——即使随后使用另一种方法来估计条件检验效能。

最后要考虑的是评估无效性的时机。如果做得太早,那么即使真正的效应值小于预期值,特别是如果在样本量计算中使用的是预期效应,也几乎因为徒劳而停止。如果做得太晚,那么在样本量上可能不会节省太多。要考虑时间问题,参见公式 18.35 被重写的结果:

$$\delta_{CP} = \left[Z_{1-CP_\theta(n_2,c_2|z_1)} \sqrt{n(1-\lambda)} + \frac{n(1-\lambda)\delta}{\sqrt{2}} - c_2\sqrt{n} \right] \frac{-2}{\lambda n}$$

（公式 18.36）

由公式 18.36 推导出表 18.9。表 18.9 给出了效应量——作为目标与样本量差异的百分比——这将导致研究因无效而停止，其中试验剩余时间的假设效应被视为目标与样本量的差异。

表 18.9 观察到的治疗差异，这将导致研究因不同比例的患者和条件检验效能无效而停止

研究比例	条件检验效能				
	0.20	0.25	0.30	0.35	0.40
0.40	-0.69	-0.55	-0.42	-0.31	-0.19
0.45	-0.43	-0.31	-0.20	-0.10	-0.01
0.50	-0.22	-0.12	-0.03	0.06	0.14
0.55	-0.05	0.04	0.12	0.19	0.27
0.60	0.10	0.17	0.24	0.31	0.37
0.65	0.22	0.29	0.35	0.40	0.46
0.70	0.33	0.39	0.44	0.49	0.53
0.75	0.43	0.47	0.52	0.56	0.60
0.80	0.51	0.55	0.59	0.62	0.66

例如，假设目标差值为10（单位），在招募了50%的患者后进行了无效评估，条件检验效能低于30%将导致研究停止。在试验中观察到的治疗差异需要达到-0.3（单位）才能停止试验。如果在招募60%的患者后进行无效评估，那么观察到的治疗差异为2.4时，试验才会停止。随着招募患者比例的增加，导致停止试验的效应接近第2章定义的最小可检测差异。

有研究建议，进行无效评估的最佳时间是75%的目标样本被招募时（Sully et al., 2014）。

鉴于该建议，应该强调的是，在考虑中期分析的时机时，还需要考虑其他问题——如果为时过晚，那么当足够多的患者达到评估主要结果的时间点时，尽管可能会建议停止试验（因为试验无效），但目标样本量的所有患者可能已经被招募。

应当进一步强调的是，根据条件检验效能的定义，本章所讨论的是统计学上的无效。如果无效与否是由其他因素决定的，如患者被纳入医院的比例，也可以考虑进行内部预试验（Herbert et al., 2019）。

这对样本量的影响微乎其微。对Ⅱ类错误的膨胀定义为：

$$\max(\beta_{\text{final}}) = \frac{\beta_{\text{planned}}}{1-\gamma} \quad \text{(公式 18.37)}$$

其中 γ 是终止研究的条件检验效能值，β_{planned} 是样本量计算的Ⅱ类错误，β_{final} 是考虑到无效性评估的Ⅱ类错误。

如果 $\gamma = 0.30$，$\beta_{\text{planned}} = 0.1$，那么这将使检验效能从90%降低到85.7%。然而，只有在持续监测试验是否无效的情况下，才会达到这个最大值。

18.7　样本量重估和潜力区

在讨论样本量重新估计时，我们是在有"空白支票"的情况下进行的，即重新估计的样本量都将被纳入，无论其相对于最初计划的样本量的大小。实际上，这种情况可能会受到质疑。这是因为大量增加样本量会影响研究计划，需要招募更多的患者以及随之而来的成本增加。

另一个问题是，到目前为止所做的样本量重新估计方法是在不考虑试验结果的情况下进行的。因此，如果方差过大，可以建议增加样本量，但对于新的研究干预，效果不如希望的那样好。这将意味着不必要地增加研究资源，因为治疗无效。

因此，只有在结果足够有希望的情况下才可以选择增加样本量，这是一个符合逻辑的考虑（Chen et al.，2004；Mehta et al.，2011）。在这种情况下，有希望的结果可以在样本量重新估计的背景下定义，其中根据条件检验效能定义较低的界值，这给出了一个"有潜力的区域"，在该区域内样本量将增加（Mehta et al.，2011）。

对于样本量的重新估计，研究的条件检验效能可能位于3个预先指定的区域：不利、有潜力和有利（Mehta et al.，2011）。

1. 不利区域的结果表明，治疗效果令人失望——条件检验效能在30%～50%的范围内，而且根本不值得增加样本量来恢复条件检验效能。因此，样本量继续保持原计划的样本量。

2. 有潜力区域的结果表明，治疗虽不令人失望，但还不够好，没有足够的检验效能进行研究。在这种情况下，通过足够的样本量来增加检验效能以维持研究的计划检验效能。

3. 有利区域的结果具有足够有利的处理差异，这意味着不需要增加样本量，仅保持原计划的样本量（n）即可。

有潜力的区域可以用样本量的上限加以补充。因为在实践中，诸如有限的预算或可行性等问题可能意味着必须对试验中的总样本量设置上限。

理论上,当计划进行内部试验时,可以从中估计给定试验的 AP:

$$
\begin{aligned}
AP = & P(s_1^2 \geq \sigma^2 \mid CP \leq \gamma_1) \Phi\left(\sqrt{\frac{d^2(n_1 \mid s_1^2)}{2\sigma^2}} - Z_{1-\alpha/2}\right) \\
& + P(s_1^2 \geq \sigma^2 \mid \gamma_1 < CP \leq \gamma_2) \Phi\left(\sqrt{\frac{d^2(n_1 \mid s_1^2)}{2\sigma^2}} - Z_{1-\alpha/2}\right) \\
& + P(s_1^2 \geq \sigma^2 \mid \gamma_2 < CP \leq \gamma_3) \Phi\left(\sqrt{\frac{d^2(n_1 \mid s_1^2)}{2\sigma^2}} - Z_{1-\alpha/2}\right) \\
& + P(s_1^2 < \sigma^2) \Phi\left(\sqrt{\frac{d^2(n_1 \mid \sigma^2)}{2\sigma^2}} - Z_{1-\alpha/2}\right)
\end{aligned}
$$

(公式 18.38)

公式 18.8 至公式 18.14 的结果可以推广到有潜力的区域。样本量计算的问题是,对于正常的主要结果,只有一个干扰参数。这种估计可能不精确,但如果它是一个无偏估计,有潜力区域的方法将不会影响样本量的计算。最好用例子来说明。

18.7.1 示 例

重复前面的示例,其中效应量为 0.20 的标准化差异,对于检验效能为 90% 和双侧显著性水平为 5%,估计每组的样本量为 527 例患者。

决定将有潜力区域的方法应用于研究,其中不同区域被定义为:

不利区域	条件检验效能范围为 30%~50%
有潜力区域	条件检验效能范围为 50%~90%
有利区域	条件检验效能 >90%

对于给定的内部预试验样本量,公式 18.36 可以用来量化将研究置于不同区域的效应量,我们可以使用 $\frac{ks_1^2}{\sigma^2} \sim \chi_k^2$ 来计算观察到该结果的概率。因此可以推导出表 18.10。从表 18.10 中可以看出,如果方差估计有 100 个自由度,在样本量的假设下,研究不太可能观察到不利区域的结果。

公式 18.15 和公式 18.16 适用于本例。应用公式 18.15,假设内部试验有 100 个自由度,检验效能近似为 92.6%。当应用公式 18.16 时,检验效能近似为 92.5%。

表 18.10　样本量计算假设下内部预试验观察区域的概率

自由度	条件检验效能		
	50%~90%	30%~50%	≤30%
25	0.427 90	0.086 88	0.022 84
50	0.491 10	0.033 61	0.001 89
75	0.509 15	0.012 39	0.000 17
100	0.514 17	0.004 62	0.000 01
125	0.515 07	0.001 75	0
150	0.514 68	0.006 70	0
200	0.513 19	0.000 10	0
250	0.511 88	0.000 01	0

18.7.1.1　潜力区讨论

在示例中需要强调的点是，计算是在方案中规定的假设下进行的，假设方差的估计是无偏的。

在计划研究时，根据定义不能完全预测将要观察到的结果。有潜力区的方法对未预料到的观察效应提供了一些保护。

根据观察到的治疗差异做出临时决定时应谨慎。如果研究计划的目标差异大于最小临床重要差异，那么就有可能看到比计划更小的影响，并且仍然有潜在的临床重要意义。然而，如果研究的计划是基于最小临床重要效应，如果观察到的效应小于此，那么任何观察到的效应可能都不具备临床重要性。

18.8　疗效中期分析

使用成组序贯设计需要处理累计数据的多重分析问题和试验停止后数据的最终分析问题。当反复进行显著性检验时，就会出现多重分析的问题。即使被比较的治疗方法确实同样有效，假阳性结果的总体风险也会随着分析次数的增加而增加。

需要将整体 I 类错误率保持在名义水平（通常设置为 5%）。如果在试验结束时进行传统分析，则适用于固定样本量研究的分析不再有效。P 值、点估计值和置信区间等仍有明确的定义，但需要新的计算方法。

有许多停止规则可以应用于给定的试验，从 O'Brien-Fleming 停止规则到 Pocock 规则，现在将描述这些规则以维持 I 类错误。

18.8.1 Pocock 法

Pocock 法相对简单，可以用每个中期分析的名义水平来计算未调整的显著性水平：

$$\alpha \ln(1 + (e-1)/J) \qquad \text{（公式 18.39）}$$

其中 α 为研究的 I 类错误水平，J 为计划中期分析的次数。这些未调整的统计学显著性水平可以用来计算样本量，以协助研究的设计。

表 18.11 给出了不同分析次数的名义显著性水平和临界值。在 Pocock (1983) 方法中，未调整的显著性水平在每次期中分析中均使用。

表 18.11 不同中期分析次数的 Pocock 方法的临界值和名义显著性水平

	中期分析次数			
	2	3	4	5
未调整的显著性水平	0.031 006	0.022 642	0.017 869	0.014 770
临界值	2.156 999	2.279 428	2.368 328	2.437 977

为了说明如何将未调整的显著性值分配给每次中期分析，表 18.12 给出了未调整的显著性水平和 4 种分析的案例研究的临界值。

表 18.12 不同中期分析的 Pocock 停止界值和 P 值

	信息比例			
	0.25	0.50	0.75	1.00
临界值	2.368	2.368	2.368	2.368
名义 P 值	0.017 869	0.017 869	0.017 869	0.017 869

18.8.2 O'Brien-Fleming 法

O'Brien-Fleming(1979) 方法计算出的停止界值如表 18.13 和表 18.14 所示。每列的最后一行来自 O'Brien 和 Fleming(1979)。随后的行通过乘以下值获得。

$$\sqrt{\frac{J}{i}} \qquad \text{（公式 18.40）}$$

其中，J 为中期分析总数，i 为中期分析次数。

以 4 个分析为例，表 18.15 给出了使用 O'Brien-Fleming 停止规则进行研究的临界值和未调整的显著性水平。从表 18.15 可以看出，对于第一次期中分析，未调整的显著性水平相当小，并且在进行分析的试验后期有所增加。

表 18.13　O'Brien-Fleming 法对不同中期分析计划的临界值

中期数	中期分析次数			
	2	3	4	5
1	2.802 856	3.438 023	4.084 116	4.554 668
2	**1.966 977**	2.431 049	2.887 906	3.220 637
3		**1.984 943**	2.357 965	2.629 639
4			**2.042 058**	2.277 334
5				**2.036 909**

表 18.14　O'Brien-Fleming 法在不同中期分析计划下的名义 P 值

中期数	中期分析次数			
	2	3	4	5
1	0.005 065	0.000 586	0.000 044	0.000 005
2	**0.049 186**	0.015 055	0.003 878	0.001 279
3		**0.047 151**	0.018 375	0.008 548
4			**0.041 146**	0.022 766
5				**0.041 659**

表 18.15　不同中期分析的 O'Brien-Fleming 停止界值和 P 值

	信息比例			
	0.25	0.50	0.75	1.00
临界值	4.084	2.888	2.358	2.042
名义 P 值	0.000 044	0.003 878	0.018 375	0.041 146

18.8.3　Wang-Tsiatis 法

根据 O'Brien-Fleming 规则，研究终止的门槛非常高，这意味着只有非常大的影响才会导致试验提前终止。而在 Pocock 停止规则中，早期停止的门槛较低，所以较小的影响就可导致试验停止。Wang-Tsiatis(1987)停止规则提供了量化未调整的显著性水平和相应临界值的一般解决方案：

$$1 - \Phi\left[Z_{J,\alpha,\beta,\Delta e} \left(\frac{i}{J} \right)^{\Delta_e - 0.5} \right] \qquad （公式 18.41）$$

其中，J 为中期分析的数量，i 为正在进行的中期分析（第 1 次、第 2 次等），α 为总体显著性水平，β 为总体 II 类错误（$1-\beta$ 为效能），Δ_e 为研究团队根据无效障碍设定的值，$Z_{j,\alpha,\beta,\Delta_e}$ 是一个常数，取决于 i、j、α、β、Δ_e 的示例值，如表 18.16 所示。

表 18.16 对于不同 Δ_e 的 $Z_{j,\alpha,\beta,\Delta_e}$

中期数	Δ_e				
	0	0.10	0.25	0.40	0.50
2	1.977 3	1.994 2	2.038 2	2.110 8	2.178 3
3	2.003 9	2.025 9	2.082 7	2.185 6	2.289 3
4	2.002 3	2.048 7	2.112 2	2.232 0	2.360 4
5	2.036 6	2.064 9	2.133 0	2.264 1	2.411 3

Wang-Tsiatis 法的一个优点是，当 $\Delta_e = 0.5$ 和 $\Delta_e = 0$ 时，它对应于 Pocock 有效停止规则和 O'Brien-Fleming 规则，尽管表 18.16 中 Pocock 和 O'Brien-Fleming 规则对应的结果与表 18.11 和表 18.13 中的值并不完全匹配。

18.8.4 中期分析的特殊情况

为了计算试验的最大样本量——允许进行中期分析，对于一次中期分析的特殊情况，计算相对简单。这项研究的检验效能可以从下式得到（Whitehead, 2010）：

$$1 - \beta = \text{probnorm}\left(\frac{\sqrt{n_1}d}{\sqrt{2}\sigma} - t_{1-\alpha 1/2, 2n_1 - 2}\right) + \text{probbnrm}\left(\frac{\sqrt{n_1}d}{\sqrt{2}\sigma}, \frac{\sqrt{n_2}d}{\sqrt{2}\sigma} - t_{1-\alpha 2/2, 2n_2 - 2}, \rho\right)$$

$$- \text{probbnrm}\left(\frac{\sqrt{n_1}d}{\sqrt{2}\sigma} - t_{1-\alpha 1/2, 2n_1 - 2}, \frac{\sqrt{n_2}d}{\sqrt{2}\sigma} - t_{1-\alpha 2/2, 2n_2 - 2}, \rho\right)$$

（公式 18.42）

这些术语的定义如下：

$1 - \beta = \text{probnorm}\left(\dfrac{\sqrt{n_1}d}{\sqrt{2}\sigma} - t_{1-\alpha 1/2, 2n_1 - 2}\right)$	这里，probnorm(……) 是来自 SAS 的累积正态函数，其中 d 是研究的效应量，σ 是预期的总体标准差，第一次中期分析时每组 n_1 例患者，最后一项是未调整的显著性水平 α_1

$$\text{probbnrm}\left(\frac{\sqrt{n_1}d}{\sqrt{2}\sigma}, \frac{\sqrt{n_2}d}{\sqrt{2}\sigma}t_{1-\alpha2/2, 2n_2-2}, \rho\right)$$ 这里，probbnrm(……)是来自 SAS 的二元正态函数，其中 n_1 与之前一样，n_2 是最终分析时每组患者的数量，α_2 是本次分析的未调整的显著性水平。ρ 是两个分析之间的相关性系数，量化为 $\rho = \sqrt{\frac{n_1}{n_2}}$。由于在两个分析中有共同的患者，因此存在相关性

$$\text{probbnrm}\left(\frac{\sqrt{n_1}d}{\sqrt{2}\sigma} - t_{1-\alpha1/2, 2n_1-2}, \frac{\sqrt{n_2}d}{\sqrt{2}\sigma} - t_{1-\alpha2/2, 2n_2-2}, \rho\right)$$ 术语与前面描述的相同

通常将 n_1 定义为 n_2 的函数，如中期发生在被筛选患者达一半之后 $n_1 = n_2/2$，因此可以通过对 n_2 进行迭代来获得样本量，直到达到所需的检验效能。

如果存在无效评估，那么公式可修改为：

$$1-\beta = \text{probnorm}\left(\frac{\sqrt{n_1}d}{\sqrt{2}\sigma} - t_{1-\alpha1/2, 2n_1-2}\right) + \text{probbnrm}\left(\frac{\sqrt{n_1}d}{\sqrt{2}\sigma} - l_1, \frac{\sqrt{n_2}d}{\sqrt{2}\sigma} - t_{1-\alpha2/2, 2n_2-2}, \rho\right)$$
$$- \text{probbnrm}\left(\frac{\sqrt{n_1}d}{\sqrt{2}\sigma} - t_{1-\alpha1/2, 2n_1-2}, \frac{\sqrt{n_2}d}{\sqrt{2}\sigma} - t_{1-\alpha2/2, 2n_2-2}, \rho\right)$$

（公式 18.43）

l_1 是停止试验的下限。

18.8.5 示例 1

在之前的研究中，计算出每组需要 527 名受试者。

如果 50% 的患者采用 O'Brien-Fleming(1979)停止规则后计划进行中期分析，则需要将样本量增加到每组 531 例患者。

如果采用不那么保守的 Pocock 规则，则样本量将需要增加到每组 574 例患者。

18.8.6 多个中期分析

样本量由许多因素决定，例如中期分析的数量和时间，所以没有简便的方法来估计多个中期分析的样本量。

Dmitrienko 和 Koch(2017)描述了使用 PROC SEQDESIGN 进行的样本量计算(SAS Institute, 2015)。表 18.17 中的代码改编自 Dmitrienko(2017)。

表 18.17 中的示例代码估计了 4 次数据分析(3 次中期)的样本量,其设置为 nstages = 4。函数 info = cum( ) 设置累积信息。在这个例子中,中间间隔是相等的,但可以改变间隔。例如,info = cum(0.50, 0.67, 0.84, 1)仍然对数据进行了 4 次分析,但第 1 次中期是在 50% 的患者可用于分析之后。

对于设计方法,可将其设置为 obf(O'Brien-Fleming 法)或 poc(Pocock 法)。或者可采用 Wang-Tsiatis 法(1988)。在 SAS 中,如果 Rho = 0,对应于 Pocock;Rho = 0.5 对应于 O'Brien-Fleming,因此左右两侧的结果是相同的。

可以改变 Rho 的值,以获得单个研究所需的停止界值。

表 18.17　O'Brien-Fleming 和 Pocock 的 SAS 代码示例

Method = obf	Method = Pow(rho = 0.5)
| ```
proc seqdesign stopprob(cref = 0  1)
plots = (boundary(hscale = samplesize) power asn);
OBrienFleming: design method = obf
          nstages = 4
          info = cum(0.25 0.5 0.75 1)
          alt = upper
          stop = reject
          alpha = 0.025
          beta = 0.10;
samplesize model = twosamplemeans
(meandiff = 2   stddev = 10);
run;
``` | ```
proc seqdesign stopprob(cref = 0  1)
plots = (boundary(hscale=samplesize) pow-
er asn);
          design method = pow(rho = 0.5)
          nstages = 4
          info = cum(0.25 0.5 0.75 1)
          alt = upper
          stop = reject
          alpha = 0.025
          beta = 0.10;
samplesize model = twosamplemeans
(meandiff = 2   stddev = 10);
run;
``` |
| Method = poc | Method = Pow(rho = 0) |
| ```
proc seqdesign stopprob(cref = 0  1)
plots = (boundary(hscale = samplesize) power asn);
Pocock: design method = poc
          nstages = 4
          info = cum(0.25 0.5 0.75 1)
          alt = upper
          stop = reject
          alpha = 0.025
          beta = 0.10;
samplesize model = twosamplemeans
(meandiff = 2 stddev = 10);
run;
``` | ```
proc seqdesign stopprob(cref = 0  1)
plots = (boundary(hscale=samplesize) pow-
er asn);
          design method = pow(rho = 0)
          nstages = 4
          info = cum(0.25 0.5 0.75 1)
          alt = upper
          stop = reject
          alpha = 0.025
          beta = 0.10;
samplesize model = twosamplemeans
(meandiff = 2 stddev = 10);
run;
``` |

18.9 小　结

　　进行盲法样本量评估是一种在样本量计算中用于解释方差估计不精确性的方法。如果对样本量的重新估计采用一种有限制的方法，那么它将增加研究的名义检验效能。

　　对于单个研究，可以调整初始样本量，使研究具有计划的名义检验效能。盲法的一个问题是如果研究治疗没有达到预期效果，那么研究的样本量可能会增加。使用有潜力区的方法可以防止一个成功机会渺茫的试验的样本量无意义地增加。

　　成组序贯试验是一种为了有效治疗或无效治疗而尽早停止试验的方法。成组序贯试验需要在方案中增加样本量，需要强调的是这个样本量是最大样本量。然而在序贯试验中，通过早期终止试验，样本量有望比原方案中更少。分组顺序试验的 AvSS——考虑到早期停止的试验，可能只有在一系列研究中才会变得明显。

（邢东　译，王殊秀　审）

第 19 章

有序数据临床试验的样本量计算

19.1 简 介

近年来，随着主要结局是有序变量的临床试验增多，有序变量的样本量计算越来越受到重视。

本章将描述预期结果数据采用有序变量呈现的临床试验的样本量计算。正如本章所描述的，此类计算并非直接简单。然而，本章将重点介绍一些简单的实用步骤，其能够帮助计算并为计算增值，同时还强调了次优计算如何影响样本量。

本章中的许多细节都来自实践经验，因此建议是基于实践提出的。所应用的方法在其他类型的样本量计算中也有应用，在生存分析一章（第 21 章）中，这些方法将被重新介绍。

19.2 生存质量数据

本章的数据来自一项针对 310 例预后不良的小细胞肺癌患者的随机平行组对照试验，该试验对比了标准治疗与较低强度治疗的效果（Medical Research Council Lung Cancer Working Party, 1996）。标准治疗（A）由 4 种药物（依托泊苷、环磷酰胺、氨甲蝶呤和长春新碱）组成，而正在研究的新的低强度治疗（B）仅包含两种药物（依托泊苷和长春新碱）。两种治疗方案相同，包括 3 个剂量相同的化疗周期，每个周期连续 3 天，间隔 3 周。

本研究使用的生存质量问卷为医院焦虑和抑郁量表（HADS）（Zigmond et al., 1983）。它包含 14 个项目，分为两个子量表，并在焦虑和抑制两个维度上设置 0~21 分的分数。HADS 对每个维度都有 3 个临床预先定义的类别：总分 0~7 分被定义为"正常"，8~10 分被定义为"可疑病例"，11~21 分被定义为"确诊病例"，表示明显的焦虑或抑郁。在本章的临床试验病例研究中，有

310例患者随机前的基线评分用于说明对照治疗的结果。266例患者完成了基线数据采集。

图19.1显示了基线时HADS焦虑评分的分布，该分布至负偏态。该评分似乎没有过多偏离正态分布。

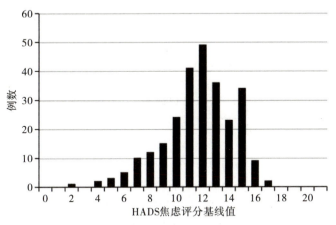

图19.1 HADS焦虑评分基线分布（$n=266$）

然而就本章而言，假设将使用有序统计方法进行试验分析，就需要应用适合有序数据的样本量计算。

实际应用时可以考虑对这样的数据进行转换，如对数转换，之后再对数据进行分析。但本章不进行转换。

19.3 优效性试验

19.3.1 平行组试验

有序数据的样本量计算并不是那么简单。本章将详述两种方法：一种是Whitehead（1993）提出的，另一种是Noether（1987）提出的。有序数据的样本量无法像前几章那样提供样本量表。然而计算步骤并不困难，下文将通过实例来阐述。

19.3.2 Whitehead法

大多数生存质量量表都有可排序的类别，但得分不应被视为有意义的数字。例如，HADS从5到10的变化与从10到15的变化是不一样的。目前已开发了一些方法来计算有序数据的样本量（Whitehead，1993）。

如第 1 章所讨论的，对于双侧 α 水平检验，如果检验要有正确的检验效能，我们要求方差：

$$\mathrm{Var}(S) \frac{d^2}{(Z_{1-\beta}+Z_{1-\alpha/2})^2} \qquad （公式19.1）$$

这里 d 是兴趣目标效应量——通过对数比来评估。对数比值比有一个样本方差变量（S）（Jones et al.，1979；McCullagh，1980；Whitehead，1993；Campbel et al.，1995）：

$$\mathrm{Var}(S) \frac{6}{n_A(1-\sum_{i=1}^{k} \bar{\pi}_i^3)} \qquad （公式19.2）$$

这里，k 是生存质量工具中的类别数量，$\bar{\pi}_i$ 是类别 i 中期望的平均比例。也就是说，$\bar{\pi}_i=(\pi_{Ai}+\pi_{Bi})/2$，其中 π_{Ai} 和 π_{Bi} 分别为 A 和 B 两个治疗组在 i 类别中的预期比例，α 和 β 分别是总体的 Ⅰ 类和 Ⅱ 类错误，$Z_{1-\alpha/2}$ 和 $Z_{1-\beta}$ 表示这两种错误的标准正态分布的百分比。这里 n_A 是假设 $n_A=n_B$ 的一组样本量。在本章中请注意，对于二分类数据，将考虑处理间的分配比问题。

将公式 19.1 与公式 19.2 等价，我们将得到（Whitehead，1993；Julious，George et al.，1995；Julious et al.，1997；Julious et al.，2000；Campbell et al.，2000）：

$$n_A = \frac{6[Z_{1-\beta}+Z_{1-\alpha/2}]^2/(\log OR)^2}{\left[1-\sum_{i=1}^{k}\bar{\pi}_i^3\right]} \qquad （公式19.3）$$

公式 19.3 是基于有序分类数据的 Mann-Whitney U 检验。它根据一个治疗组中的患者与另一个治疗组相比属于特定类别或更少的比值比（OR）来估计样本量。

该公式的一种形式在第 12 章中用于二分类数据——二元响应变量是公式 19.3 的特殊情况。对于比例优势假设下的分析，预期效应量表示为比值比，定义为：

$$OR=\frac{\pi_{Ai}(1-\pi_{Bi})}{\pi_{Bi}(1-\pi_{Ai})}$$

对于二分类数据来说，这是一个无法立即直接解释的度量。因此，对于有序数据将更加困难。最好通过一个实例来讨论公式 19.3 的应用。

19.3.2.1 示例 1——全顺序量表

在设计临床试验来估计比值比时，我们可以利用 HADS 预先定义的临床临界点。例如，27.1% 的基线期患者在 HADS 焦虑维度评分中被定义为临床病例（表 19.1），即 27.1% 的记录值最终得分 ≤10 分。为了说明目的，我们可以将其作为标准治疗（A）的预期。因此，S 的概率为 $0.271/(1-0.271)=0.372$。假设要研究一种新疗法（B），研究者决定临床意义效应是将非病例比例增加到 40.0% 或假设的概率为 $0.40/(1-0.40) = 0.67$。这些比值的比值比为 $OR = 0.372/0.667 = 0.56$，支持治疗 B。这个值可以作为计算样本量的基础。

表 19.1　小细胞肺癌患者以 HADS 焦虑评分作为基线的反应频率

种类	得分	患者数
健康人群	0	0
	1	0
	2	1
	3	0
	4	2
	5	3
	6	5
	7	10
界值	8	12
	9	15
	10	24
临床病例	11	41
	12	49
	13	36
	14	23
	15	34
	16	9
	17	2
	18	0
	19	0
	20	0
	21	0
	总数	266
健康人群	0~8	21(7.9%)
界值	9~103	51(19.2%)
临床病例	11~21	194(72.9%)
均数		11.70
标准差(σ)		2.66
中位数		12

公式19.3对数据的分布没有假设，但它确实假设了生存质量维度治疗之间的比例优势。这意味着在整个量表中，每对相邻类别的 OR 是相同的。可以通过扩展上面给出的示例来强调其意义。

当使用预先定义的"正常病例"为临床临界点时，研究者预计 OR 为 0.56。比例概率假设意味着如果用 ≤9 代替 ≤10 作为"非病例"的定义，我们仍然会得到 $OR_9 = 0.56$，以此类推 OR_8、OR_7 等。因此，虽然实际观察到的 OR 在该范围内可能彼此不同，但相应的总体值都是相等的，这意味着 $OR_1 = OR_2 = OR_3 = \cdots = OR_{21} = 0.56$。然而，使用公式19.3计算的样本量对于偏离这个理想值是稳健的，前提是所有的 OR 表明对相同的治疗有优势（Julious et al.，1997；Julious et al.，2000）。

使用0.56的 OR，可以根据表19.2推导出预期的新治疗反应。根据这些预期反应，可以从公式19.2中估计方差，当将其与 OR 代入公式19.3中时，可以估计出每组样本量为188例患者（检验效能为90%，双侧 I 类错误率为5%）。

表19.2 小细胞肺癌患者标准治疗和新治疗对 HADS 焦虑评分的预期反应百分比

类别	得分*	标准治疗（S）		新治疗（T）	
		百分比（P_{Si}）	累计百分比（Q_{Si}）	百分比（P_{Ti}）	累计百分比（Q_{Ti}）
健康人群	0~3	0.4	0.4	0.7	0.7
	4	0.8	1.2	1.4	2.1
	5	1.1	2.3	1.9	4.1
	6	1.9	4.2	3.2	7.3
	7	3.8	8.0	6.2	13.5
界值	8	4.5	12.5	6.9	20.4
	9	5.6	18.1	8.0	28.4
	10	9.0	27.1	11.6	40.0
临床病例	11	15.4	42.5	17.0	57.0
	12	18.4	60.9	16.6	73.6
	13	13.5	74.4	10.3	83.9
	14	8.6	83.0	5.8	89.8
	15	12.8	95.8	7.8	97.6
	16	3.4	99.2	1.9	99.6
	17~21	0.8	100.0	0.4	100.0

*注意，表19.1中的22个类别被简化为 $k = 15$。

新疗法的每个单元都是根据标准疗法的预期反应除以 OR 得出的（人工计算时会存在四舍五入）：

$Q_{T10} = 1/(1 + 0.56 \times (1 - 0.271)/0.271) = 0.40$

$Q_{T11} = 1/(1 + 0.56 \times (1 - 0.425)/0.425) = 0.57$

$Q_{T12} = 1/(1 + 0.56 \times (1 - 0.609)/0.609) = 0.74$

因此，比例优势的应用允许，如果可以指定其中一个治疗组的分布，则可以直接推导出其他治疗组的预期累积比例。所以只要事先知道一个治疗组的分布和通过 OR 评估的效应量，就可以获得样本量的估计。

19.3.2.2 示例2——二分类的效应量

HADS 工具的一个优点是在预测效应量和随后样本量的过程中，它对构成"案例"的内容有一个预先定义，然后可以用来获得一个易于解释的效应量的值。这个效应量，在这里表示为比值比，然后可以扩展到整个生存质量量表和样本量的估计。

然而，这些截断值可能会促使一些研究者将生存质量量表转化为二分类来计算样本量。例如，在 HADS 焦虑维度中，某个临界值可以将受试者分类为"临床病例""可疑病例"或正常人群。因此，对于这种二分类情况仍然可以用公式 19.3 来估计样本量，但忽略了数据的完整有序分类特性。

如果在 HADS 焦虑评分的正常人群/临床病例分界点附近再次设置具有临床意义的差异为 0.56，那么二分法公式 19.3 给出的样本量估计为 277，而在计算中使用所有 $k = 22$ 个类别时，样本量仅为 188。对于本例，如果使用所有 22 个类别分析数据，那么必要的样本量可能被高估了 47%。

显然，如果目的是将量表作为二分类终点进行分析，那么样本量可能是合适的，尽管这种分析方法可能会由于样本量的增加而受到质疑。为了估计样本量，并按有序数据进行分析，应避免对生存质量量表进行二分类，因为可能会导致样本量产生非必要的增加。

19.3.2.3 示例3 ——附加类别

使用完整的分类量表可能并不必要。例如，对于 HADS 得分≤8 分的受试者还有一个额外的"正常"类别，只有不到 8% 的患者在焦虑维度上被归类为该类别。如果仍然用 $k = 3$ 的"正常人群""可疑病例"和"临床病例"作为分类来计算样本量，从公式 19.3 中估计的样本量是 $N_3 = 267$ 名受试者——只是一个略接近的估计。

假设为了说明目的，为 HADS 评分≥14 的受试者确定了一个额外的"严重临床病例"类别（Julious et al., 1997; Julious et al., 2000）。现在根据 4 个类别的样本量计算，估计的样本量 210 例患者非常接近最合适的样本量 188 例。因此，对少数类别预期反应的了解可以提供更精确的样本量估计，仅需适度增加计算的复杂性。

由于从公式 19.2 估计的方差增加，忽略有序数据量表会大大增加样本量。表 19.3 说明了这一点，给出了 2、3、4 和 5 个类别的膨胀因子，在特殊情况下，每个类别的预期平均反应是相等的，即 $\bar{\pi}_1 = \bar{\pi}_2 = \bar{\pi}_3 = \cdots \bar{\pi}_{k-1} = \bar{\pi}_k$。

膨胀因子的估计，就像把平均预期反应代入公式 19.2 一样。我们可以得到不同类别数量的预期相对方差。这些差异的比反过来又给出了相对于最佳类别数量的不同类别数量样本量的校正或膨胀因子。例如，一个完整的等级分类，其中 $1 - \sum_{i=1}^{k} \bar{\pi}_1^3 = 1$。

从表 19.3 中可看出，与完整的有序反应相比，两个类别的最佳平均反应预计将增加 33%，而对于 5 个类别，仅增加 5%（Campbell et al.，1995）。因此，这些结果表明，二分法可能导致样本量严重增加。即使只使用一点额外的信息（额外的类别）也会大大增加样本量的估计。

表 19.3 类别数小于 5 时的修正因子

类别数	预期平均比例	修正因子
2	$\bar{\pi}_1 = \bar{\pi}_2 = 0.5$	1.333
3	$\bar{\pi}_1 = \bar{\pi}_2 = \bar{\pi}_3 = 0.333$	1.125
4	$\bar{\pi}_1 = \bar{\pi}_2 = \bar{\pi}_3 = 0.333$	1.067
5	$\bar{\pi}_1 = \bar{\pi}_2 = \bar{\pi}_3 = \bar{\pi}_4 = \bar{\pi}_5 = 0.2$	1.042

因此，当类别数量较多时可以推导出一个便捷样本量公式，假设反应的分布是均匀分布的，并且有一个类别不占主导地位：

$$n_A = \frac{6[Z_{1-\beta} + Z_{1-\alpha/2}]^2}{[\log OR]^2} \qquad （公式 19.4）$$

在 90% 的效能和双侧显著性水平下则为：

$$n_A = \frac{63}{[\log OR]^2} \qquad （公式 19.5）$$

19.3.2.4 示例 4——快速计算

对于与前面相同的示例，双侧 I 类错误率为 5%，OR 为 0.56，检验效能为 90%，公式 19.4 和公式 19.5 给出的样本量为每组 188 例患者，这与之前使用所有类别计算的结果相同。

19.3.3 Noether 法

对于有序数据，另一种计算样本量的方法是 Noether 法(1987)，每组的样本量为：

$$n_A = \frac{(Z_{1-\alpha/2} + Z_{1-\beta})^2}{6(P-0.5)^2} \quad \text{（公式 19.6）}$$

在这里，P 被定义为治疗组 A 和 B 中 A 优于 B 的概率（反之亦然），即 $P = P(A > B)$。实际上，Noether 法(1987)非常简单。该方法本身对数据的分布形式没有任何假设。主要的要求（而不是假设）是数据（相对）连续。

对于快速计算，以检测在双侧 5% 显著性水平下具有 90% 检验效能的差异，我们可以使用：

$$n_A = \frac{1.75}{(p-0.5)^2} \quad \text{（公式 19.7）}$$

与 Whitehead 法一样，最好通过一个示例来描述。

19.3.3.1 示例 5——说明性示例

这个示例有点刻意，但可用来对使用 Noether 法计算样本量的步骤进行详细描述。以下数据是年轻人诊断为 2 型糖尿病的年龄：

男性(A)：19 22 16 29 24

女性(B)：20 11 17 12

为了计算 $P(A > B)$ 的概率，我们计算了 Mann-Whitney U 统计量，如表 19.4 所示。

为了得出 $P(A > B)$，用 17 除以两个样本量的倍数（这里是 5 和 4），因此 $P(A > B) = 17/20 = 0.85$。同样，对于 $P(B > A)$，我们得到 0.15。

取这两个数的比值可以得到一个比值比，即 $OR = P(A > B)/P(B > A) = 5.66$。

如果我们希望设计一项检验效能为 90%、双侧显著性水平为 5% 的研究来评估男女性之间的差异，采用我们之前观察到的效应量 $P = 0.85$，则所需样本量为每组 15 名受试者。

如果我们使用快速公式 19.7，将再次估计出样本量为每组 15 名受试者。

为了避免执行表 19.4 中的步骤，可以使用以下公式：

$$P(A > B) = \Phi\left(\frac{\bar{x}_A - \bar{x}_B}{\sqrt{s_A^2 + s_B^2}}\right) \quad \text{（公式 19.8）}$$

严格地说,该公式假设数据是正态分布的,但可用来帮助估计 $P(A > B)$。对于这些数据,$\bar{x}_A = 22$,$s_A = 4.95$,$\bar{x}_B = 15$,$s_B = 4.95$,$P(A > B)$ 估计为 0.86,这与之前非常相似,并得出每组 14 名受试者的样本量估计。

表 19.4　Mann-Whitney U 统计量 U 的计算示例

步骤一	按数量级排列观察结果
	男性(A)　　　　　　　　16　19　22　24　　　　29
	女性(B)　　11　12　　17　　　20
步骤二	在每个观察结果后面加上 A 或 B
	B　B　A　B　AB　A　A　　　A
步骤三	在每个 A 下面,写下它左边的 B 的数量
	B　B　A　B　A　B　A　A　A
	2　　3　　4　4　4
	在每个 B 下面,写下它左边的 A 的数量
	B　B　A　B　A　B　A　A　A
	0　0　　　1　　　2
步骤四	把 A 的分数加起来 $U_A = 2+3+4+4+4 = 17$(A > B 17 次)
	把 B 的分数加起来 $U_B = 0+0+1+2 = 3$(B > A 3 次)

19.3.3.2　示例6——MRC 示例重访(完整等级量表)

在表 19.1 的数据集上进行说明性示例的计算。预期反应见表 19.2。表 19.5 中新治疗组的计数由表 19.2 中的单元频率乘以 266 得出。因为这些新计数加到 264 时会有一点误差。

要实现表 19.5 中描述的计算,由于存在非唯一值,推导过程会略复杂。

U 值计算为 38 096,这通常是除以两个样本量的倍数。然而由于存在并列项,因此最后一列将计算并列项所占的序列。这些序列通过将 A 和 B 平均分配给 U 来解释:

$$P(A > B) = (38\ 096 + 7584 \times 0.5)/(266 \times 264) = 41\ 888/70\ 224 = 0.596$$

Noether 法得出的结果是每组 190 例患者,而之前使用 Whitehead 法的计算结果为 188 例。

对于这些数据,我们有 $\bar{x}_{标准} = 11.70$ 和 $s_{标准} = 2.66$;从表 19.4 中,我们预计 $\bar{x}_{新} = 10.80$ 和 $s_{新} = 2.67$,并且从公式 19.8 中估计 $P(X > Y)$ 为 0.595,这将得到 194 例的样本量。

表 19.5　使用 Noether 法的示例

类别	标准(1)	新(2)	表 19.4 的步骤 3	列(1)×(3)	列(1)×(2)
0~3	1	2			2
4	2	4	2	4	8
5	3	5	6	18	15
6	5	9	11	55	45
7	10	16	20	200	160
8	12	18	36	432	216
9	15	21	54	810	315
10	24	31	75	1800	744
11	41	45	106	4346	1845
12	49	44	151	7399	2156
13	36	27	195	7020	972
14	23	15	222	5106	345
15	34	21	237	8058	714
16	9	5	258	2322	45
17~21	2	1	263	526	2
	266	266	264	38 096	7584

19.3.3.3　示例 7——4 个类别

表 19.6 给出了有限数量类别的计算方法。

表 19.6　使用 Noether 法的示例

类别	分数	标准(1)	新(2)	表 19.4 的步骤 3	列(1)×(3)	列(1)×(2)
正态	0~7	21	36			756
界值	8~10	51	70	36	1836	3570
临床病例	11~13	126	117	106	133 356	14 742
严重临床病例	14 +	68	43	223	15 164	2924
		266	266		30 356	21 992

对于表 19.6，用：

$$P(A>B) = (30\ 356 + 21\ 992 \times 0.5)/(266 \times 266) = 0.584$$

每组 249 例患者的样本量。这个结果与 Whitehead 法估计的 4 个类别相比是保守的，Whitehead 法估计的样本量为 210 例。这可能是因为在使用 Noether 法进行样本量计算时，需要相对连续的数据。因此，用 Noether 法计算就不那么直接了。

19.3.4 不同方法的比较

尽管 Noether 法和 Whitehead 法估算样本量比较耗时，但操作都比较直接。相对而言，Noether 法可能更复杂，因为它要求对 $P(A>B)$ 的概率进行精确定义。为了便于比较，我们采用了 Whitehead 法来估计研究治疗的效应量，并假设了其反应。值得庆幸的是，在这个案例中，两种方法对于相同的效应量给出了相近的样本量估计。

为了使用 Noether 法，可以对公式 19.8 进行调整，假设不同治疗之间有共同的差异。为了给出不同标准化差异的效应值（$\delta = d/\sigma$）：

$$P(A>B) = \Phi\left(\frac{\delta}{\sqrt{2}}\right) \quad \text{（公式 19.9）}$$

从中可以推导出表 19.7。应再次指出该结果假设数据是正态分布的，但它可以用来帮助解释 $P(A>B)$ 或为样本量计算提供 $P(A>B)$ 的估计。

在对 107 项公共资助试验的回顾中，发现研究计划的标准化差异中位数为 0.3（Rothwell et al., 2018）。从表 19.7 中可以看到这等同于 $P(A>B) = 0.584$。

同样，Cohen(1988) 将小效应定义为 0∶2，中等效应定义为 0∶5，大效应定义为 0∶8，$P(A>B)$ 值分别为 0.556、0.638 和 0.714。

表 19.7　假设结果为正态分布的不同标准化差异的 $P(A>B)$

δ	$P(A>B)$	δ	$P(A>B)$
0.05	0.514	0.80	0.714
0.10	0.528	0.85	0.726
0.15	0.542	0.90	0.738
0.20	0.556	0.95	0.749
0.25	0.570	1.00	0.760
0.30	0.584	1.05	0.771
0.35	0.598	1.10	0.782
0.40	0.611	1.15	0.792
0.45	0.625	1.20	0.802
0.50	0.638	1.25	0.812
0.55	0.651	1.30	0.821
0.60	0.664	1.35	0.830
0.65	0.677	1.40	0.839
0.70	0.690	1.45	0.847
0.75	0.702	1.50	0.856

考虑到效应量更容易解释，本章将集中讨论 Whitehead 法，因为其优点在于被认为是二分法的延伸，因此具有可以用二元响应变量来解释的效应量，同时不会像二分法那样增加样本量。

请注意，计算有序反应样本量的另一常用方法是使用第 3 章中描述的正态数据方法，然后使用公式 19.9 来评估效应量。Julious 等人证明，假设数据遵循正态分布也可产生误导性结果（Julious et al., 1995; Julious et al., 2000）。然而，如果使用标准化效应量来辅助 $P(A>B)$ 的估计，则使用公式 19.9 可能是合适的。

表 19.8 给出了使用 Noether 法和使用第 3 章中描述的正态近似法的样本量的比较。同时表明如果数据预计呈正态分布，那么使用 Noether 法来估计样本量将会给出一个保守的结果。

表 19.8 假设结果呈正态分布，使用标准化差异和正态方法并使用 $P(A>B)$ 和 Noether 法估计样本量

δ	$P(A>B)$	Noether	正态
0.05	0.514	8808	8406
0.10	0.528	2206	2102
0.15	0.542	982	934
0.20	0.556	554	526
0.25	0.570	356	338
0.30	0.584	250	234
0.35	0.598	184	172
0.40	0.611	142	132
0.45	0.625	114	104
0.50	0.638	92	86
0.55	0.651	78	70
0.60	0.664	66	60
0.65	0.677	56	50
0.70	0.690	50	44
0.75	0.702	44	38
0.80	0.714	40	34
0.85	0.726	36	30
0.90	0.738	32	26
0.95	0.749	30	24
1.00	0.760	26	22

19.3.5 样本量计算中使用总体效应估计的敏感性分析

在探讨预期采用正态数据计算的章节中，我们描述了如何使用方差的高可信值来评估试验设计对方差的敏感性。这一原理也可应用于有序数据的分析。对于给定的样本量计算，可以通过评估由高可信方差引起的效能下降来衡量试验设计对方差的敏感性：

$$1-\beta = \Phi\left(\sqrt{n_A\left[1-\sum_{i=1}^{k}\bar{p}_i^3\right](\log OR)^2/6} - Z_{1-\alpha/2}\right)$$

（公式 19.10）

对于正态数据，如第 3 章所讨论的，我们可以通过假设方差从卡方分布中抽样来获得方差的高可信值。然而，这种关于方差的假设可能不适用于有序数据。该问题的解决方案是为特定样本的方差构建一个自助（bootstrap）分布，并从中取第 95 百分位数。我们可以通过在样本量计算的试验中进行有放回的抽样来估计这种自助分布。对于每个样本，我们可以估计方差。如果重复抽样多次，将形成一个自助分布。然后，这个自助分布上的第 95 百分位数可用于评估研究的敏感性。

估计的第 95 百分位数的方差是通过自助和近似的卡方分布来计算的。

19.3.5.1 示例 8——全顺序量表

回顾示例 1，使用完整有序数据量表估计样本量为每组 188 例患者。样本量计算中使用的方差估计值为 6.089。通过对样本量计算的原始数据（基于 266 例患者）进行替换抽取 10 000 个自助样本，估计第 95 百分位数为 6.119，代入公式 19.10，效能为 89.9%。这只是研究效能名义上的下降。

表 19.9 给出了敏感性评估的总结，以及假设从 50、100、266（实际样本量）和 1000 的样本量中观察到相同的反应分布的重复计算。

表 19.9 假设在计算中使用所有类别，示例优效性研究的敏感性分析

样本量	第 95 百分位数	效能
50	6.296	0.891
100	6.156	0.898
266	6.125	0.899
1000	6.101	0.900

19.3.6 在样本量计算中考虑到总体效应估计不精确的计算

如果希望在计算中解释样本方差的不精确性，那么可以应用以下公式，

并且可以通过数值方法估计样本量：

$$1-\beta = \frac{1}{0.998}\sum_{perc=0.001}^{0.998} 0.5\left[\Phi\left(\sqrt{n_A(\log(OR))^2/[\text{var}(\log(OR))]_{perc}} - Z_{1-\alpha/2}\right) + \Phi\left(\sqrt{n_A(\log(OR))^2/[\text{var}(\log(OR))]_{perc}} - Z_{1-\alpha/2}\right)\right]$$

（公式 19.11）

请记住对于前几章中的二分类数据 $[\text{var}(\log(OR))]_{perc}$ 的值是通过对照患病率的百分位数估计的，而方差和样本量是基于这数据。

在本章中，建议在方差附近建立自助分布，并从中提取第 95 百分位数来评估敏感性。现在建议扩展相同的参数，为 $[\text{var}(\log(OR))]_{perc}$ 提供代入公式 19.11 中的值。为此，可采取下列步骤：

1. 通过抽样替换原始分布，生成 $[\text{var}(\log(OR))]_{perc}$ 的经验自助分布。
2. 对 $[\text{var}(\log(OR))]_{perc}$ 的经验分布进行排序。
3. 取最小的值作为第 1 百分位数，取第 2 个最小的值作为第 2 百分位数，以此类推。
4. 使用公式 19.11 中的经验百分位数，并计算给定样本量下这些百分位数的平均效能。
5. 迭代样本量，直到达到所需的效能。

这里依然通过一个示例来着重显示计算结果。

19.3.6.1　示例 9——完整有序量表

设计的一项的试验的样本量为每组 188 例患者。在一项包含 266 例可评估患者的试验中，估计方差为 6.089。通过使用方差的百分位数，我们构建了一个基于 10 000 次模拟的原始自助分布，公式 19.11 同样得出每组 188 例患者。

19.3.7　交叉试验

回顾第 13 章，二元反应的平行组试验方法可以推广应用于交叉试验设计。实际上这意味着可使用相同的效应量，并可以将平行组试验中单组的样本量作为交叉试验的总样本量。

通过应用 Agresti(1993，1999)的结果，适用于二分类数据的相同原理可以扩展到有序数据。表 19.10 给出了一个假设的交叉数据表，其中 4×4 表的每个单元格都来自边际总数。

表 19.11 给出了与表 19.10 对应的顺序尺度上每个截点周围的 2×2 表。在比例优势的假设下，每个表格的比值比应该相等。此外，延伸第 12 章的内容，这些表格中的比值比将近似等于从边际总数计算出的等效比值比，即平行组试验中预期的比值比。

表 19.10　假设交叉试验汇总表

		治疗 B				
		1	2	3	4	
治疗 A	1	λ_{11}	λ_{12}	λ_{13}	λ_{14}	π_{A1}
	2	λ_{21}	λ_{22}	λ_{23}	λ_{24}	π_{A2}
	3	λ_{31}	λ_{32}	λ_{33}	λ_{34}	π_{A3}
	4	λ_{41}	λ_{42}	λ_{43}	λ_{44}	π_{A4}
		π_{B1}	π_{B2}	π_{B3}	π_{B4}	1

表 19.11　再次回顾假设交叉试验汇总表

a. 第一截点

		治疗 B		
		1	2 + 3 + 4	
治疗 A	1	p_{11}	$p_{12} + p_{13} + p_{14}$	Q_{A1}
	2 + 3 + 4	$p_{21} + p_{31} + p_{41}$	$p_{22} + p_{23} + p_{24} + p_{32} + p_{43} +$ $p_{44} + p_{42} + p_{43} + p_{44}$	$1 - Q_{A1}$
		Q_{B1}	$1 - Q_{B2}$	1

b. 第二截点

		治疗 B		
		1 + 2	3 + 4	
治疗 A	1 + 2	$p_{11} + p_{12} + p_{21} + p_{22}$	$p_{13} + p_{14} + p_{23} + p_{24}$	Q_{A2}
	3 + 4	$p_{31} + p_{32} + p_{41} + p_{42}$	$p_{33} + p_{34} + p_{43} + p_{44}$	$1 - Q_{A2}$
		Q_{B2}	$1 - Q_{B2}$	1

c. 第三截点

		治疗 B		
		1 + 2 + 3	4	
治疗 A	1 + 2 + 3	$p_{11} + p_{12} + p_{13} + p_{21} + p_{22} +$ $p_{23} + p_{31} + p_{32} + p_{33}$	$p_{41} + p_{42} + p_{43}$	Q_{A3}
	4	$p_{41} + p_{42} + p_{43}$	p_{44}	$1 - Q_{A3}$
		Q_{B3}	$1 - Q_{B3}$	1

为了获得比值比的总体估计，Agresti(1993，1999)给出了如下结果：

$$OR = \frac{\sum_{i<j}(j-i)\lambda_{ij}}{\sum_{j<i}(i-j)\lambda_{ij}}$$

（公式 19.12）

其中 i 和 j 分别为行号和列号，λ_{ij} 则为对应的具体单元格（表 19.10）。公式 19.2 的方差定义为：

$$\mathrm{var}[\log(OR)] = \left(\frac{\sum_{i<j}(j-i)^2\lambda_{ij}}{[\sum_{i<j}(i-j)\lambda_{ij}]^2} + \frac{\sum_{i>j}(j-i)^2\lambda_{ij}}{[\sum_{i>j}(j-i)\lambda_{ij}]^2}\right)$$

（公式 19.13）

可以用单元格概率 p_{ij} 重写为：

$$\mathrm{var}[\log(OR)] = \frac{1}{n}\left(\frac{\sum_{i<j}(j-i)^2 p_{ij}}{[\sum_{i<j}(i-j)p_{ij}]^2} + \frac{\sum_{i>j}(j-i)^2 p_{ij}}{[\sum_{i>j}(j-i)p_{ij}]^2}\right)$$

（公式 19.14）

根据定义，这个比值等于我们对平行组研究的期望，这是一个有用的结果。为了计算所需的样本量，我们可以将公式 19.14、公式 19.12 与公式 19.1 等效，给出表格总样本量的估计值：

$$n = \frac{[Z_{1-\beta}+Z_{1-\alpha/2}]^2 \mathrm{var}(\log(OR))}{[\log(OR)]^2}$$

（公式 19.15）

同样，最好通过一个示例着重显示计算结果。

19.3.7.1 示例 10——全序数量表

假设研究者希望设计一项试验，其结果为四级有序反应变量。对照治疗（治疗 A）的预期反应列于表 19.12 的最后一栏"总体"中。有意义的效应量 OR 为 0.56。从这个 OR 中，研究治疗的预期反应在最后一行给出——假设边际反应的比值比。Ⅰ类和Ⅱ类错误率设为 5% 和 10%。

表 19.12 示例交叉试验汇总表

		治疗 B				总体
		1	2	3	4	
治疗 A	1	0.011	0.021	0.035	0.013	0.080
	2	0.026	0.051	0.084	0.031	0.191
	3	0.064	0.125	0.208	0.076	0.473
	4	0.034	0.068	0.113	0.041	0.256
	总体	0.134	0.265	0.439	0.162	1

单个单元格是通过乘以边际总数得到的。从这些单元格中，通过使用公式 19.15 估计总样本量为 229 例患者。预计这些是 31.1% 的一致反应（从对角线），因此从这个角度可以估计不一致的样本量为 161 例患者。

19.3.7.2 示例 11——应用平行组方法

将第 13 章中平行组试验的方法扩展到交叉试验，以平行组研究计算的每组样本量作为交叉研究的总样本量。将相同的论点应用到有序数据病例中，以边际总数作为计算样本量的基础，用公式 19.3 估计样本量总计为 213 例或不一致患者为 149 例。对于本例，平行组方法给出的样本量比使用公式 19.15 时少 7% 左右。

19.3.7.3 示例 12——应用二分法

Julious 和 Campbell（1998）强调，我们可以通过忽略数据的有序性质来简化计算；根据受试者不一致的方向（即 -1 或 1）对总体反应进行二分，然后使用第 10 章中的不一致样本量公式：

$$n_d = \frac{(Z_{1-\alpha/2}(\psi+1) + 2Z_{1-\beta}\sqrt{\psi})^2}{(\psi-1)^2} \quad \text{（公式 19.16）}$$

这里比值比 ψ 是正反应与负反应的比值。

应用公式 19.16 之前，必须首先估算 ψ。对于 43% 的患者，对照治疗的反应预期高于研究性治疗；而对于 26% 的患者，对照治疗的反应预期低于研究性治疗。因此，ψ 可以被估计为 0.60（大约与最初计算的治疗效果 0.56 相同），并且公式 19.16 中不一致样本量的估计为 164 例患者。对于本例该样本量略高于公式 19.15 的估计。

19.3.8 样本量计算中总体效应估计值的敏感性分析

对于平行组数据评估试验对方差估计值的敏感性，可以采用自助法来获得样本方差的上百分位数估计值。这个合理的方差值可以代入公式 19.15 用效能的形式写成：

$$1 - \beta = \Phi\left(\sqrt{n(\log OR)^2 / \text{var}(\log(OR))} - Z_{1-\alpha/2}\right) \quad \text{（公式 19.17）}$$

从而对研究的敏感性进行评估。

19.3.8.1 示例 13

在前面的示例中，假设产生 7.30 方差估计值的原始数据是从 100 例患者的试验中估计的。对观察到的数据采用自助法得到的第 95 百分位估计值为 7.90。方差的估计值似乎比在样本量计算中使用的高 8.2%。如果将此值应用于公式 19.17，则效能将减少 87.7%。因此，这项研究对计算中使用的方差的假设相当稳健。

19.3.9 考虑到样本量计算中使用的总体效应估计不精确性的计算

考虑到样本量估计中样本方差的不精确性，类似于平行组试验，可以应用以下公式：

$$1 - \beta = \frac{1}{0.998} \sum_{perc = 0.001}^{0.998} 0.5 \left[\Phi\left(\sqrt{n(\log(OR))^2 / [\operatorname{var}(\log(OR))]_{perc}} - Z_{1-\alpha/2} \right) + \Phi\left(\sqrt{n(\log(OR))^2 / [\operatorname{var}(\log(OR))]_{perc}} - Z_{1-\alpha/2} \right) \right]$$

（公式 19.18）

其中 $\operatorname{var}(\log(OR))$ 的百分位数是从方差估计所基于的原始数据派生的经验自助分布中估计的。

19.3.9.1 示例 14

对于前面描述的相同示例，考虑到方差是从 100 名受试者中估计的，样本量将需要增加 2 例至 231 例患者。

19.4 非劣效性试验

为完整起见，本章将讨论非劣效性试验的样本量计算，以及之后的有序数据等效性试验。对于这类试验，这些计算的有效性可能会受到质疑。原因在于，尽管收集到的数据在许多方面符合非劣效性和等效性试验的要求，但我们推断的错误规模可能并不合适。这种质疑的理由源于试验的根本目的。

对于优效性试验，目标是评估两个人群是否不同。这种评估主要是通过 P 值来完成的。在分析有序数据时，有许多确定 P 值的方法。在本章中，重点是基于比值比假设的方法。记住，这里假设每个累积 2×2 的比值比在所有 k 个类别中都是相等的，即 $OR_1 = OR_2 = OR_3 = \cdots = OR_k$。在实践中，个别观察到的 OR 会在整体 OR 周围略有偏离。然而，总体估计和推断是成立的。

非劣效性和等效性试验希望确定两个人群是否没有差异，这种评估主要是通过置信区间来完成的。因此，对于非劣效性试验，我们希望确定下界是否大于某些预先指定的非劣效性界值。正如前几章所讨论的，这在操作上与进行单侧检验相同。然而，这里的问题是确定和解释这种非劣效性界值。在前面的章节中，强调了确定非劣性界值的问题。在本章中还强调了如何使用预先指定的界值来确定设计优效性试验的治疗效果。

进一步延伸这些观点,我们可以确定有序数据的非劣效性界值。关键问题在于,对于非劣效性试验,如果使用特定的阈值来界定非劣效性界值,那么这个阈值本身也需要被明确解释。显然,我们可以假设比值比 $OR_1 = OR_2 = OR_3 = \cdots = OR_k$。然而,正如之前在实践中强调的那样,单个观察到的 OR 会在总体效应周围的不同界值上出现偏离。如果在具有临床意义的界值附近观察到的 OR 接近非劣效性界值,则可能表明选择的界值是次优的。

HADS 示例将这一点突出显示为 0~7 分,这表明患者被评估为"正常人群"。因此,如果在完整的有序数据量表中显示了非劣效性,但在临床有意义的界值中却没有显示,结果可能会受到质疑。

为了解决这个问题,可以采取某种形式的降级程序。首先,检验总体比值比。如果非劣效,就在非劣效性界值附近检验比值比。但是,这种方法是由效率最低的比较所驱动的,即二分类的比较。

对于非劣效性试验,使用第 14 章中描述的方法进行设计和分析可能在操作上更容易,就像结果是二元变量一样,关于临床有意义的界值(或者像 HADS 一样同时有几个二分界值)。正如关于优效性试验的讨论所强调的那样,这将对样本量有明显的不利影响;然而非劣效性试验本质上是保守的。本章的其余部分将简要描述试验的计算,假设试验将在有序数据尺度上进行设计和分析。

19.4.1 平行组试验

回顾第 1 章非劣效性研究的公式:

$$\mathrm{Var}(S) = \frac{(d_{NI} - \Delta)^2}{(Z_{1-\alpha} + Z_{1-\beta})^2} \quad \text{(公式 19.19)}$$

这里,d 是确定的非劣效性界值,Δ 是预期的平均差,$\mathrm{var}(S)$ 是有序反应的对数比值比的估计样本方差。

对数比值比方差的估计为(Whitehead,1993):

$$\mathrm{Var}(S) \frac{6}{n_A \left(1 - \sum_{i=1}^{k} \bar{\pi}_i^3\right)} \quad \text{(公式 19.20)}$$

其中,$\bar{\pi}_i$ 是每个结果类别的平均反应。通过将公式 19.19 等同于公式 19.20,我们得到:

$$n_A = \frac{6[Z_{1-\beta} + Z_{1-\alpha}]^2}{\left[1 - \sum_{i=1}^{k} \bar{\pi}_i^3\right](\log(OR) - d_{NI})^2} \quad \text{(公式 19.21)}$$

其中 d_{NI} 是非劣效性界值,k 是类别数,$\log(OR)$ 是对处理之间差异的估计。

19.4.1.1 样本量计算中使用方差的敏感性分析

为了评估研究对计算中使用的方差的敏感性，公式 19.21 可以用效能重写：

$$1 - \beta = \Phi\left(\sqrt{n_A \left[1 - \sum_{i=1}^{k} \bar{\pi}_i^3\right] (\log OR - d_{NI})^2 / 6} - Z_{1-\alpha}\right)$$

（公式 19.22）

然后可先验地评估效能，通过自助法确定方差的高可信值，以确定研究对样本方差假设的敏感性。

19.4.1.2 考虑样本量计算中方差不精确的计算

考虑到样本量计算中方差估计的不精确，可以使用以下公式：

$$1 - \beta = \frac{1}{0.998} \sum_{perc=0.001}^{0.998} 0.5 \left[\Phi\left(\sqrt{n_A (\log(OR) - d_{NI})^2 / [\text{var}(\log(OR))]_{perc}} - Z_{1-\alpha}\right) + \Phi\left(\sqrt{n_A (\log(OR) - d_{NI})^2 / [\text{var}(\log(OR))]_{perc}} - Z_{1-\alpha}\right) \right]$$

（公式 19.23）

$\text{var}(\log(OR))$ 的百分位数是通过自助法来估计的。

19.4.2 交叉试验

为计算有序数据的交叉非劣效性试验的样本量，可采用以下公式：

$$n = \frac{[Z_{1-\beta} + Z_{1-\alpha}]^2 \text{var}(\log(OR))}{[\log(OR) - d_{NI}]^2}$$

（公式 19.24）

其中 OR 和 $\text{var}[\log(OR)]$ 分别由公式 19.12 和公式 19.14 计算。

19.4.2.1 样本量计算中使用的方差的敏感性分析

为了评估该研究对计算中使用的方差的敏感性，公式 19.24 可以用效能重写为：

$$1 - \beta = \Phi\left(\sqrt{n(\log(OR) - d_{NI})^2 / \text{var}(\log(OR))} - Z_{1-\alpha}\right)$$

（公式 19.25）

用一个合理的高可信值来评估研究的敏感性。

19.4.2.2 考虑样本量计算中方差不精确的计算

考虑到样本量计算中方差估计的不精确，可以使用以下公式：

$$1 - \beta = \frac{1}{0.998} \sum_{perc=0.001}^{0.998} 0.5 \left[\Phi\left(\sqrt{n(\log(OR) - d_{NI})^2 / [\text{var}(\log(OR))]_{perc}} - Z_{1-\alpha}\right) + \right.$$

$$\Phi(\sqrt{n(\log(OR)-d_{NI})^2/[\text{var}(\log(OR))]_{perc}}-Z_{1-\alpha})]$$

（公式 19.26）

Var[log(OR)] 的百分位数是通过自助法估计的。

19.5 一样好或更好试验

在前几章中详细讨论了一样好或更好试验的问题，这些论点可以扩展到有序数据。需要强调的问题是，在设计这样的试验时，我们可能要进行两种不同类型的样本量计算。一种假设是数据在非劣效性试验中是二分类的，而在优效性试验中是有序的。显然，如果这种评估采取了二分法，那么非劣效性计算将确定样本量的计算。

19.6 等效性试验

本章前面讨论的非劣效性试验的相同问题概括了有序反应的等效性试验的样本量计算。在实际情况下，建议将数据视为围绕有序界值的二分类反应（例如前面讨论的 HADS），并且可以使用第 15 章中描述的二分类数据的方法。

19.6.1 平行组试验

再次记住，对数比值比的方差可以定义为（Whitehead，1993）：

$$\text{Var}(S)\frac{6}{n_A\left(1-\sum_{i=1}^{k}\bar{\pi}_i^3\right)}$$

（公式 19.27）

其中 $\bar{\pi}_i$ 是对每个结果类别的平均反应，k 是类别的数量。因此，给定效能的样本量估计可以由以下公式得到：

$$1-\beta=\Phi\left(\sqrt{n_A\left[1-\sum_{i=1}^{k}\bar{\pi}_i^3\right](\log(OR)-d_{EQ})^2/6}-Z_{1-\alpha}\right)+\\\left(\sqrt{n_A\left[1-\sum_{i=1}^{k}\bar{\pi}_i^3\right](\log(OR)+d_{EQ})^2/6}-Z_{1-\alpha}\right)-1$$

（公式 19.28）

这里 d 是等效性界值，k 是类别数，$\log(OR)$ 是处理之间差异的估计。

与前几章讨论的等效性试验一样，当假设处理之间没有真实差异时，计算被简化，即可以直接估计样本量。假设处理之间没有真实差异（相当于 $OR=1$），可以从以下公式估计效能：

$$1-\beta = 2\Phi\left(\sqrt{n_A\left[1-\sum_{i=1}^{k}\bar{\pi}_i^3\right]d_{EQ}^2/6} - Z_{1-\alpha}\right) - 1 \quad \text{（公式 19.29）}$$

可以从以下公式直接估计样本量：

$$n_A = \frac{6[Z_{1-\beta/2}+Z_{1-\alpha}]^2}{\left[1-\sum_{i=1}^{k}\bar{\pi}_i^3\right]d_{EQ}^2} \quad \text{（公式 19.30）}$$

19.6.1.1 样本量计算中方差的敏感性分析

与本章前面讨论的评估研究对样本方差假设的敏感性的优效性试验和非劣效性试验一样，对于相同的样本量，可以在公式 19.28 中使用高可信度的方差值来评估效能。该方差值可以作为自助样本的第 95 百分位数。

19.6.1.2 考虑样本量计算中方差不精确的计算

考虑样本方差不精确的等效性研究的样本量可由以下公式得到：

$$1-\beta = \frac{1}{0.998}\sum_{perc=0.001}^{0.998}\frac{\eta_1+\eta_2}{2} \quad \text{（公式 19.31）}$$

其中 η_A 和 η_B 定义为：

$$\eta_1 = \Phi\left(\sqrt{n_A(\log(OR_{perc})-d_{EQ})^2/[\text{var}(\log(OR))]_{perc}} - Z_{1-\alpha}\right) +$$
$$\Phi\left(\sqrt{n_A(\log(OR_{perc})+d_{EQ})^2/[\text{var}(\log(OR))]_{perc}} - Z_{1-\alpha}\right) - 1$$
$$\eta_2 = \Phi\left(\sqrt{n_A(\log(OR_{perc})-d_{EQ})^2/[\text{var}(\log(OR))]_{perc+0.001}} - Z_{1-\alpha}\right) +$$
$$\Phi\left(\sqrt{n_A(\log(OR_{perc})+d_{EQ})^2/[\text{var}(\log(OR))]_{perc+0.001}} - Z_{1-\alpha}\right) - 1$$

正如本章前面所讨论的，计算中使用的方差的百分位数是通过自助法估计的。

19.6.2 交叉试验

对给定效能的样本量的估计可以用以下公式：

$$1-\beta = \Phi\left(\sqrt{n(\log(OR)-d_{EQ})^2/[\text{var}(\log(OR))]} - Z_{1-\alpha}\right) +$$
$$\Phi\left(\sqrt{n(\log(OR)+d_{EQ})^2/[\text{var}(\log(OR))]} - Z_{1-\alpha}\right) - 1$$

（公式 19.32）

其中 OR 和 $\text{var}[\log(OR)]$ 分别由公式 19.14 和公式 19.12 计算。对于处理之间没有真实差异的特殊情况（相当于 $OR=1$），效能为：

$$1-\beta = 2\Phi\left(\sqrt{nd_{EQ}^2/[\mathrm{var}(\log(OR))]} - Z_{1-\alpha}\right) - 1 \quad \text{(公式 19.33)}$$

样本量的直接估计为：

$$n = \frac{6[Z_{1-\beta} + Z_{1-\alpha}]^2}{[\mathrm{var}(\log(OR))]d_{EQ}^2} \quad \text{(公式 19.34)}$$

19.6.2.1 样本量计算中方差的敏感性分析

如本章所述，研究对方差估计的敏感性可以通过自助法（从估计方差的原始数据中）来确定，从而计算出方差的高可信值。然后通过公式 19.16 可以确定该研究的效能，以评估该研究的敏感性。

19.6.2.2 考虑样本量计算中使用的方差的不精确的计算

考虑到样本方差对等效性研究的影响，样本量可由以下公式得到：

$$1-\beta = \frac{1}{0.998}\sum_{perc=0.001}^{0.998}\frac{\eta_1 + \eta_2}{2} \quad \text{(公式 19.35)}$$

其中 η_A 和 η_B 定义为：

$$\eta_1 = \Phi\left(\sqrt{n(\log(OR_{perc}) - d_{EQ})^2/[\mathrm{var}(\log(OR))]_{perc}} - Z_{1-\alpha}\right) +$$
$$\Phi\left(\sqrt{n(\log(OR_{perc}) + d_{EQ})^2/[\mathrm{var}(\log(OR))]_{perc}} - Z_{1-\alpha}\right) - 1$$

$$\eta_2 = \Phi\left(\sqrt{n(\log(OR_{perc}) - d_{EQ})^2/[\mathrm{var}(\log(OR))]_{perc+0.001}} - Z_{1-\alpha}\right) +$$
$$\Phi\left(\sqrt{n(\log(OR_{perc}) + d_{EQ})^2/[\mathrm{var}(\log(OR))]_{perc+0.001}} - Z_{1-\alpha}\right) - 1$$

$\mathrm{var}(\log(OR))$ 的百分位数通过自助法估计。

19.7 给定精度的估计

19.7.1 平行组试验

前文给出了具有有序分类终点的疗效试验的详细样本量计算。这些可以扩展到基于精度的试验。对于有序分类数据，两种处理之间的差异也可以用比值比来表示：

$$d = OR = \frac{p_A(1-p_B)}{p_B(1-p_A)} \quad \text{(公式 19.36)}$$

$\log(d)$ 的 $(1-\alpha)\%$ 置信区间可以使用以下方差估计（Whitehead，1993）：

$$\mathrm{var}(\log(d)) = \frac{6}{n_A\left[1 - \sum_{i=1}^{k}\bar{p}_i^3\right]} \quad \text{(公式 19.37)}$$

因此，对于比值比周围给定的半置信区间宽度 w，必须满足以下条件才能获得每组的样本量：

$$n_A = \frac{6Z_{1-\alpha/2}^2}{(\log(1-w))^2 \left[1 - \sum_{i=1}^{k} \bar{p}_i^3\right]} \quad \text{（公式 19.38）}$$

其中 $\bar{p}_i$ 是量表上每个类别的预期平均反应。事实上，从平均反应中估计方差是一个优势。因为对于估计试验，目标是估计治疗之间可能存在的差异，作为先验假设，可以合理地认为每种治疗的反应是未知的。我们更有可能知道的是预期平均反应。

19.7.1.1 示例 17

正在计划进行一项预试验以估计比较方案和对照方案之间的 OR，其中主要终点是在量表上有 4 分的有序分类结果。我们希望将 OR 量化在 ±55% 以内（即 $w=55\%$）。预计整个量表的平均反应是相等的，即 $\bar{p}_1 = \bar{p}_2 = \bar{p}_3 = \bar{p}_4 = 0.25$。因此，每组所需的样本量为 39 例。

19.7.1.2 样本量计算中方差的敏感性分析

在评估基于精确试验的敏感性时，关注的不是研究高可信度的方差值，而是精度的损失。这可以通过在精度方面重写公式 19.38 来完成（假设 $w<1$）：

$$\log(1-w) = \sqrt{\frac{Z_{1-\alpha/2}^2 \left[\text{var}(\log(OR))\right]}{n_A}} \quad \text{（公式 19.39）}$$

与本章的其他计算一样，方差的高可信值是通过自助法计算的。

19.7.1.3 示例 18

示例 17 中使用的估计方差为 6.4，假设这是基于 25 例患者的数据。自助法对方差的第 95 百分位数的估计值为 6.87，增加了 7.4%。这将等同于点估计的精度降低到 56.1%。

19.7.2 交叉试验

在计算基于精度的交叉试验的样本量时存在一个大问题，其中公式 19.12 和公式 19.14 的结果需要关于单个单元格计数的信息——我们不希望先验地知道这些信息，但实际上我们会试图估计这些信息。本章前文强调了如何估计其他类型试验的样本量（优效性、非劣效性和等效性）。我们可以使用平行组试验的样本量，并将每组的样本量作为交叉试验的总样本量。这可能会略低估样本量，但由于基于精度的试验规模是相当小的，从绝对值来看低估的量将非常小。因此,建议使用本章这一节中描述的平行组方法来估计基于精确试验的总样本量。

19.8 小 结

  如果有数据可以帮助计算,那么主要终点为有序数据的试验的样本量计算相对简单,并且与更简单的计算(如对数据进行二分类)相比,可以估计更小的样本量。本章描述了两种方法:Whitehead 法和 Noether 法。

  Whitehead 法没有对数据的分布做任何假设,但做了比例优势的假设。使用这种方法,最理想的情况是获得整个范围的数据,但即使是一些界值附近的数据也会对样本量产生影响。

  Noether 法没有对数据的分布做任何假设,但要求数据(相对)连续,很少有关联。当存在联系时,样本量计算可能存在问题。

  在进行样本量计算时,建议应用多种方法来评估计算的稳健性。

(邢东 译,王殊秀 审)

第 20 章

用阴性结果的生存数据估计临床试验的事件数

20.1 简 介

本书已经描述了主要终点是正态、二分类、有序数据的统计学方法。在临床试验中,生存数据是研究患者生存情况的常见主要终点。通常,这种生存情况以生存状态(如生存或死亡,复发或无复发)和存活时间(如死亡时间、复发时间)表示。

如果在所有受试者中都观察到了终点事件,那么研究的分析和设计将相对简单,因为有一个连续的主要终点,并适用于连续的统计学方法。然而,大多数研究通常在研究开始后的某个固定时间(如 1 年)结束,这样并非所有受试者的终点事件都能被观察到。因此,将传统方法应用于连续终点会忽略未观察到该事件的受试者。

相反,如果将生存数据转化为二分类数据,并根据治疗对生存状态进行初步分析,时间的影响就可以忽略不计。因此,生存分析通过调查受试者是否发生终点事件及该事件发生的时间,来说明受试者的生存情况。未观察到终点事件的受试者被视为删失数据,并采用最后一次随访的时间进行分析。删失定义为截至最后一次随访时间,尚未发生终点事件的受试对象。

图 20.1 给出了 Kaplan-Meier 图描述的受试者生存图。x 轴是研究的随访时间,而 y 轴是受试者的累计生存率。图中的两条曲线代表两个治疗组,线上的节点对应终点事件发生的时间。

本章介绍了使用 log-rank 检验进行生存分析的样本量计算通用方法。log-rank 检验可能是设计和分析生存数据最常用的工具,因此本章对其进行详细介绍。设计此类试验时不仅要考虑分析方法,还要考虑一些其他类型临床试验中不会遇到的问题。例如,受试者在一段时间内依次入组,入组完

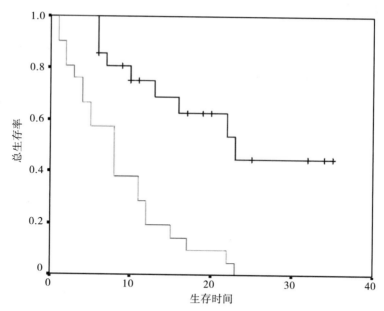

图 20.1　生存数据图示

成后,通常会有一段固定的时间对受试者进行观察,此期间不再纳入新受试者。此外,删失指截至研究结束仍未发生事件的受试者。通常此类试验的统计分析是对无效假设的检验,即在给定的显著性水平和效能下,两组之间的生存率没有差异。

生存分析的设计及样本量计算取决于兴趣事件是阴性事件(如死亡),还是阳性事件(如治愈)。前者使用比例风险模型,最好将观察时间推至事件发生之后,并通过 log-rank 检验进行统计检验。后者使用加速失效时间模型,缩短事件发生时间,并通过广义 Wilcoxon 检验进行统计检验(见第 21 章)。

本章的重点是平行组试验。

20.2　优效性试验

假设兴趣事件是死亡或复发之类的阴性事件,则试验的首要目标是延迟此类事件的发生。应使用 log-rank 检验初步分析(Collett, 1994)。

假设试验组 A 的瞬时死亡率为 λ_A,治疗组 B 的瞬时死亡率为 λ_B。则定义风险比(HR)为:

$$HR = \lambda_A/\lambda_B \qquad \text{(公式 20.1)}$$

HR 的零假设(H_0)和备择假设(H_1)为：

H_0：两组患者的生存情况相同($HR=1$)。

H_1：两组患者的生存情况不同($HR\neq1$)。

如果 HR 不随时间变化，则可以由以下公式计算：

$$HR = \frac{\log \pi_A}{\log \pi_B} \qquad \text{(公式 20.2)}$$

其中 π_A 和 π_B 是在某个固定时间点的两个存活率。当设定一个指数存活率时，可根据治疗的中位生存率推导出 HR 的另一个公式：

$$HR = \frac{M_B}{M_A} \qquad \text{(公式 20.3)}$$

其中 M_A 和 M_B 分别为 A 组和 B 组的中位生存时间。

注意，如果中位生存时间无法估计，那么 HR 可以根据每个治疗组的替代百分位数得出。

20.2.1 方法1——设定指数存活率

当以最简单的方法进行样本量计算时，可以应用本书之前所述的二分类数据进行计算。然而，这种方法会忽略生存时间。使用含有生存时间的正态数据(可能记录)是另一种更合理的方法，但这种方法会忽略删失数据，导致样本量只是记录事件的数量，而不是总样本量。

另一种常见的方法是使用指数存活率。设随机变量 T 为 A 组的生存时间：

$$S(t) - P(T \geq t) = e^{-\lambda_A t} \qquad \text{(公式 20.4)}$$

λ_A 是常数，不随 t 变化。由公式 20.4 得到：

$$M_A = \log 2/\lambda_A \qquad \text{(公式 20.5)}$$

根据类似方法可以由 λ_B 得出 M_B，根据公式 20.3 得出 HR，从而计算每组所需的事件数 E 约为：

$$E = \frac{2(Z_{1-\alpha/2} + Z_{1-\beta})^2}{(\log HR)^2} \qquad \text{(公式 20.6)}$$

注意公式 20.6 只涉及特定 HR。表 20.1 给出了公式 20.6 计算的不同 HR 的样本量。

公式 20.6 还估计了每组的事件数。计算样本量的方法将在第 22 章讨论。

每组事件数的计算只是试验设计阶段的一个概念。零假设指假设每组具有相同数量的事件。通过估计每组的事件数，研究者可以将双臂试验的总事件数翻倍，或者将三臂试验的总事件数增至 3 倍。

表 20.1　双侧显著性水平 5% 及效能分别为 80% 和 90% 下不同风险比的事件数

风险比	事件数	
	80% 效能	90% 效能
0.6	61	81
0.7	124	166
0.8	316	423
0.9	1415	1894
1.1	1729	2314
1.2	473	633
1.3	229	306
1.4	139	186
1.5	96	128
1.6	72	96
1.7	56	75
1.8	46	61
1.9	39	52
2.0	33	44

当双侧显著性为 5%、效能为 90% 时，可以使用以下公式：

$$E = \frac{2}{(\log HR)^2} \quad \text{（公式 20.7）}$$

当效能为 80% 时，使用以下公式：

$$E = \frac{16}{(\log HR)^2} \quad \text{（公式 20.8）}$$

20.2.2　方法 2——仅用比例风险法

估计样本量的另一种方法是假设指数存活率、$\lambda_A(t)$ 和 $\lambda_B(t)$ 均随时间 t 变化，但风险比恒定，$HR = \lambda_A(t)/\lambda_B(t)$，每组所需的事件数 E 约为：

$$E = \frac{(HR+1)^2 (Z_{1-\alpha/2} + Z_{1-\beta})^2}{2(HR-1)^2} \quad \text{（公式 20.9）}$$

注意，与公式 20.6 一样，此公式只涉及指定 HR。由于该方法的假设条件比公式 20.6 少，因此其估计得出的样本量略大。

公式 20.6 和公式 20.9 与下面的形式没有可比性：

$$\log_e(HR) \approx \frac{2(HR-1)}{(HR+1)}$$

因其近似值为 $0.33 \leqslant HR \leqslant 3$。如果在公式 20.6 中使用这个公式，将会得到公式 20.9。

当双侧显著性为 5%、效能为 90% 时，可以使用以下公式：

$$E = \frac{5.25(HR+1)^2}{(HR-1)^2} \qquad (公式 20.10)$$

当效能为 80% 时，使用以下公式：

$$E = \frac{4(HR+1)^2}{(HR-1)^2} \qquad (公式 20.11)$$

20.2.2.1 示例1

拟设计一项关于一种新疗法的对照研究，其主要终点是无进展生存期。研究期限为2年，目标效应为对照治疗的 1.2HR（或试验治疗的 0.83HR）。双侧显著性水平为 5%、效能为 90%，根据指数生存模型，样本量（按事件数计算）为每组 633 个事件（表 20.1）。

如果使用公式 20.7，根据指数生存模型，估计样本量为每组 632 个事件。

如果使用比例风险模型，而不使用指数生存模型，则样本量估计为每组 636 个事件（表 20.2），比指数生存模型略大。

表 20.2 双侧显著性水平为 5% 及效能分别为 80% 和 90% 时不同风险比的事件数

风险比	事件数	
	80% 效能	90% 效能
0.6	63	85
0.7	127	169
0.8	318	426
0.9	1417	1897
1.1	1731	2317
1.2	475	636
1.3	231	309
1.4	142	190
1.5	99	132
1.6	74	99
1.7	59	79
1.8	49	65
1.9	41	55
2.0	36	48

如果使用公式 20.8，该方法亦不使用指数生存模型，则估计样本量也是每组 636 个事件。

20.3 延迟治疗效应

如果预期的治疗效果出现延迟，可能会影响研究的设计。在这里，我们将简要地介绍目标治疗的有效性延迟将如何影响研究的样本量。

根据示例 1，80% 的患者预计在对照组存活 2 年。由 HR = $\log\pi_A/\log\pi_B$ 推出 $\log\pi_B = \log\pi_A/HR$，预计 83% 的受试者将在目标治疗中存活。

两种治疗的总生存率为 $(0.80 + 0.83)/2 = 0.815$。因此，两组患者 2 年生存率为 0.815。

π_A 和 π_B 为两组生存率：

$$\lambda_A = (\log(\pi_A))/T \text{ 和 } \lambda_B = (\log(\pi_B))/T$$

研究结束时 $\lambda_A = (\log 0.8)/-2 = 0.112$，$\lambda_B = 0.093$。

假设目标治疗组的效果延迟了 3 个月。采用双臂指数生存模型，生存率为 0.972，3 个月时，可假设 $\lambda_A = \lambda_B = 0.112$。21 个月后 $\lambda_B = 0.093$，则目标治疗组的存活率为 0.826。

因此，考虑到 2 年后的延迟治疗反应，如果预计两组患者的生存率分别为 0.800 和 0.826，则 2 年后两组患者的预期生存率预计为 0.813。

2 年死亡率预计为 0.187，2 个月死亡率预计为 0.027。因此，预计第 2 个月将观察到的事件比例为 $0.144(p_1)$，而预计第 2 年将发生的事件比例为 $0.856(p_2)$。

总体平均 HR($\overline{HR}$)可从以下公式获得(Mukhopadhyaya et al., 2020)：

$$\overline{HR} = \exp(p_1\log(HR_1) + p_2\log(HR_2)) \quad \text{(公式 20.12)}$$

其中 p_1、p_2 为各时间段内事件的比例，HR_1、HR_2 为相关 HR。直至第 3 个月，若 $HR_1 = 1$，可估算出 $\overline{HR}$(其中 $HR_2 = 0.83333$)。

$$\overline{HR} = \exp(p_2\log(HR_2)) \quad \text{(公式 20.13)}$$

这估计出了一个较小的治疗效果，使对照组患者存活更多，HR 为 0.855。

当 HR 降至 0.856 时，事件数增加到 1720 个。HR 为 0.83 时，事件数为 1272 个。

HR 受到治疗效果延迟的时间、研究时间(延迟后)和事件数量(受 λ_A 和 λ_B 影响)的影响。例如，如果研究时间为 2 年和 3 年，则 HR 分别为 0.849 和 0.846。

本节对延迟效果的处理计算比较基础。其他方法也已经被描述（Sit et al.，2016；Xua et al.，2017）。试验后期延迟效应减弱，这些方法也适用于治疗组转换的情况。

第 22 章将详细介绍基于试验中事件数量和围绕删失率、存活率的假设估计样本量的方法。如果存在延迟治疗效应或非比例风险，也需要增加样本量。

20.4 非劣效性试验

正如第 7 章和第 14 章所强调的，非劣效性试验通常用于由于伦理原因无法进行安慰剂对照试验（相对于对照组存在优势）的情况，因此进行主动对照试验的目的是希望证明新治疗并不比标准治疗差（非劣效）。

与优效性试验相同，我们将假设试验两组的瞬时死亡率分别为 λ_A 和 λ_B。当 $HR<1$ 时试验组有利，那么 HR 的零假设（H_0）和备择假设（H_1）为：

H_0：新治疗的生存情况劣于对照组（$HR \geq d_{NI}$）。

H_1：与对照组相比，新治疗的生存情况相同或更有利（$HR < d_{NI}$）。

如第 7 章所述，非劣效性试验与优效性试验设计相似。如果设置 $d=1$，则非劣效性试验就变成了优效性试验。当对优效性试验和非劣效性试验进行假设检验时，从观察到的 $\log(HR)$ 中减去零假设下的预期 $\log(HR)$，再除以标准差，即 $(\log(HR) - \log(d))/se(\log(HR))$。

对于优效性试验，$d=1$，因此在检验统计量中 $\log(d)=0$。对于非劣效性研究，可以计算检验统计量；然而，非劣效性是通过在非劣效性界值的情况下检验 95% 置信区间（CI）来评估的。如果边际对应的非劣效性界值不包括在置信区间内，则我们宣布非劣效。

每组患者所需的事件数 E 约为：

$$E = \frac{2(Z_{1-\alpha} + Z_{1-\beta})^2}{\left(\log HR - \log(d_{NI})\right)^2} \qquad \text{（公式 20.14）}$$

其中，d_{NI} 是 HR 的非劣效性界值。表 20.3 中给出了公式 20.14 中效能为 90% 和单侧显著性水平为 2.5% 时的不同 HR 的样本量。

在表 20.3 中，d_{NI} 值的范围为 1.10~2.00。从表 20.3 中可以看出，HR 接近非劣效性界值，样本量增加。因此，当 HR = 1.05 时，对于 1.10 的界值，样本量为 9712，而当 HR = 0.95，样本量为 978。

对于效能为 90% 且单侧显著性水平为 2.5% 的快速计算，我们可以使用以下公式：

$$E = \frac{21}{\left(\log HR - \log(d_{NI})\right)^2} \quad \text{(公式 20.15)}$$

当效能为 80% 时,可用:

$$E = \frac{16}{\left(\log HR - \log(d_{NI})\right)^2} \quad \text{(公式 20.16)}$$

这种方法的一个限制是,非劣效性界值是在相对条件下定义的,这可能会导致一些问题。假设我们预期试验对象 π_A 能活到给定时间。则根据公式 20.2,我们可以推出:

$$\pi_B = \exp\left(\frac{\log \pi_A}{HR}\right) \quad \text{(公式 20.17)}$$

表 20.3 不同非劣效性界值(d_{NI})单侧 2.5% 显著性水平和 90% 效能下不同风险比的事件数

d_{NI}	风险比										
	0.75	0.80	0.85	0.90	0.95	1.00	1.05	1.10	1.15	1.20	1.25
1.10	144	208	318	522	978	2314	9712	—	—	—	—
1.20	96	128	178	254	386	634	1180	2776	11 602	—	—
1.30	70	90	118	156	214	306	462	754	1400	3282	13 662
1.40	54	68	86	108	140	186	254	362	544	886	1638
1.50	44	54	66	82	102	128	166	220	298	424	634
1.60	38	44	54	64	78	96	120	150	194	254	346
1.70	32	38	44	52	64	76	92	112	138	174	224
1.80	28	32	38	44	52	62	74	88	106	128	160
1.90	26	30	34	38	44	52	60	72	84	100	120
2.00	22	26	30	34	38	44	52	60	70	82	96

因此,在绝对范围内,恒定的 HR 以及非劣效性界值可能会大不相同。这一点在表 20.4 中很明显。根据 π_A 的预期反应率,通过定义非劣效性界值以在绝对规模上最大化时,可能会有阳性或阴性的预测。

表 20.4 不同风险比和存活率在 π_A 上的绝对差异

π_A	风险比						
	1.10	1.20	1.30	1.40	1.50	1.75	2.00
0.1	0.023	0.047	0.070	0.093	0.115	0.168	0.216
0.2	0.032	0.062	0.090	0.117	0.142	0.199	0.247
0.3	0.035	0.067	0.096	0.123	0.148	0.203	0.248

续表

π_A	风险比						
	1.10	1.20	1.30	1.40	1.50	1.75	2.00
0.4	0.035	0.066	0.094	0.120	0.143	0.192	0.232
0.5	0.033	0.061	0.087	0.110	0.130	0.173	0.207
0.6	0.029	0.053	0.075	0.094	0.111	0.147	0.175
0.7	0.023	0.043	0.060	0.075	0.088	0.116	0.137
0.8	0.016	0.030	0.042	0.053	0.062	0.080	0.094
0.9	0.009	0.016	0.022	0.028	0.032	0.042	0.049

从而：

$$\pi_A - \pi_B = \pi_A - \exp\left(\frac{\log \pi_A}{HR}\right) \quad (公式 20.18)$$

如第 7 章和第 14 章所述，如果我们将该研究设计为优效性研究以检测较小的临床差异，但大于名义上的 2.5%，则表 20.5 给出由公式 20.6 估计的样本量，表 20.6 给出由公式 20.9 估计的样本量。

表 20.5 假设指数生存率为 90% 时，不同单侧显著性水平下不同风险比的事件数

风险比	显著性水平							
	0.025	0.500	0.075	0.100	0.125	0.150	0.175	0.200
1.02	53 590	8378	37 764	33 506	30 164	27 404	25 050	22 992
1.04	13 662	2136	9628	8542	7690	6986	6386	5862
1.06	6190	968	4362	3870	3484	3166	2894	2656
1.08	3550	556	2502	2220	1998	1816	1660	1524
1.10	2314	362	1632	1448	1304	1184	1082	994
1.12	1638	256	1154	1024	922	838	766	702
1.14	1226	192	864	766	690	626	574	526
1.16	954	150	674	598	538	488	446	410
1.18	768	120	542	480	432	394	360	330
1.20	634	100	446	396	356	324	296	272
1.22	532	84	376	334	300	272	250	230
1.24	456	72	322	284	256	234	214	196
1.26	394	62	278	246	222	202	184	170
1.28	346	54	244	216	196	178	162	148
1.30	306	48	216	192	172	158	144	132

表20.6 假设指数生存率为90%时，不同单侧显著性水平下不同风险比的事件数

风险比	显著性水平							
	0.025	0.500	0.075	0.100	0.125	0.150	0.175	0.200
1.02	53 594	43 680	37 766	33 508	30 166	27 406	25 050	22 994
1.04	13 666	11 138	9630	8544	7692	6988	6388	5864
1.06	6194	5048	4366	3872	3486	3168	2896	2658
1.08	3552	2896	2504	2222	2000	1818	1662	1524
1.10	2318	1890	1634	1450	1306	1186	1084	994
1.12	1640	1338	1156	1026	924	840	768	704
1.14	1228	1002	866	768	692	628	574	528
1.16	958	782	676	600	540	490	448	412
1.18	772	630	544	482	434	396	362	332
1.20	636	520	448	398	358	326	298	274
1.22	536	438	378	336	302	274	252	230
1.24	458	374	324	288	258	236	214	198
1.26	398	324	280	250	224	204	186	172
1.28	350	284	246	218	198	180	164	150
1.30	310	252	218	194	174	158	146	134

20.5 等效性试验

等效性试验的目的是证明试验治疗在效能（或安全性）上与当前治疗没有任何差异。生物类似药试验就是使用这种设计的一个例子。HR 的零假设（H_0）和备择假设（H_1）为：

H_0：两组患者的生存情况不同（$HR \neq 1$）。

H_1：两组患者的生存情况相同（$HR = 1$）。

或更正式的：

H_0：两个治疗组的生存情况都不如另一个（$HR \leq 1/d_{EQ}$ 或 $HR \geq d_{EQ}$）。

H_1：两个治疗组的生存情况相同（$1/d_{EQ} < HR < d_{EQ}$）。

如第 7 章和第 14 章所讨论的，等效性试验可以被认为是非劣效性研究的延伸。对于非劣效性研究，我们希望证明 A 不比 B 差。对于等效性试验，需

要证明 A 不比 B 差，B 不比 A 差。然而，一个主要的区别是，虽然对于非劣效性研究，我们希望显示 A 和 B 一样好，但如果它比 B 好，那也是一个好结果。然而对于等效性试验，情况并非如此。

等效性试验不能直接估计样本量。然而，对于给定数量的事件，研究的效能是可以估计的。因此，每组患者所需的事件数 E 一般可由以下公式估计：

$$1-\beta = \Phi\left(\frac{\sqrt{E}\left|\log HR - \log\left(\frac{1}{d_{EQ}}\right)\right|}{\sqrt{2}} - Z_{1-\alpha}\right) + \Phi\left(\frac{\sqrt{E}|\log HR - \log(d_{EQ})|}{\sqrt{2}} - Z_{1-\alpha}\right) - 1$$

（公式 20.19）

d_{EQ} 是 HR 的等效性界值。为了估计样本量，研究者需要对 E 进行迭代以获得所需的样本量。

对于 $HR = 1$ 的特殊情况，可以从以下公式得出样本量：

$$E = \frac{2(Z_{1-\alpha} + Z_{1-\beta/2})^2}{(\log(d_{EQ}))^2}$$

（公式 20.20）

为了估计总样本量，可以应用本章前面所述的优效性试验方法。

表 20.7 给出了根据公式 20.20，不同 HR 在效能为 90% 和单侧显著性水平为 2.5% 时事件数的样本量。

表 20.7　单侧显著性水平为 2.5% 和效能为 90% 时不同等效性界值（d_{EQ}）下等效性试验中每组事件数

d_{EQ}	风险比										
	0.75	0.80	0.85	0.90	0.95	1.00	1.05	1.10	1.15	1.20	1.25
1.10	—	—	—	—	10 847	2362	9711	—	—	—	—
1.20	—	—	53 590	3549	1225	782	1180	2776	11 602	—	—
1.30	—	13 662	2109	853	476	378	466	754	1399	3281	13 662
1.40	8828	1637	694	394	265	230	261	362	544	885	1637
1.50	1515	633	357	234	175	159	173	219	298	423	633
1.60	634	345	223	159	127	128	126	151	193	254	345
1.70	357	223	156	117	98	93	98	113	138	174	223
1.80	234	159	117	92	79	76	74	79	105	128	159
1.90	168	120	92	75	66	64	66	73	84	100	120
2.00	128	96	76	63	56	55	56	61	70	81	96

注意，在表中，当 HR 更接近等效性界值时，样本量更大，并且在任何方向上的影响都是相同的。因此，对于 HR 的等效性界值为 0.80 时，d 为

1.5，则样本量为每组 633 个事件。当 $HR = 1$ 时样本量为 159。然而，对于 $HR = 1.25$ 时，每组所需的样本量也将是 635 个事件。0.80 和 1.25 的样本量都是 633，因为这两个值都需要 633 的样本量进行等效性研究。

比较表 20.3 和表 20.7。对于给定的 HR，表 20.7 中的样本量更大。然而，随着两组的预期组间差异接近非劣效性界值或等效性界值时，样本量逐渐接近。因此，当 $d_{EQ} = 1.50$，$HR = 1.25$ 时，非劣效性试验和等效性试验的样本量均为 633。这样做的原因是，对于等效性试验，与等效性界值的下限相关的 II 类错误很小。

当 HR 不为 0 时，可以从以下公式估计出样本量：

$$E = \frac{2(Z_{1-\alpha} + Z_{1-\beta/2})^2}{(\log HR - \log(d_{EQ}))^2}$$ （公式 20.21）

HR 越接近等效性界值 d_{EQ}，结果越精确，可以用于初始样本量估计。

对于效能为 90%、单侧显著性水平为 2.5% 的快速计算，我们可以使用公式 20.20，假设 $HR = 1$：

$$E = \frac{26}{(\log d_{EQ})^2}$$ （公式 20.22）

当效能为 80% 时：

$$E = \frac{21}{(\log d_{EQ})^2}$$ （公式 20.23）

20.6　精确试验

如前几章所强调的，精确试验不是为了证明存在治疗差异，而是为了估计合理的治疗差异，以便日后进行明确的试验。公式 20.6 可以通过设置 $\beta = 0.5$ 以获得 HR 下所需精度 w 的样本量。

$$E = \frac{2Z_{1-\alpha/2}^2}{(\log(1-w))^2}$$ （公式 20.24）

w 是估计 HR 所需的精度，定义为 HR 的 95% 置信区间的一半。

当样本量主要由实际因素决定时，可以进行精度计算。引用基于置信区间的一半宽度估计出的精度。如果样本量基于可行性，那么必须在方案中明确说明研究的规模是基于实际而非正式考虑确定的。

为了应用表 20.8 中的数据，我们需要确定研究的精度。假设需要以 15% 的精度估计可能的治疗反应（$w = 0.15$），则每组需要招募 291 例患者。

表 20.8 双侧显著性水平为 5% 时不同精度的样本量

精度(w)	样本量
0.05	2921
0.10	693
0.15	291
0.20	155
0.25	93
0.30	61
0.35	42
0.40	30
0.45	22
0.50	16
0.55	13
0.60	10

20.7 小　结

样本量计算中的关键驱动因素是事件的数量。一旦估计出事件数，试验就可以开始招募受试者，直到观察到一定数量的事件。第 22 章将在本章的基础上阐述如何通过计算获得事件数所需的样本量。

（张泽菲　译，王殊秀　审）

第 21 章

具有阳性结果的生存数据临床试验的样本量计算

21.1 简 介

有时,对于一种新的研究性治疗,其目的不是延缓事件发生的时间(如在主要结果是死亡率的试验中),而是在结果是阳性结果的情况下加快事件发生的时间、阳性事件包括治愈时间、缓解时间或达到生物标志物目标水平的时间。

简单地说,我们将两种类型的样本量计算分为:事件为阴性的试验(第 20 章)和事件为阳性的试验(本章)。一种更正式的区分方法是根据随访情况将两种类型的研究分开,一种是发病率为主要驱动因素(第 20 章),另一种时间是主要驱动因素。

例如,在生存分析中,有时研究目标是加速事件的发生(阳性事件)。然而,实际发生的事件可能是阴性的,这时仍然可以评估特定事件发生的速度,例如发生不良事件的时间。

本章的重点是阳性研究终点的临床研究。

Keene(2002)描述了一项试验,其主要观察指标是在流感中症状减轻的时间。图 21.1 给出了该试验的 Kaplan-Meier 图。对于这些数据,试验结束时两治疗组的实际事件发生率相同,但其中一组治疗的起效更快。

如果研究终点是阳性事件,则零假设(H_0)和备择假设(H_1)是:

H_0:两个治疗组的生存情况相同——两组发生事件的时间相同。

H_1:两个治疗组的生存情况不同——两组发生事件的时间不同。

对于以加速事件发生时间为目标的试验,主要分析将采用广义 Wilcoxon 检验(Collett,1994)。

对于图 21.1 中总结的数据,Keene(2002)以中位生存时间表示结果,安慰剂组为 6.0 天,活性组为 4.5 天。

另一种方法是通过加速失效时间模型对数据进行建模,这是不同作者对类似数据采用的方法(Patel et al., 2006)。对于 Keene(2002)的数据，如果用等同于中位数比值的"加速因子"来表示，则估计的效应值为 4.5/6.0 = 0.75。

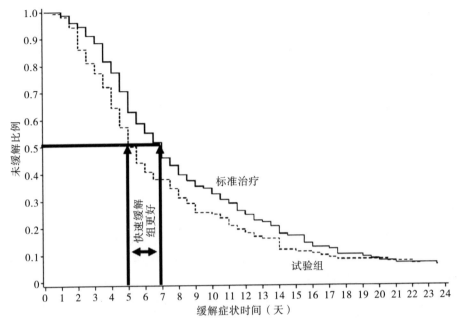

图 21.1 缓解症状时间

对于观察终点是加快事件发生时间的数据，没有特殊的解决方案。如果有预试验的数据，我们可以删除删失的数据并应用之前所述的统计学方法。然后，继续 Weibull 分布假设下的计算。

21.2 估计事件数量的方法

21.2.1 Whitehead 法

可以使用第 19 章中所述的 Whitehead 法(1993)来估计样本量：

$$n_A = \frac{6[Z_{1-\beta} + Z_{1-\alpha/2}]^2/(\log OR)^2}{\left[1 - \sum_{i=1}^{k} \bar{\pi}_i^3\right]} \quad \text{（公式 21.1）}$$

公式 21.1 是基于有序分类数据的 Mann-Whitney U 检验。它根据一个患者处于特定类别或患者数更少的治疗组与另一组的比值比(OR)来估计样本量。

对于累积比数假设下的分析，预期效应表示为 OR，定义为：

$$OR = \frac{\pi_{Ai}(1-\pi_{Bi})}{\pi_{Bi}(1-\pi_{Ai})}$$

这种方法的优点是忽略删失,样本量计算可以扩展到广义 Wilcoxon 检验的计算结果。缺点是计算取决于定义效应 OR 和假设比例优势,但这并不是分析数据的方式。

21.2.2 Noether 法

对于计划进行广义 Wilcoxon 检验的阳性结果研究,可以使用第 19 章中描述的 Noether 法(1987)计算每组的样本量,这是样本量计算的替代方法。

$$n_A = \frac{(Z_{1-\alpha/2} + Z_{1-\beta})^2}{6(P-0.5)^2} \quad \text{(公式 21.2)}$$

对于两个治疗组 A 和 B,P 被定义为 A 大于 B 的概率(反之亦然),即 $P = P(A > B)$。

连续数据具有不受分布影响的优点,尽管它对治疗效果没有很精确的解释。离散数据,由于受试者在固定时间进行评估,因此生存数据通常通过试验获得,该方法可能存在局限性。

仅描述计算方法不直观,最好通过实例进行讲解。

21.2.2.1 示例 1——使用 Noether 法估计事件数

表 21.1 中的数据来自一项针对一种新化合物(B)的预试验,用于评估与安慰剂(A)相比缓解症状所需的时间(以周为单位),假设这里观察到的差异是我们想看到的差异,使用 Noether 法来计算研究的预期样本量。

表 21.1 通过治疗缓解症状时间的初步研究数据

项目	治疗	时间(周)	项目	治疗	时间(周)
1	A	13	9	B	19
2	A	21	10	B	10
3	A	14	11	B	17
4	A	28	12	B	11
5	A	23	13	B	6
6	A	7	14	B	24
7	A	15	15	B	12
8	A	26	16	B	18

计算步骤如下：

步骤一	按数量级排列观察结果
	（A）　7　　　13 14 15　　　21 23　26 28
	（B）　6　10 11 12　　　17 18 19　　24
步骤二	在每个观察结果后面加上 A 或 B
	B A B B B A A B B B A A B A A
步骤三	在每个 A 下面，写下它左边的 B 的数量
	B A B B B A A B B B A A B A A
	1　　　4 4 4　　　　7 7　8 8
	在每个 B 下面，写下它左边的 A 的数量
	B A B B B A A B B B A A B A A
	1　1 1　　　　4 4 4　　　　6
步骤四	把 A 的分数加起来 $U_A = 1+4+4+4+7+7+8+8 = 43$（A>B 43 次）
	把 B 的分数加起来 $U_B = 1+1+1+4+4+4+6 = 21$（B>A 21 次）

现在求 $P(A>B)$，用 17 除以两个样本量的倍数（8 和 8），因此 $P(A>B) = 43/64 = 0.67$。同样地，对于 $P(B>A) = 0.33$。

注意，这种方法有一个局限性，即研究中观察到的效果实际上被用于设计研究。如第 2 章所述，对于按顺序进行的试验，第一项研究的效果可能高估了预期的治疗效果。

21.2.3　假设数据为对数正态

最简单的方法是记录生存时间，并假设数据采用对数正态形式。根据第 3~8 章的公式可以估计每组事件的数量：

$$E_A = \frac{2(Z_{1-\beta} + Z_{1-\alpha/2})^2 \sigma^2}{d^2} \quad \text{（公式 21.3）}$$

如第 19 章所述，假设治疗组之间存在共同的方差，可以调整 Noether 法，以给出不同标准差的效应大小（$\delta = d/\sigma$）。

$$P(A>B) = \Phi\left(\frac{\delta}{\sqrt{2}}\right) \quad \text{（公式 21.4）}$$

表 21.2 可由此得出。应该注意的是，这个结果基于假设数据是正态分布的，它可以用来帮助解释 $P(A>B)$ 或为样本量计算提供 $P(A>B)$ 的估计。

对公式 21.3 进行调整，以便用标准差（$\delta = d/\sigma$）估计样本量，并可以应用表 21.2。

$$E_A = \frac{2(Z_{1-\beta} + Z_{1-\alpha/2})^2}{\delta^2} \qquad \text{(公式 21.5)}$$

表 21.2 假设结果是正态分布的不同标准差的 $P(A>B)$

δ	$P(A>B)$	δ	$P(A>B)$
0.05	0.514	0.80	0.714
0.10	0.528	0.85	0.726
0.15	0.542	0.90	0.738
0.20	0.556	0.95	0.749
0.25	0.570	1.00	0.760
0.30	0.584	1.05	0.771
0.35	0.598	1.10	0.782
0.40	0.611	1.15	0.792
0.45	0.625	1.20	0.802
0.50	0.638	1.25	0.812
0.55	0.651	1.30	0.821
0.60	0.664	1.35	0.830
0.65	0.677	1.40	0.839
0.70	0.690	1.45	0.847
0.75	0.702	1.50	0.856

因此，如果定义了目标标准化效应，且近似正态的假设是合理的，则可以使用公式 21.5 来估计样本量，如果不能近似正态，则可以使用表 21.2 和公式 21.2 来估计样本量。

21.2.3.1 示例 2——正态近似法

表 21.1 的数据在对数尺度上的均值差为 0.23，标准差为 0.452。因此，几何均值的比值表明生存时间缩短了 20%[exp(-0.223)=0.80]，相当于 0.51 的标准化差异，这是一个相当大的影响。

如果将几何均值减少 20% 作为研究的目标差，那么使用第 3 章讨论的样本量计算方法，估计每组事件的数量为 82 个。

21.2.4 假设数据正态分布（回顾）

正态近似法可以通过广义 Wilcoxon 检验计算来扩展。检验统计量由 U 和 V 量化而得：

$$U = \sum_{t=0}^{n} n_i(d_{Ai} - e_{Ai}) \qquad \text{(公式 21.6)}$$

$$V = \sum_{t=0}^{n} n_i^2 v_i \qquad \text{(公式 21.7)}$$

由此可见，$U/\sqrt{V}$ 是一个标准的正态，U^2/V 是一个单自由度的 χ^2 分布。因此，对于 $n = n_A = n_B$ 的特殊情况，我们可以从以下公式估计出标准效应：

$$\frac{\sqrt{2}U}{\sqrt{nV}} \qquad \text{(公式 21.8)}$$

用公式 21.8 量化的标准化效应可与公式 21.2 或公式 21.5 一起用于估计样本量。如果数据不是近似的对数正态，则可以使用此结果来估计效应量。

21.2.4.1 示例3——正态方法(回顾)

公式 21.3 的计算结果见表 21.3，根据这个表可以从以下公式推出 U 和 V：

$$U = \sum_{t=0}^{n} n_i d_{Ai} - n_i e_{Ai}$$

$$U = \sum_{t=0}^{n} n_i d_{Ai} - n_{Ai} d_i, \; n_i e_{ai} = n_i \left(\frac{d_i}{n_i} n_{Ai} \right) = 57 - 79 = 22$$

$$V = \sum_{t=0}^{n} n_i^2 v_i = 470.25$$

因此，从公式 21.8 中算出标准差为 0.51，根据公式 21.5，样本量估计为每组 81 个事件。

21.2.5 目前为止的方法总结

计算生存时间的样本量的一个优点是，它是一个合理的假设，即结果是连续的。如果假设结果是对数正态的，那么优点是书中描述的针对不同试验目标(如优效性、非劣效性、等效性及基于精度的设计)的正态计算方法也可以应用于设计研究。

如果对数正态假设受到质疑，则可以通过应用较少假设的结果(如Noether法)来研究计算的敏感性。为了帮助进行这些计算，本章强调了如何使用标准差来估计正态假设方法和 Noether 法的样本量。

下面介绍设计研究时假设参数按 Weibull 分布的计算。

表 21.3　预试验的广义 Wilcoxon 检验的计算

t	治疗 A		治疗 B		总体		检验统计量推导				
	n_A	d_A	n_A	d_A	n	d	e_i	v_i	$n_i d_{Ai}$	$n_{Ai} d_i$	$n^2 v_i$
6	8	0	8	1	16	1	0.50	0.25	0.00	8.00	64.25
7	8	1	7	0	15	1	0.53	0.25	15.00	8.00	64.25
10	7	0	7	1	14	1	0.50	0.25	0	7.00	49.25
11	7	0	6	1	13	1	0.54	0.25	0	7.00	49.25
12	7	0	5	1	12	1	0.58	0.24	0	7.00	49.24
13	7	1	4	0	11	1	0.64	0.23	11.00	7.00	49.23
14	6	1	4	0	10	1	0.60	0.24	10.00	6.00	36.24
15	5	1	4	0	9	1	0.56	0.25	9.00	5.00	25.25
17	4	0	4	1	8	1	0.50	0.25	0	4.00	16.25
18	4	0	3	1	7	1	0.57	0.24	0	4.00	16.24
19	4	0	2	1	6	1	0.67	0.22	0	4.00	16.22
21	4	1	1	0	5	1	0.80	0.16	5.00	4.00	16.16
23	3	1	1	0	4	1	0.75	0.19	4.00	3.00	9.19
24	2	0	1	1	3	1	0.67	0.22	0	2.00	4.22
26	2	1	0	0	2	1	1.00	0	2.00	2.00	4.00
28	1	1	0	0	1	1	1.00	0	1.00	1.00	1.00
							10.40	3.25	57.00	79.00	470.25

21.3　假设 Weibull 分布

在 Weibull 分布中，生存情况被总结为一个函数，该函数在推导过程中既加速又成比例：

$$S(t) = P(T \geq t) = e^{-\lambda t^\kappa} \qquad (公式 21.9)$$

其中 κ 为尺度参数，λ 为指数死亡率。如果有两个治疗组，则每个治疗组的中位生存时间是：

$$m_A = \sqrt[k]{\frac{\log(2)}{\lambda_A}} \text{ 和 } m_B = \sqrt[k]{\frac{\log(2)}{\lambda_B}} \qquad (公式 21.10)$$

中位生存时间（R）的比值可定义为 $R = m_A/m_B$。

21.3.1 优效性试验

对于优效性试验，就中位数比（R）而言，零假设（H_0）和备择假设（H_1）可以定义为：

H_0：$R = 1$.
H_1：$R \neq 1$.

注意风险比（HR）的定义为：

$$HR = \frac{\lambda_B}{\lambda_A} = R^k \qquad （公式21.11）$$

假设数据符合 Weibull 分布，事件数可由以下公式估计出（Wu，1986）：

$$E = \frac{2(Z_{1-\alpha/2} + Z_{1-\beta})^2}{(\kappa \log(R))^2} \qquad （公式21.12）$$

表21.4 给出了公式21.12 计算的不同 κ 和 R 值的样本量。

对于效能为90%、双侧显著性水平为5%的快速计算，可以使用以下公式：

$$E = \frac{21}{(\kappa \log(R))^2} \qquad （公式21.13）$$

表21.4 不同中位数比（R）和尺度参数（κ）的事件数（双侧5%显著性水平和90%的效能）

R	尺度参数（κ）										
	0.50	0.60	0.70	0.80	0.90	1.00	1.25	1.50	1.75	2.00	2.50	3.00
0.25	44	31	23	18	14	11	7	5	4	3	2	2
0.30	58	41	30	23	18	15	10	7	5	4	3	2
0.35	77	53	39	30	24	20	13	9	7	5	4	3
0.40	101	70	52	40	31	26	17	12	9	7	5	3
0.45	132	92	68	52	41	33	22	15	11	9	6	4
0.50	175	122	90	69	54	44	28	20	15	11	7	5
0.55	236	164	120	92	73	59	38	27	20	15	10	7
0.60	323	224	165	126	100	81	52	36	27	21	13	9
0.65	453	315	232	177	140	114	73	51	37	29	19	13
0.70	661	459	338	259	204	166	106	74	54	42	27	19
0.75	1016	706	519	397	314	254	163	113	83	64	41	29
0.80	1689	1173	862	660	522	423	271	188	138	106	68	47
0.85	3183	2211	1624	1244	983	796	510	354	260	199	128	89
0.90	7573	5259	3864	2958	2338	1894	1212	842	619	474	303	211
0.95	31 950	22 188	16 301	12 481	9861	7988	5112	3550	2609	1997	1278	888

当效能为80%时：

$$E = \frac{16}{(\kappa \log(R))^2} \quad \text{（公式21.14）}$$

记作：

$$\sqrt[k]{HR} = R \quad \text{（公式21.15）}$$

然后将这个结果代入公式21.12，则得到：

$$E = \frac{2(Z_{1-\alpha/2} + Z_{1-\beta})^2}{(\log(HR))^2} \quad \text{（公式21.16）}$$

这与第20章中用比例风险法的结果相同。

21.3.1.1 示例4——估计Weibull模型的事件数

研究者正在计划一项研究，主要结局是延缓症状的时间。研究者认为试验治疗将加快症状缓解的时间。在样本量计算中需要估计的冗余参数是尺度参数κ。根据表21.1的数据，可以估计为3。

这是一个为期30天的研究，预计到研究结束时，所有患者的症状都将得到缓解。假设试验治疗将使生存时间提高0.8倍（$=R$），即将加快22%，并且$\kappa=3$。

对于5%的双侧显著性水平和90%的效能，表21.4中研究所需的事件数为每组47个事件。

由于预计所有患者的症状都将得到缓解，因此事件的数量也可以作为患者的数量。如果这个假设不成立，那么这项研究就失去了效能。

21.3.2 非劣效性试验

假设$R<1$有利于试验治疗，则HR的零假设（H_0）和备择假设（H_1）为：

H_0：试验治疗组患者的生存情况不如对照组（$R \geq d_{NI}$）。

H_1：试验治疗组患者的生存情况与对照组相同或更好（$R < d_{NI}$）。

每组患者所需的事件数E约为：

$$E = \frac{2(Z_{1-\alpha} + Z_{1-\beta})^2}{[\kappa(\log R - \log(d_{NI}))]^2} \quad \text{（公式21.17）}$$

其中，d_{NI}是HR的非劣效性界值。表21.5中给出了公式21.17中不同R值在90%效能和2.5%单侧显著性水平下的样本量。

在表21.5中，d_{NI}值的范围为1.10~1.50，R值的范围为0.80~1.25。小于1的值远离非劣效性界值，而大于1的值则接近1。

表 21.5 不同非劣效性界值(d_{NI})下不同中位数比(R)和尺度参数(κ)的事件数(单侧显著性水平为 2.5%、效能为 90%)

R	d_{NI}	尺度参数(κ)									
		0.50	0.60	0.70	0.80	0.90	1.00	1.25	1.50	1.75	2.00
0.80	1.10	256	178	131	100	79	64	41	29	21	16
	1.20	158	110	81	62	49	40	26	18	13	10
	1.30	111	77	57	43	34	28	18	13	9	7
	1.40	83	58	43	33	26	21	14	10	7	6
	1.50	66	46	34	26	21	17	11	8	6	5
0.85	1.10	391	271	200	153	121	98	63	44	32	25
	1.20	219	152	112	86	68	55	35	25	18	14
	1.30	144	100	74	57	45	36	23	16	12	9
	1.40	105	73	54	41	33	27	17	12	9	7
	1.50	81	56	42	32	25	21	13	9	7	6
0.90	1.10	644	448	329	252	199	161	104	72	53	41
	1.20	314	218	160	123	97	79	51	35	26	20
	1.30	192	134	98	75	60	48	31	22	16	12
	1.40	133	93	68	52	41	34	22	15	11	9
	1.50	100	70	51	39	31	25	16	12	9	7
0.95	1.10	1207	838	616	472	373	302	194	135	99	76
	1.20	476	330	243	186	147	119	77	53	39	30
	1.30	264	184	135	103	82	66	43	30	22	17
	1.40	173	120	88	68	54	44	28	20	15	11
	1.50	125	87	64	49	39	32	20	14	11	8
1.00	1.10	2855	1983	1457	1116	882	714	457	318	234	179
	1.20	781	542	399	305	241	196	125	87	64	49
	1.30	377	262	193	148	117	95	61	42	31	24
	1.40	230	160	117	90	71	58	37	26	19	15
	1.50	158	110	81	62	49	40	26	18	13	10
1.05	1.10	11 983	8322	6114	4681	3699	2996	1918	1332	979	749
	1.20	1455	1010	743	569	449	364	233	162	119	91
	1.30	569	395	291	223	176	143	91	64	47	36
	1.40	314	218	160	123	97	79	51	35	26	20
	1.50	204	142	105	80	63	51	33	23	17	13

续表

R	d_{NI}	尺度参数(κ)									
		0.50	0.60	0.70	0.80	0.90	1.00	1.25	1.50	1.75	2.00
1.10	1.10	—	—	—	—	—	—	—	—	—	—
	1.20	3426	2379	1748	1338	1058	857	549	381	280	215
	1.30	930	646	475	363	287	233	149	104	76	59
	1.40	446	310	228	175	138	112	72	50	37	28
	1.50	270	188	138	106	84	68	44	30	23	17
1.15	1.10	—	—	—	—	—	—	—	—	—	—
	1.20	14 317	9943	7305	5593	4419	3580	2291	1591	1169	895
	1.30	1726	1199	881	674	533	432	277	192	141	108
	1.40	671	466	342	262	207	168	108	75	55	42
	1.50	368	256	188	144	114	92	59	41	30	23
1.20	1.10	—	—	—	—	—	—	—	—	—	—
	1.20	—	—	—	—	—	—	—	—	—	—
	1.30	4048	2811	2066	1582	1250	1012	648	450	331	253
	1.40	1092	758	557	427	337	273	175	122	90	69
	1.50	521	362	266	204	161	131	84	58	43	33
1.25	1.10	—	—	—	—	—	—	—	—	—	—
	1.20	—	—	—	—	—	—	—	—	—	—
	1.30	16 859	11 707	8602	6586	5204	4215	2698	1874	1377	1054
	1.40	2020	1403	1031	789	624	505	324	225	165	127
	1.50	781	542	399	305	241	196	125	87	64	49

对于效能为90%且单侧显著性水平为2.5%的快速计算,可以使用以下公式:

$$E = \frac{21}{[\kappa(\log R - \log(d_{NI}))]^2} \qquad (\text{公式 21.18})$$

当效能为80%时:

$$E = \frac{16}{[\kappa(\log R - \log(d_{NI}))]^2} \qquad (\text{公式 21.19})$$

21.3.3 等效性试验

对于等效性试验,零假设(H_0)和备择假设(H_1)为:

H_0:两个治疗组的生存情况不同($R \neq 1$)。

H_1:两个治疗组的生存情况相同($R = 1$)。

或更正式的:

H_0：两个治疗组的生存情况都不如另一个治疗组（$R \leq 1/d_{EQ}$ 或 $R \geq d_{EQ}$）。

H_1：两个治疗组的生存情况相同（$1/d_{EQ} < R < d_{EQ}$）。

对于等效性试验，不能直接估计样本量。然而，对于给定数量的事件，研究的效能是可以估计的。因此，对于每组患者所需的事件数 E，可由以下公式得出：

$$1 - \beta = \Phi(\sqrt{E\kappa} |\log R - \log(1/d_{EQ})|/\sqrt{2} - Z_{1-\alpha}) + \Phi(\sqrt{E\kappa} |\log R - \log(d_{EQ})|/\sqrt{2} - Z_{1-\alpha}) - 1 \quad （公式21.20）$$

其中 d_{EQ} 是用中位数比和尺度参数表示的等效性界值。为了估计事件的数量，需要对 E 进行迭代以获得所需的样本量。

对于 $R=1$ 的特殊情况，可以从以下公式估计出样本量：

$$E = \frac{2(Z_{1-\alpha} + Z_{1-\beta/2})^2}{(\kappa \log(d_{EQ}))^2} \quad （公式21.21）$$

表 21.6 给出了用公式 21.21 计算的不同 R 值在 90% 的效能和 2.5% 的单侧显著性水平下每组事件数的样本量。

表 21.6 不同等效性界值（d_{NI}）下不同中位数比（R）和尺度参数（κ）的事件数（单侧显著性水平为 2.5%、效能为 90%）

R	d_{EQ}	尺度参数（κ）									
		0.50	0.60	0.70	0.80	0.90	1.00	1.25	1.50	1.75	2.00
0.80	1.10	—	—	—	—	—	—	—	—	—	—
	1.20	—	—	—	—	—	—	—	—	—	—
	1.30	54 646	37 949	27 881	21 346	16 866	13 662	8744	6072	4461	3416
	1.40	6545	4546	3340	2557	2021	1637	1048	728	535	410
	1.50	2529	1757	1291	988	781	633	405	281	207	159
0.85	1.10	—	—	—	—	—	—	—	—	—	—
	1.20	214 359	148 861	109 367	83 734	66 161	53 590	34 298	23 818	17 499	13 398
	1.30	8433	5856	4303	3294	2603	2109	1350	937	689	528
	1.40	2778	1930	1418	1086	858	695	445	309	227	174
	1.50	1425	990	727	557	440	357	228	159	117	90
0.90	1.10	—	—	—	—	—	—	—	—	—	—
	1.20	14 193	9856	7241	5544	4381	3549	2271	1577	1159	888
	1.30	3411	2369	1740	1333	1053	853	546	379	279	214
	1.40	1574	1093	803	615	486	394	252	175	129	99
	1.50	934	649	477	365	289	234	150	104	77	59

续表

R	d_{EQ}	尺度参数(κ)									
		0.50	0.60	0.70	0.80	0.90	1.00	1.25	1.50	1.75	2.00
0.95	1.10	43 386	30 130	22 136	16 948	13 391	10 847	6942	4821	3542	2712
	1.20	4898	3401	2499	1914	1512	1225	784	545	400	307
	1.30	1901	1320	970	743	587	476	305	212	156	119
	1.40	1058	735	540	413	327	265	170	118	87	67
	1.50	697	484	356	273	215	175	112	78	57	44
1.00	1.10	11 445	7948	5839	4471	3533	2862	1832	1272	935	716
	1.20	3128	2172	1596	1222	966	782	501	348	256	196
	1.30	1511	1049	771	590	467	378	242	168	124	95
	1.40	919	638	469	359	284	230	147	103	75	58
	1.50	633	440	323	248	196	159	102	71	52	40
1.05	1.10	38 843	26 974	19 818	15 173	11 989	9711	6215	4316	3171	2428
	1.20	4717	3276	2407	1843	1456	1180	755	525	386	295
	1.30	1861	1292	950	727	575	466	298	207	152	117
	1.40	1043	725	533	408	322	261	167	116	86	66
	1.50	691	480	353	270	213	173	111	77	57	44
1.10	1.10	—	—	—	—	—	—	—	—	—	—
	1.20	11 103	7711	5665	4338	3427	2776	1777	1234	907	694
	1.30	3013	2092	1537	1177	930	754	482	335	246	189
	1.40	1446	1004	738	565	447	362	232	161	119	91
	1.50	876	608	447	342	271	219	141	98	72	55
1.15	1.10	—	—	—	—	—	—	—	—	—	—
	1.20	46 408	32 228	23 678	18 129	14 324	11 602	7426	5157	3789	2901
	1.30	5593	3884	2854	2185	1727	1399	895	622	457	350
	1.40	2173	1509	1109	849	671	544	348	242	178	136
	1.50	1191	827	608	466	368	298	191	133	98	75
1.20	1.10	—	—	—	—	—	—	—	—	—	—
	1.20	—	—	—	—	—	—	—	—	—	—
	1.30	13 121	9112	6695	5126	4050	3281	2100	1458	1072	821
	1.40	3538	2457	1805	1382	1092	885	566	394	289	222
	1.50	1689	1173	862	660	522	423	271	188	138	106
1.25	1.10	—	—	—	—	—	—	—	—	—	—
	1.20	—	—	—	—	—	—	—	—	—	—
	1.30	54 646	37 949	27 881	21 346	16 866	13 662	8744	6072	4461	3416
	1.40	6545	4546	3340	2557	2021	1637	1048	728	535	410
	1.50	2529	1757	1291	988	781	633	405	281	207	159

中位数比(R)越接近等效性界值，样本量越大，在任何方向上都会对相同的样本量产生影响。

随着 R 接近非劣效性或等效性界值，等效性试验对样本量的影响更大。因此，当 $d_{EQ} = 1.50$、$\kappa = 1$、$R = 1.25$ 时，等效性试验的样本量为633，非劣效性试验为196。

对于 $R \neq 0$，可以从以下公式估计出样本量：

$$E = \frac{2(Z_{1-\alpha} + Z_{1-\beta/2})^2}{[\kappa(\log HR - \log(d_{EQ}))]^2} \qquad （公式21.22）$$

该结果越接近等效性界值 d_{EQ}，效果越好，并且可以用于初始样本量估计。

对于效能为90%且单侧显著性水平为2.5%的快速计算，假设 $R = 1$，可以使用公式21.21中的结果：

$$E = \frac{26}{(\kappa \log d_{EQ})^2} \qquad （公式21.23）$$

当效能为80%时：

$$E = \frac{21}{(\kappa \log d_{EQ})^2} \qquad （公式21.24）$$

21.3.4 精确试验

公式21.12可以通过设置 $\beta = 0.5$ 来调整，以获得具有所需的 HR 精度 w 的样本量：

$$E = \frac{2Z_{1-\alpha/2}^2}{(\kappa \log(1-w))^2} \qquad （公式21.25）$$

这里 w 是估计 R 所需的精度，定义为 R 的95%置信区间的一半宽度。

表21.7给出了由公式21.25计算的不同精度和尺度参数估计的样本量。

表21.7 双侧显著性水平为5%的情况下不同精度(w)和尺度参数(κ)的样本量

w	尺度参数(κ)											
	0.50	0.60	0.70	0.80	0.90	1.00	1.25	1.50	1.75	2.00	2.50	3.00
0.05	5841	4867	4172	3651	3245	2921	2337	1947	1669	1461	1169	974
0.10	1385	1154	989	866	770	693	554	462	396	347	277	231
0.15	582	485	416	364	324	291	233	194	167	146	117	97
0.20	309	258	221	193	172	155	124	103	89	78	62	52
0.25	186	155	133	117	104	93	75	62	54	47	38	31
0.30	121	101	87	76	68	61	49	41	35	31	25	21

续表

w	尺度参数(κ)											
	0.50	0.60	0.70	0.80	0.90	1.00	1.25	1.50	1.75	2.00	2.50	3.00
0.35	83	70	60	52	47	42	34	28	24	21	17	14
0.40	59	50	43	37	33	30	24	20	17	15	12	10
0.45	43	36	31	27	24	22	18	15	13	11	9	8
0.50	32	27	23	20	18	16	13	11	10	8	7	6
0.55	25	21	18	16	14	13	10	9	7	7	5	5
0.60	19	16	14	12	11	10	8	7	6	5	4	4

21.4 小 结

计算一个阳性结局试验的样本量(根据事件数)的方法很多。如果结局被认为是对数正态的,那么方法对于不同的研究目标都很简单。

假设 Weibull 分布的样本量计算可用于估计具有不同研究目标的试验的样本量(按事件数计算)。如果 Weibull 分布的假设受到质疑,或者计划其他的分析,那么本章中描述的其他方法可以被认为是敏感性分析。

(张泽菲 译,王殊秀 审)

第 22 章

允许招募、失访及随访的生存数据临床试验的样本量计算

22.1 简 介

第 20 章和 21 章给出了在试验中独立于预期事件发生率的样本量。如果按照这些结论应用,那么研究将持续招募直到观察到特定数量事件为止。这种方法有明显优势,但考虑到预算和时间等计划,必须对总样本量进行估计。

本章主要描述估算总样本量的方法,以确保试验中有足够数量的事件。同时,还通过讨论治疗交叉和自适应设计如何影响研究的统计效能来扩展计算。

22.2 总样本量的初步估计

为了估计每组的样本量,我们需要估计研究结束时的生存率,π_A 和 π_B 分别为治疗组 A 和治疗组 B 的生存率。因此,A 组的样本量为 n_A,假设 $n_A = n_B$,则:

$$n_A = \frac{2E}{2 - \pi_A - \pi_B} \qquad (公式 22.1)$$

现在,除了要求详细说明风险比外,也需要预期反应率 π_A 和 π_B。公式 22.1 可重写为:

$$n_A = \frac{2E}{2 - e^{\mathrm{HR}\log\pi_A} - \pi_A} \qquad (公式 22.2)$$

需要注意的是,从现在开始,本章的重点是优效性试验。然而,用于估计既定数量事件的样本量的方法可扩展到非劣效性、等效性和基于精度的试验。

22.3 失 访

在大多数试验中，有一定比例的患者会在随访期间失访。这类患者在分析中会被归为删失数据，但会影响每组样本量。因此，如果预计有一定比例 w 的患者失访，我们就需要调整公式 22.1 计算的每组的总样本量：

$$n_{A_w} = \frac{n_A}{1-w} \quad \text{（公式 22.3）}$$

其中 w 为研究结束前失访的比例。

22.3.1 示例1——估计总样本量

根据第 20 章的示例 1，预计对照组有 80% 的患者存活。利用 $HR = \log\pi_A / \log\pi_B$，得到 $\log\pi_B = \log\pi_A / HR$，因此，大约 83% 的患者在接受研究治疗后有望存活。基于这些数据，确保期望风险比后计算每个组的预期总样本量为 3440.7 或每组共 3441 例患者。

如果预计有 10% 的患者失访，那么总样本量将是 3823 例患者。

22.3.2 简单计算法总结

简单计算法用于估计研究中需要招募的患者数量，考虑了生存率和预期失访的患者比例。如果主要结局是相对短期的，那么可能适用。例如，一项在急诊科招募患者的研究，主要结局是入院后 28 天内死亡或入住重症监护病房。如果每例患者都有固定的随访，也是适用的。

22.4 总样本量回顾

截至目前，本章已经对生存终点研究做了非常简单的计算。我们的计算基于预期的风险比（针对事件数量），然后是预期的事件数量（针对总样本量）。由于临床试验的实用性，总样本量的计算可能会比这还要复杂一点。我们需要回到最基本的问题来解释原因。

图 22.1 形象地描述了从治疗开始试验中患者的生存经历，一些患者进展到事件（在这里是死亡）或被删失。

事实上，图 22.1 在一定程度上是不真实的，因为它假设每个人都同时到达同一时间随机，然后随访观察事件是否发生。

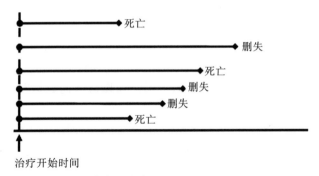

图 22.1 个体患者的生存终点图

实际上,图 22.2 更准确地展示了一项试验的时间进程,因为随着研究的开始,已经招募了一段时间的患者。这个招募(累计)在一段时间之后结束,然后在该数据收集期之后的一个固定点研究结束,对患者进行分析。因此,所有患者都可能至少需要一段时间,但是在试验中的实际时间可能差别很大。

另一个复杂的地方在于,我们需要在一个研究终点进行统计学分析。当然,如果等待的时间足够长,所有的患者都会到达终点,特别是生存终点(就死亡而言)。但是,如图 22.2 所示,我们在一个给定时间点进行统计学分析,就会有患者被删失。

注意,正如前面提到的,有些研究实际上有一个固定的随访期,所有患者在固定时间内随访,而其他患者随访时间则不同。如图 22.2 所示,患者的随访时间是可变的,取决于他们是在招募期的什么时候录入。

关于在第 20 章和第 21 章中讨论的样本量计算,重要的是事件的数量,而且应该招募足够数量的患者以确保有足够数量的事件发生。然而,这是可累积的,我们需要决定如何招募足够数量的患者来确保达到目标事件数。举个极端的例子,我们可以招募一些患者,不用比所需的事件数量多很多,并

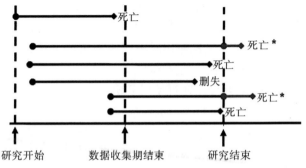

图 22.2 考虑实际时间的个体患者生存终点图

随访患者，直到大多数患者发生事件——这可能需要一段很长的时间。这样的数据收集期可能与随访时间相比相对较短。

另一种极端是只对患者进行短时间随访。现在，相对于随访时间，数据收集期会比较长，所以需要招募的患者会更多。

实际上，一个试验是各种因素的平衡，选择适当的数据收集期要考虑患者和预算因素。

现在希望在已知研究的总长度为 T 的基础上估计样本量，我们将在一段时间(R)积累患者。对于以上这种情况，需要乘以事件数，使用第20章和第21章中描述的方法计算：

$$\frac{\left(\frac{f(\lambda_A)}{\lambda_A^2} + \frac{f(\lambda_B)}{\lambda_B^2}\right)}{2} \quad \text{（公式 22.4）}$$

我们假设统一的纳入率，则：

$$f(\lambda_A) = \lambda_A^2 \left(1 - \frac{e^{-(T-R)\lambda_A} - e^{-T\lambda_A}}{R\lambda_A}\right)^{-1} \quad \text{（公式 22.5）}$$

$$f(\lambda_B) = \lambda_B^2 \left(1 - \frac{e^{-(T-R)\lambda_B} - e^{-T\lambda_B}}{R\lambda_B}\right)^{-1} \quad \text{（公式 22.6）}$$

或者也考虑到后续的失访：

$$f(\lambda_A) = \lambda_A^2 \left[\left(\frac{\lambda_A}{v + \lambda_A}\right)\left(1 - \frac{e^{-(T-R)(\lambda_A + v)} - e^{-T(\lambda_A + v)}}{R(\lambda_A + v)}\right)\right]^{-1}$$

（公式 22.7）

$$f(\lambda_B) = \lambda_B^2 \left[\left(\frac{\lambda_B}{v + \lambda_B}\right)\left(1 - \frac{e^{-(T-R)(\lambda_B + v)} - e^{-T(\lambda_B + v)}}{R(\lambda_B + v)}\right)\right]^{-1}$$

（公式 22.8）

其中：

$$\lambda_A = (\log(\pi_A))/T \text{ 和 } \lambda_B = (\log(\pi_B))/T \quad \text{（公式 22.9）}$$

λ_A 和 λ_B 是两种治疗在时间间隔 t 内的事件发生率，v 是研究中的删失率。这里 λ_A 和 λ_B 是在假设患者随访时间固定的情况下估计的。在所举的例子中，是根据预期的两年生存率估算的。

公式22.7和公式22.8可以通过使用平均存活率来简化：

$$\tilde{\lambda}(= (\log(\bar{\pi}))/T) \quad \text{（公式 22.10）}$$

使用 $\tilde{\lambda}$ 的一个优点是，在试验中可以对治疗分配进行盲法监测。正如在示例中强调的，样本量的估计对计算中的假设相当敏感，所以 λ 应与其他参数(如 v)一起被重新估计，这样计划的样本量才可能在临床试验中有用。

同样，在 $\bar{\pi}$ 和 $\tilde{\lambda}$ 相互关联的试验中，在公式22.1中用 $\bar{\pi}$ 估算的样本量可

以进行检验，其中 $\bar{\pi} = (\pi_A + \pi_B)/2$。

虽然看起来复杂，但其实这是非常简单的表达，因为统一的招募率肯定是不合理的。对于招募率一个更实际的假设是截断指数，在这种情况下公式 22.5 和公式 22.6 将变成（Lachin et al., 1986; Crisp et al., 2007）：

$$f(\lambda_A) = \lambda_A^2 \left(1 + \frac{\lambda_A \gamma e^{-T\lambda_A}[1 - e^{R(\lambda_A - \gamma)}]}{\lambda_A[1 - e^{-\gamma R}][\lambda_A - \gamma]}\right)^{-1} \quad \text{（公式 22.11）}$$

$$f(\lambda_B) = \lambda_B^2 \left(1 + \frac{\lambda_B \gamma e^{-T\lambda_B}[1 - e^{R(\lambda_B - \gamma)}]}{\lambda_A[1 - e^{-\gamma R}][\lambda_B - \gamma]}\right)^{-1} \quad \text{（公式 22.12）}$$

公式 22.7 和公式 22.8 可以改写为：

$$f(\lambda_A) = \lambda_A^2 \left(\frac{\lambda_A}{v + \lambda_A} + \frac{\lambda_A \gamma e^{-T(\lambda_A + v)}[1 - e^{R(\lambda_A + v - \gamma)}]}{[\lambda_A + v][1 - e^{-\gamma R}][\lambda_A + v - \gamma]}\right)^{-1}$$

（公式 22.13）

$$f(\lambda_B) = \lambda_B^2 \left(\frac{\lambda_B}{v + \lambda_B} + \frac{\lambda_B \gamma e^{-T(\lambda_B + v)}[1 - e^{R(\lambda_B + v - \gamma)}]}{[\lambda_B + v][1 - e^{-\gamma R}][\lambda_B + v - \gamma]}\right)^{-1}$$

（公式 22.14）

γ 是从下面的概率分布中取得的（Crisp et al., 2007）：

$$f(t) = \frac{\gamma e^{-\gamma t}}{1 - e^{-\gamma R}}, \ 0 \leqslant t \leqslant R \quad \text{（公式 22.15）}$$

用这种方法来拟合研究中的纳入率。如果 $\gamma < 0$，接近招募结束时招募会更快，而如果 $\gamma > 0$，在开始时招募会更快（$\gamma \neq 0$）。这里 γ 将从以前的研究中进行数值估计，通过在以下公式中输入纳入时间，以找到使其最小的 γ 值：

$$L = \sum_{i=1}^{n} \log\left(\frac{\gamma e^{-\gamma t_i}}{1 - e^{-\gamma R}}\right) \quad \text{（公式 22.16）}$$

另一种从 t 和 R 来估计 γ 的方法的累积密度函数定义为：

$$F(t) = \frac{1 - e^{-\gamma t}}{1 - e^{-\gamma R}} \quad \text{（公式 22.17）}$$

因此，如果想知道什么时候 50% 的患者会被纳入，就可以设 $F(t) = 0.5$，用公式 22.17 求解 γ。

22.4.1 示例 2——采用统一的招募模式估计总样本量

重复前面的示例，为使检测事件的风险比为 1.2 而计算的样本量为 636，该研究的持续时间为 4 年，其中 2 年为数据收集期。π_A 和 π_B 为两个生存率，在研究结束时，得到 $\lambda_A = (\log 0.8)/-2 = 0.112$（或省略到小数点后 4 位：0.111 6）；同样地，$\lambda_B = 0.093$（或省略到小数点后 4 位：0.093 0）。使用公式 22.4、公式 22.5 和公式 22.6，我们必须把估算样本量乘以 3.83，得出样本量为每组 2437 例。

在此之前，假设每年10%的患者会失访 $v = (\log 0.9)/-2 = 0.053$。公式22.4中，必须将估计的样本量乘以4.49得到每组2629例患者的样本量。

注意，之前我们提到两个组的2年生存率分别为0.80和0.83。在此计算中，假设所有患者随访2年。在这个有效的示例中，我们使用了相同的2年生存率，但是在一项为期4年的研究中最短随访时间是2年。因此，有些患者的研究时间会超过2年。在第4年末，我们预计存活率为：

- 0.689 42 与 0.640 00：简单假设 $\lambda_A = 0.112$ 和 $\lambda_B = 0.093$，忽略脱落和删失并假设所有患者都研究4年。
- 0.717 027 与 0.757 684：使用相同的率，但考虑到对每个患者的随访时间不同。
- 0.737 591 和 0.775 487：再次使用相同的率，但现在也考虑了10%的患者每2年被删失一次（或每年的率为0.052 317）。

事实上，计算确实看起来相对复杂，但使用软件相对容易。本章使用Excel计算出表22.1。采用如表22.1所示的一系列计算，可以为研究团队的讨论增加价值。在设计试验时，可以观察到研究持续时间和样本量之间的权衡。因此，尽管计算可能有点麻烦，但输出相对简单，很容易解释。

表22.1 统一招募但不同研究阶段的样本量

研究持续时间(年)	数据收集时间(年)	根据公式22.5和公式22.6估计		根据公式22.7和公式22.8估计	
		倍增因子	样本量	倍增因子	样本量
4.0	2	3.83	2437	4.13	2629
4.5	2	3.36	2138	3.67	2332
5.0	2	3.01	1914	3.32	2111
6.0	2	2.52	1604	2.84	1806
8.0	2	1.97	1254	2.31	1468
10.0	2	1.67	1065	2.03	1291

应当指出，这些计算对假设相当敏感，λ_A、λ_B（或 $\bar{\lambda}$）及 γ，甚至保留小数点后3位还是4位都会影响样本量计算。这是因为随着时间的推移，效应具有倍增性。在临床试验期间监测这些可能是有用的。

22.4.2 示例3——截断指数招募

如前所述，由于各种原因，统一进入试验的假设可能有点过于简单化。尤其是因为假设所有的中心在试验开始时都同时注册。假设我们已知先前的试验对预期招募率的信息，从公式 22.16 可估算 γ 为 -1.5。因此，根据公式 22.15 可以得到图 22.3，它给出了试验的患者招募和截断指数分布。由此可见，截断指数分布在最初阶段进入试验的患者较少，而在数据收集期结束时有更多的患者。

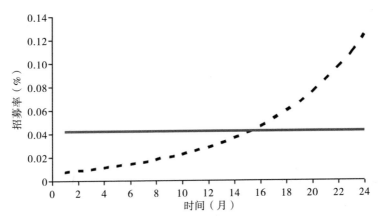

图 22.3　对于统一指数和截断指数的分布，患者进入试验的示意图

对于相同的假设 v、λ_A 和 λ_B，表 22.2 给出了对应场景下的样本量估计。

表 22.2　不同研究阶段截断指数招募的样本量

研究持续时间(年)	数据收集时间(月)	根据公式 22.11 和公式 22.12 估计		根据公式 22.13 和公式 22.14 估计	
		倍增因子	样本量	倍增因子	样本量
4.0	24	4.39	2791	4.68	2979
4.5	24	3.76	2390	4.06	2581
5.0	24	3.31	2104	3.61	2296
6.0	24	2.71	1721	3.02	1919
8.0	24	2.06	1311	2.40	1522
10.0	24	1.72	1098	2.08	1321

另一种估计 γ 的方法是使用公式 22.8 用 t 和 R 获得。假设我们确定到 19 个月时将会招募 50% 的患者，然后对 γ 进行迭代计算，直到公式 22.8 得出这个结果。表 22.3 说明了一个计算方法。

不允许中途退出时的样本量是 2791 例，允许退出则为 2979 例。

表22.3 不同周数的累计应计比例

月	比例	月	比例
1	0.007	13	0.214
2	0.015	14	0.249
3	0.024	15	0.289
4	0.034	16	0.335
5	0.045	17	0.386
6	0.059	18	0.445
7	0.073	19	0.511
8	0.090	20	0.586
9	0.109	21	0.671
10	0.130	22	0.767
11	0.155	23	0.876
12	0.182	24	1.000

22.5 本章示例总结

到目前为止所进行的样本量比较是针对每组的总样本量：

- 如果假设患者入组累积遵循截断指数分布，就需要2791例患者；或者如果允许删失，则需要2979例患者。
- 如果假设入组累积速度一致，将需要2437例患者，或者允许删失时为2629例患者。我们可以从这个例子中看到，对于入组累积速度一致的假设，假设有更多的患者接受了更长时间的随访会影响样本量。

示例2中做了相对简单的计算，对于2年的存活期，我们估计样本量为3441例，或考虑到删失时为3841例。

- 如果将这些简单的计算延长到3年，将需要2410例患者，或考虑到删失时为2677例患者(考虑到这些简单的计算，我们假设3年生存率分别为0.715 481和0.756 54)。
- 最后，如果将简单的计算延长到4年，那么样本量就变成1897例，或考虑到删失时为2108例(假设存活率如前所述为0.689 42和0.640 00)。

3年存活率的简单计算与入组累积速度一致相当。这是因为入组累积速度一致实际上是假设患者处于试验中的平均时间为3年。

22.5.1 示例 4 ——对于固定总样本量估计研究持续时间

正如表 22.1 和表 22.2 中总结的示例所强调的研究持续时间，它会对总样本量产生影响。这是因为研究时间越长，预计观察到的事件数量越多。

以示例 2 中描述的截断指数分布的例子为例，现在重新思考，但假设样本量固定在每组 2500 例患者。现在希望知道的是，研究的持续时间需要多久，才能保证这个样本量可以有足够的检验效能来检验有临床意义的差异。结果如图 22.4 所示。

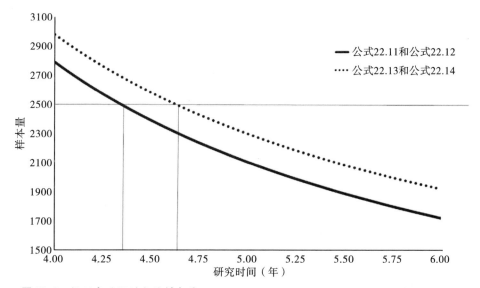

图 22.4 按研究时间划分的样本量

因此，以 2500 例样本量为上限，根据公式 22.11 和公式 22.12 估计的样本量，研究持续时间为 4.35 年；而根据公式 22.13 和公式 22.14 估计的样本量，则为 4.65 年。

22.6 小　结

本章描述了在各种研究设计中结局是生存数据的样本量计算方法。一旦知道生存终点，所需事件数的初始样本量估计相对简单。如果研究招募是基于招募直至一定数量的事件被观察到，则研究设计将相对常规化。

对于许多临床试验来说，由于至事件被观察到的时间比较长，所以无法根据事件数量进行招募。因此，需要对我们预期会有这个事件数量的总样本量进行估计。计算结果对假设相当敏感，而且并不简单，甚至一个四舍五入的误差都会影响结果，如 3 位小数点与 4 位小数点相比。

考虑到在研究开始时就需要做出假设，入组累积的模式可在临床试验中监测。

样本量计算并不简单。然而，我们已经展示了表格和图表可以辅助样本量估计，协助解释计算结果，并且便于决定后续随访时间，以优化样本量。建议为具有生存终点的试验制作这些表格。

（杨湾湾　译，王殊秀　审）

附 录

表 A.1 单侧正态量

z	0	0.01	0.02	0.03	0.04	0.05	0.06	0.07	0.08	0.09
0	0.500 00	0.496 01	0.492 02	0.488 03	0.484 05	0.480 06	0.476 08	0.472 10	0.468 12	0.464 14
0.10	0.460 17	0.456 20	0.452 24	0.448 28	0.444 33	0.440 38	0.436 44	0.432 51	0.428 58	0.424 65
0.20	0.420 74	0.416 83	0.412 94	0.409 05	0.405 17	0.401 29	0.397 43	0.393 58	0.389 74	0.385 91
0.30	0.382 09	0.378 28	0.374 48	0.370 70	0.366 93	0.363 17	0.359 42	0.355 69	0.351 97	0.348 27
0.40	0.344 58	0.340 90	0.337 24	0.333 60	0.329 97	0.326 36	0.322 76	0.319 18	0.315 61	0.312 07
0.50	0.308 54	0.305 03	0.301 53	0.298 06	0.294 60	0.291 16	0.287 74	0.284 34	0.280 96	0.277 60
0.60	0.274 25	0.270 93	0.267 63	0.264 35	0.261 09	0.257 85	0.254 63	0.251 43	0.248 25	0.245 10
0.70	0.241 96	0.238 85	0.235 76	0.232 70	0.229 65	0.226 63	0.223 63	0.220 65	0.217 70	0.214 76
0.80	0.211 86	0.208 97	0.206 11	0.203 27	0.200 45	0.197 66	0.194 89	0.192 15	0.189 43	0.186 73
0.90	0.184 06	0.181 41	0.178 79	0.176 19	0.173 61	0.171 06	0.168 53	0.166 02	0.163 54	0.161 09
1.00	0.158 66	0.156 25	0.153 86	0.151 51	0.149 17	0.146 86	0.144 57	0.142 31	0.140 07	0.137 86
1.10	0.135 67	0.133 50	0.131 36	0.129 24	0.127 14	0.125 07	0.123 02	0.121 00	0.119 00	0.117 02
1.20	0.115 07	0.113 14	0.111 23	0.109 35	0.107 49	0.105 65	0.103 83	0.102 04	0.100 27	0.098 53
1.30	0.096 80	0.095 10	0.093 42	0.091 76	0.090 12	0.088 51	0.086 91	0.085 34	0.083 79	0.082 26
1.40	0.080 76	0.079 27	0.077 80	0.076 36	0.074 93	0.073 53	0.072 15	0.070 78	0.069 44	0.068 11
1.50	0.066 81	0.065 52	0.064 26	0.063 01	0.061 78	0.060 57	0.059 38	0.058 21	0.057 05	0.055 92
1.60	0.054 80	0.053 70	0.052 62	0.051 55	0.050 50	0.049 47	0.048 46	0.047 46	0.046 48	0.045 51
1.70	0.044 57	0.043 63	0.042 72	0.041 82	0.040 93	0.040 06	0.039 20	0.038 36	0.037 54	0.036 73
1.80	0.035 93	0.035 15	0.034 38	0.033 62	0.032 88	0.032 16	0.031 44	0.030 74	0.030 05	0.029 38
1.90	0.028 72	0.028 07	0.027 43	0.026 80	0.026 19	0.025 59	0.025 00	0.024 42	0.023 85	0.023 30
2.00	0.022 75	0.022 22	0.021 69	0.021 18	0.020 68	0.020 18	0.019 70	0.019 23	0.018 76	0.018 31
2.10	0.017 86	0.017 43	0.017 00	0.016 59	0.016 18	0.015 78	0.015 39	0.015 00	0.014 63	0.014 26
2.20	0.013 90	0.013 55	0.013 21	0.012 87	0.012 55	0.012 22	0.011 91	0.011 60	0.011 30	0.011 01
2.30	0.010 72	0.010 44	0.010 17	0.009 90	0.009 64	0.009 39	0.009 14	0.008 89	0.008 66	0.008 42
2.40	0.008 20	0.007 98	0.007 76	0.007 55	0.007 34	0.007 14	0.006 95	0.006 76	0.006 57	0.006 39
2.50	0.006 21	0.006 04	0.005 87	0.005 70	0.005 54	0.005 39	0.005 23	0.005 08	0.004 94	0.004 80

续表

z	0	0.01	0.02	0.03	0.04	0.05	0.06	0.07	0.08	0.09
2.60	0.004 66	0.004 53	0.004 40	0.004 27	0.004 15	0.004 02	0.003 91	0.003 79	0.003 68	0.003 57
2.70	0.003 47	0.003 36	0.003 26	0.003 17	0.003 07	0.002 98	0.002 89	0.002 80	0.002 72	0.002 64
2.80	0.002 56	0.002 48	0.002 40	0.002 33	0.002 26	0.002 19	0.002 12	0.002 05	0.001 99	0.001 93
2.90	0.001 87	0.001 81	0.001 75	0.001 69	0.001 64	0.001 59	0.001 54	0.001 49	0.001 44	0.001 39
3.00	0.001 35	0.001 31	0.001 26	0.001 22	0.001 18	0.001 14	0.001 11	0.001 07	0.001 04	0.001 00
3.10	0.000 97	0.000 94	0.000 90	0.000 87	0.000 84	0.000 82	0.000 79	0.000 76	0.000 74	0.000 71
3.20	0.000 69	0.000 66	0.000 64	0.000 62	0.000 60	0.000 58	0.000 56	0.000 54	0.000 52	0.000 50
3.30	0.000 48	0.000 47	0.000 45	0.000 43	0.000 42	0.000 40	0.000 39	0.000 38	0.000 36	0.000 35
3.40	0.000 34	0.000 32	0.000 31	0.000 30	0.000 29	0.000 28	0.000 27	0.000 26	0.000 25	0.000 24
3.50	0.000 23	0.000 22	0.000 22	0.000 21	0.000 20	0.000 19	0.000 19	0.000 18	0.000 17	0.000 17
3.60	0.000 16	0.000 15	0.000 15	0.000 14	0.000 14	0.000 13	0.000 13	0.000 12	0.000 12	0.000 11
3.70	0.000 11	0.000 10	0.000 10	0.000 10	0.000 09	0.000 09	0.000 08	0.000 08	0.000 08	0.000 08
3.80	0.000 07	0.000 07	0.000 07	0.000 06	0.000 06	0.000 06	0.000 06	0.000 05	0.000 05	0.000 05
3.90	0.000 05	0.000 05	0.000 04	0.000 04	0.000 04	0.000 04	0.000 04	0.000 04	0.000 03	0.000 03
4.00	0.000 03	0.000 03	0.000 03	0.000 03	0.000 03	0.000 03	0.000 02	0.000 02	0.000 02	0.000 02

表 A.2 双侧正态表

z	0	0.01	0.02	0.03	0.04	0.05	0.06	0.07	0.08	0.09
0	1.000 00	0.992 02	0.984 04	0.976 07	0.968 09	0.960 12	0.952 16	0.944 19	0.936 24	0.928 29
0.10	0.920 34	0.912 41	0.904 48	0.896 57	0.888 66	0.880 76	0.872 88	0.865 01	0.857 15	0.849 31
0.20	0.841 48	0.833 67	0.825 87	0.818 09	0.810 33	0.802 59	0.794 86	0.787 16	0.779 48	0.771 82
0.30	0.764 18	0.756 56	0.748 97	0.741 40	0.733 86	0.726 34	0.718 85	0.711 38	0.703 95	0.696 54
0.40	0.689 16	0.681 81	0.674 49	0.667 20	0.659 94	0.652 71	0.645 52	0.638 36	0.631 23	0.624 13
0.50	0.617 08	0.610 05	0.603 06	0.596 11	0.589 20	0.582 32	0.575 48	0.568 68	0.561 91	0.555 19
0.60	0.548 51	0.541 86	0.535 26	0.528 69	0.522 17	0.515 69	0.509 25	0.502 86	0.496 50	0.490 19
0.70	0.483 93	0.477 70	0.471 52	0.465 39	0.459 30	0.453 25	0.447 25	0.441 30	0.435 39	0.429 53
0.80	0.423 71	0.417 94	0.412 22	0.406 54	0.400 91	0.395 33	0.389 79	0.384 30	0.378 86	0.373 47
0.90	0.368 12	0.362 82	0.357 57	0.352 37	0.347 22	0.342 11	0.337 06	0.332 05	0.327 09	0.322 17
1.00	0.317 31	0.312 50	0.307 73	0.303 01	0.298 34	0.293 72	0.289 14	0.284 62	0.280 14	0.275 71
1.10	0.271 33	0.267 00	0.262 71	0.258 48	0.254 29	0.250 14	0.246 05	0.242 00	0.238 00	0.234 05
1.20	0.230 14	0.226 28	0.222 46	0.218 70	0.214 98	0.211 30	0.207 67	0.204 08	0.200 55	0.197 05
1.30	0.193 60	0.190 20	0.186 84	0.183 52	0.180 25	0.177 02	0.173 83	0.170 69	0.167 59	0.164 53

续表

z	0	0.01	0.02	0.03	0.04	0.05	0.06	0.07	0.08	0.09
1.40	0.161 51	0.158 54	0.155 61	0.152 72	0.149 87	0.147 06	0.144 29	0.141 56	0.138 87	0.136 22
1.50	0.133 61	0.131 04	0.128 51	0.126 02	0.123 56	0.121 14	0.118 76	0.116 42	0.114 11	0.111 83
1.60	0.109 60	0.107 40	0.105 23	0.103 10	0.101 01	0.098 94	0.096 91	0.094 92	0.092 96	0.091 03
1.70	0.089 13	0.087 27	0.085 43	0.083 63	0.081 86	0.080 12	0.078 41	0.076 73	0.075 08	0.073 45
1.80	0.071 86	0.070 30	0.068 76	0.067 25	0.065 77	0.064 31	0.062 89	0.061 48	0.060 11	0.058 76
1.90	0.057 43	0.056 13	0.054 86	0.053 61	0.052 38	0.051 18	0.050 00	0.048 84	0.047 70	0.046 59
2.00	0.045 50	0.044 43	0.043 38	0.042 36	0.041 35	0.040 36	0.039 40	0.038 45	0.037 53	0.036 62
2.10	0.035 73	0.034 86	0.034 01	0.033 17	0.032 35	0.031 56	0.030 77	0.030 01	0.029 26	0.028 52
2.20	0.027 81	0.027 11	0.026 42	0.025 75	0.025 09	0.024 45	0.023 82	0.023 21	0.022 61	0.022 02
2.30	0.021 45	0.020 89	0.020 34	0.019 81	0.019 28	0.018 77	0.018 27	0.017 79	0.017 31	0.016 85
2.40	0.016 40	0.015 95	0.015 52	0.015 10	0.014 69	0.014 29	0.013 89	0.013 51	0.013 14	0.012 77
2.50	0.012 42	0.012 07	0.011 74	0.011 41	0.011 09	0.010 77	0.010 47	0.010 17	0.009 88	0.009 60
2.60	0.009 32	0.009 05	0.008 79	0.008 54	0.008 29	0.008 05	0.007 81	0.007 59	0.007 36	0.007 15
2.70	0.006 93	0.006 73	0.006 53	0.006 33	0.006 14	0.005 96	0.005 78	0.005 61	0.005 44	0.005 27
2.80	0.005 11	0.004 95	0.004 80	0.004 65	0.004 51	0.004 37	0.004 24	0.004 10	0.003 98	0.003 85
2.90	0.003 73	0.003 61	0.003 50	0.003 39	0.003 28	0.003 18	0.003 08	0.002 98	0.002 88	0.002 79
3.00	0.002 70	0.002 61	0.002 53	0.002 45	0.002 37	0.002 29	0.002 21	0.002 14	0.002 07	0.002 00
3.10	0.001 94	0.001 87	0.001 81	0.001 75	0.001 69	0.001 63	0.001 58	0.001 52	0.001 47	0.001 42
3.20	0.001 37	0.001 33	0.001 28	0.001 24	0.001 20	0.001 15	0.001 11	0.001 08	0.001 04	0.001 00
3.30	0.000 97	0.000 93	0.000 90	0.000 87	0.000 84	0.000 81	0.000 78	0.000 75	0.000 72	0.000 70
3.40	0.000 67	0.000 65	0.000 63	0.000 60	0.000 58	0.000 56	0.000 54	0.000 52	0.000 50	0.000 48
3.50	0.000 47	0.000 45	0.000 43	0.000 42	0.000 40	0.000 39	0.000 37	0.000 36	0.000 34	0.000 33
3.60	0.000 32	0.000 31	0.000 29	0.000 28	0.000 27	0.000 26	0.000 25	0.000 24	0.000 23	0.000 22
3.70	0.000 22	0.000 21	0.000 20	0.000 19	0.000 18	0.000 18	0.000 17	0.000 16	0.000 16	0.000 15
3.80	0.000 14	0.000 14	0.000 13	0.000 13	0.000 12	0.000 12	0.000 11	0.000 11	0.000 10	0.000 10
3.90	0.000 10	0.000 09	0.000 09	0.000 08	0.000 08	0.000 08	0.000 07	0.000 07	0.000 07	0.000 07
4.00	0.000 06	0.000 06	0.000 06	0.000 06	0.000 05	0.000 05	0.000 05	0.000 05	0.000 05	0.000 04

表 A.3　t 分布的单侧界值

df	显著性水平									
	0.400	0.300	0.250	0.200	0.150	0.100	0.050	0.025	0.010	0.001
1	0.325	0.727	1.000	1.376	1.963	3.078	6.314	12.706	31.821	318.309
2	0.289	0.617	0.816	1.061	1.386	1.886	2.920	4.303	6.965	22.327
3	0.277	0.584	0.765	0.978	1.250	1.638	2.353	3.182	4.541	10.215
4	0.271	0.569	0.741	0.941	1.190	1.533	2.132	2.776	3.747	7.173
5	0.267	0.559	0.727	0.920	1.156	1.476	2.015	2.571	3.365	5.893
6	0.265	0.553	0.718	0.906	1.134	1.440	1.943	2.447	3.143	5.208
7	0.263	0.549	0.711	0.896	1.119	1.415	1.895	2.365	2.998	4.785
8	0.262	0.546	0.706	0.889	1.108	1.397	1.860	2.306	2.896	4.501
9	0.261	0.543	0.703	0.883	1.100	1.383	1.833	2.262	2.821	4.297
10	0.260	0.542	0.700	0.879	1.093	1.372	1.812	2.228	2.764	4.144
11	0.260	0.540	0.697	0.876	1.088	1.363	1.796	2.201	2.718	4.025
12	0.259	0.539	0.695	0.873	1.083	1.356	1.782	2.179	2.681	3.930
13	0.259	0.538	0.694	0.870	1.079	1.350	1.771	2.160	2.650	3.852
14	0.258	0.537	0.692	0.868	1.076	1.345	1.761	2.145	2.624	3.787
15	0.258	0.536	0.691	0.866	1.074	1.341	1.753	2.131	2.602	3.733
16	0.258	0.535	0.690	0.865	1.071	1.337	1.746	2.120	2.583	3.686
17	0.257	0.534	0.689	0.863	1.069	1.333	1.740	2.110	2.567	3.646
18	0.257	0.534	0.688	0.862	1.067	1.330	1.734	2.101	2.552	3.610
19	0.257	0.533	0.688	0.861	1.066	1.328	1.729	2.093	2.539	3.579
20	0.257	0.533	0.687	0.860	1.064	1.325	1.725	2.086	2.528	3.552
21	0.257	0.532	0.686	0.859	1.063	1.323	1.721	2.080	2.518	3.527
22	0.256	0.532	0.686	0.858	1.061	1.321	1.717	2.074	2.508	3.505
23	0.256	0.532	0.685	0.858	1.060	1.319	1.714	2.069	2.500	3.485
24	0.256	0.531	0.685	0.857	1.059	1.318	1.711	2.064	2.492	3.467
25	0.256	0.531	0.684	0.856	1.058	1.316	1.708	2.060	2.485	3.450
26	0.256	0.531	0.684	0.856	1.058	1.315	1.706	2.056	2.479	3.435
27	0.256	0.531	0.684	0.855	1.057	1.314	1.703	2.052	2.473	3.421
28	0.256	0.530	0.683	0.855	1.056	1.313	1.701	2.048	2.467	3.408
29	0.256	0.530	0.683	0.854	1.055	1.311	1.699	2.045	2.462	3.396
30	0.256	0.530	0.683	0.854	1.055	1.310	1.697	2.042	2.457	3.385
35	0.255	0.529	0.682	0.852	1.052	1.306	1.690	2.030	2.438	3.340

df	显著性水平									
	0.400	0.300	0.250	0.200	0.150	0.100	0.050	0.025	0.010	0.001
40	0.255	0.529	0.681	0.851	1.050	1.303	1.684	2.021	2.423	3.307
45	0.255	0.528	0.680	0.850	1.049	1.301	1.679	2.014	2.412	3.281
50	0.255	0.528	0.679	0.849	1.047	1.299	1.676	2.009	2.403	3.261
60	0.254	0.527	0.679	0.848	1.045	1.296	1.671	2.000	2.390	3.232
70	0.254	0.527	0.678	0.847	1.044	1.294	1.667	1.994	2.381	3.211
80	0.254	0.526	0.678	0.846	1.043	1.292	1.664	1.990	2.374	3.195
90	0.254	0.526	0.677	0.846	1.042	1.291	1.662	1.987	2.368	3.183
100	0.254	0.526	0.677	0.845	1.042	1.290	1.660	1.984	2.364	3.174
125	0.254	0.526	0.676	0.845	1.041	1.288	1.657	1.979	2.357	3.157
150	0.254	0.526	0.676	0.844	1.040	1.287	1.655	1.976	2.351	3.145
175	0.254	0.525	0.676	0.844	1.040	1.286	1.654	1.974	2.348	3.137
200	0.254	0.525	0.676	0.843	1.039	1.286	1.653	1.972	2.345	3.131
225	0.254	0.525	0.676	0.843	1.039	1.285	1.652	1.971	2.343	3.127
250	0.254	0.525	0.675	0.843	1.039	1.285	1.651	1.969	2.341	3.123
300	0.254	0.525	0.675	0.843	1.038	1.284	1.650	1.968	2.339	3.118
350	0.254	0.525	0.675	0.843	1.038	1.284	1.649	1.967	2.337	3.114
400	0.254	0.525	0.675	0.843	1.038	1.284	1.649	1.966	2.336	3.111
450	0.253	0.525	0.675	0.842	1.038	1.283	1.648	1.965	2.335	3.108
500	0.253	0.525	0.675	0.842	1.038	1.283	1.648	1.965	2.334	3.107
750	0.253	0.525	0.675	0.842	1.037	1.283	1.647	1.963	2.331	3.101
1000	0.253	0.525	0.675	0.843	1.037	1.282	1.646	1.962	2.330	3.098

表 A.4 t 分布的双侧界值

df	显著性水平										
	0.500	0.400	0.300	0.250	0.200	0.150	0.100	0.050	0.025	0.010	0.001
1	1.000	1.376	1.963	2.414	3.078	4.165	6.314	12.706	25.452	63.657	636.619
2	0.816	1.061	1.386	1.604	1.886	2.282	2.920	4.303	6.205	9.925	31.599
3	0.765	0.978	1.250	1.423	1.638	1.924	2.353	3.182	4.177	5.841	12.924
4	0.741	0.941	1.190	1.344	1.533	1.778	2.132	2.776	3.495	4.604	8.610
5	0.727	0.920	1.156	1.301	1.476	1.699	2.015	2.571	3.163	4.032	6.869
6	0.718	0.906	1.134	1.273	1.440	1.650	1.943	2.447	2.969	3.707	5.959

df	显著性水平										
	0.500	0.400	0.300	0.250	0.200	0.150	0.100	0.050	0.025	0.010	0.001
7	0.711	0.896	1.119	1.254	1.415	1.617	1.895	2.365	2.841	3.499	5.408
8	0.706	0.889	1.108	1.240	1.397	1.592	1.860	2.306	2.752	3.355	5.041
9	0.703	0.883	1.100	1.230	1.383	1.574	1.833	2.262	2.685	3.250	4.781
10	0.700	0.879	1.093	1.221	1.372	1.559	1.812	2.228	2.634	3.169	4.587
11	0.697	0.876	1.088	1.214	1.363	1.548	1.796	2.201	2.593	3.106	4.437
12	0.695	0.873	1.083	1.209	1.356	1.538	1.782	2.179	2.560	3.055	4.318
13	0.694	0.870	1.079	1.204	1.350	1.530	1.771	2.160	2.533	3.012	4.221
14	0.692	0.868	1.076	1.200	1.345	1.523	1.761	2.145	2.510	2.977	4.140
15	0.691	0.866	1.074	1.197	1.341	1.517	1.753	2.131	2.490	2.947	4.073
16	0.690	0.865	1.071	1.194	1.337	1.512	1.746	2.120	2.473	2.921	4.015
17	0.689	0.863	1.069	1.191	1.333	1.508	1.740	2.110	2.458	2.898	3.965
18	0.688	0.862	1.067	1.189	1.330	1.504	1.734	2.101	2.445	2.878	3.922
19	0.688	0.861	1.066	1.187	1.328	1.500	1.729	2.093	2.433	2.861	3.883
20	0.687	0.860	1.064	1.185	1.325	1.497	1.725	2.086	2.423	2.845	3.850
21	0.686	0.859	1.063	1.183	1.323	1.494	1.721	2.080	2.414	2.831	3.819
22	0.686	0.858	1.061	1.182	1.321	1.492	1.717	2.074	2.405	2.819	3.792
23	0.685	0.858	1.060	1.180	1.319	1.489	1.714	2.069	2.398	2.807	3.768
24	0.685	0.857	1.059	1.179	1.318	1.487	1.711	2.064	2.391	2.797	3.745
25	0.684	0.856	1.058	1.178	1.316	1.485	1.708	2.060	2.385	2.787	3.725
26	0.684	0.856	1.058	1.177	1.315	1.483	1.706	2.056	2.379	2.779	3.707
27	0.684	0.855	1.057	1.176	1.314	1.482	1.703	2.052	2.373	2.771	3.690
28	0.683	0.855	1.056	1.175	1.313	1.480	1.701	2.048	2.368	2.763	3.674
29	0.683	0.854	1.055	1.174	1.311	1.479	1.699	2.045	2.364	2.756	3.659
30	0.683	0.854	1.055	1.173	1.310	1.477	1.697	2.042	2.360	2.750	3.646
35	0.682	0.852	1.052	1.170	1.306	1.472	1.690	2.030	2.342	2.724	3.591
40	0.681	0.851	1.050	1.167	1.303	1.468	1.684	2.021	2.329	2.704	3.551
45	0.680	0.850	1.049	1.165	1.301	1.465	1.679	2.014	2.319	2.690	3.520
50	0.679	0.849	1.047	1.164	1.299	1.462	1.676	2.009	2.311	2.678	3.496
60	0.679	0.848	1.045	1.162	1.296	1.458	1.671	2.000	2.299	2.660	3.460
70	0.678	0.847	1.044	1.160	1.294	1.456	1.667	1.994	2.291	2.648	3.435
80	0.678	0.846	1.043	1.159	1.292	1.453	1.664	1.990	2.284	2.639	3.416
90	0.677	0.846	1.042	1.158	1.291	1.452	1.662	1.987	2.280	2.632	3.402

续表

df	显著性水平										
	0.500	0.400	0.300	0.250	0.200	0.150	0.100	0.050	0.025	0.010	0.001
100	0.677	0.845	1.042	1.157	1.290	1.451	1.660	1.984	2.276	2.626	3.390
125	0.676	0.845	1.041	1.156	1.288	1.448	1.657	1.979	2.269	2.616	3.370
150	0.676	0.844	1.040	1.155	1.287	1.447	1.655	1.976	2.264	2.609	3.357
175	0.676	0.844	1.040	1.154	1.286	1.446	1.654	1.974	2.261	2.604	3.347
200	0.676	0.843	1.039	1.154	1.286	1.445	1.653	1.972	2.258	2.601	3.340
225	0.676	0.843	1.039	1.153	1.285	1.444	1.652	1.971	2.257	2.598	3.334
250	0.675	0.843	1.039	1.153	1.285	1.444	1.651	1.969	2.255	2.596	3.330
300	0.675	0.843	1.038	1.153	1.284	1.443	1.650	1.968	2.253	2.592	3.323
350	0.675	0.843	1.038	1.152	1.284	1.443	1.649	1.967	2.251	2.590	3.319
400	0.675	0.843	1.038	1.152	1.284	1.442	1.649	1.966	2.250	2.588	3.315
450	0.675	0.842	1.038	1.152	1.283	1.442	1.648	1.965	2.249	2.587	3.312
500	0.675	0.842	1.038	1.152	1.283	1.442	1.648	1.965	2.248	2.586	3.310
750	0.675	0.842	1.037	1.151	1.283	1.441	1.647	1.963	2.246	2.582	3.304
1000	0.675	0.842	1.037	1.151	1.282	1.441	1.646	1.962	2.245	2.581	3.300

表 A.5 卡方界值

df	显著性水平											
	0.999	0.990	0.975	0.950	0.900	0.750	0.500	0.250	0.100	0.050	0.025	0.010	0.001
1	0.000 002	0.000 2	0.001	0.004	0.02	0.10	0.45	1.32	2.71	3.84	5.02	6.63	10.83
2	0.002	0.020	0.05	0.10	0.21	0.58	1.39	2.77	4.61	5.99	7.38	9.21	13.82
3	0.02	0.11	0.22	0.35	0.58	1.21	2.37	4.11	6.25	7.81	9.35	11.34	16.27
4	0.09	0.30	0.48	0.71	1.06	1.92	3.36	5.39	7.78	9.49	11.14	13.28	18.47
5	0.21	0.55	0.83	1.15	1.61	2.67	4.35	6.63	9.24	11.07	12.83	15.09	20.52
6	0.38	0.87	1.24	1.64	2.20	3.45	5.35	7.84	10.64	12.59	14.45	16.81	22.46
7	0.60	1.24	1.69	2.17	2.83	4.25	6.35	9.04	12.02	14.07	16.01	18.48	24.32
8	0.86	1.65	2.18	2.73	3.49	5.07	7.34	10.22	13.36	15.51	17.53	20.09	26.12
9	1.15	2.09	2.70	3.33	4.17	5.90	8.34	11.39	14.68	16.92	19.02	21.67	27.88
10	1.48	2.56	3.25	3.94	4.87	6.74	9.34	12.55	15.99	18.31	20.48	23.21	29.59
11	1.83	3.05	3.82	4.57	5.58	7.58	10.34	13.70	17.28	19.68	21.92	24.72	31.26
12	2.21	3.57	4.40	5.23	6.30	8.44	11.34	14.85	18.55	21.03	23.34	26.22	32.91
13	2.62	4.11	5.01	5.89	7.04	9.30	12.34	15.98	19.81	22.36	24.74	27.69	34.53
14	3.04	4.66	5.63	6.57	7.79	10.17	13.34	17.12	21.06	23.68	26.12	29.14	36.12

续表

df	显著性水平												
	0.999	0.990	0.975	0.950	0.900	0.750	0.500	0.250	0.100	0.050	0.025	0.010	0.001
15	3.48	5.23	6.26	7.26	8.55	11.04	14.34	18.25	22.31	25.00	27.49	30.58	37.70
16	3.94	5.81	6.91	7.96	9.31	11.91	15.34	19.37	23.54	26.30	28.85	32.00	39.25
17	4.42	6.41	7.56	8.67	10.09	12.79	16.34	20.49	24.77	27.59	30.19	33.41	40.79
18	4.90	7.01	8.23	9.39	10.86	13.68	17.34	21.60	25.99	28.87	31.53	34.81	42.31
19	5.41	7.63	8.91	10.12	11.65	14.56	18.34	22.72	27.20	30.14	32.85	36.19	43.82
20	5.92	8.26	9.59	10.85	12.44	15.45	19.34	23.83	28.41	31.41	34.17	37.57	45.31
21	6.45	8.90	10.28	11.59	13.24	16.34	20.34	24.93	29.62	32.67	35.48	38.93	46.80
22	6.98	9.54	10.98	12.34	14.04	17.24	21.34	26.04	30.81	33.92	36.78	40.29	48.27
23	7.53	10.20	11.69	13.09	14.85	18.14	22.34	27.14	32.01	35.17	38.08	41.64	49.73
24	8.08	10.86	12.40	13.85	15.66	19.04	23.34	28.24	33.20	36.42	39.36	42.98	51.18
25	8.65	11.52	13.12	14.61	16.47	19.94	24.34	29.34	34.38	37.65	40.65	44.31	52.62
26	9.22	12.20	13.84	15.38	17.29	20.84	25.34	30.43	35.56	38.89	41.92	45.64	54.05
27	9.80	12.88	14.57	16.15	18.11	21.75	26.34	31.53	36.74	40.11	43.19	46.96	55.48
28	10.39	13.56	15.31	16.93	18.94	22.66	27.34	32.62	37.92	41.34	44.46	48.28	56.89
29	10.99	14.26	16.05	17.71	19.77	23.57	28.34	33.71	39.09	42.56	45.72	49.59	58.30
30	11.59	14.95	16.79	18.49	20.60	24.48	29.34	34.80	40.26	43.77	46.98	50.89	59.70
35	14.69	18.51	20.57	22.47	24.80	29.05	34.34	40.22	46.06	49.80	53.20	57.34	66.62
40	17.92	22.16	24.43	26.51	29.05	33.66	39.34	45.62	51.81	55.76	59.34	63.69	73.40
45	21.25	25.90	28.37	30.61	33.35	38.29	44.34	50.98	57.51	61.66	65.41	69.96	80.08
50	24.67	29.71	32.36	34.76	37.69	42.94	49.33	56.33	63.17	67.50	71.42	76.15	86.66
60	31.74	37.48	40.48	43.19	46.46	52.29	59.33	66.98	74.40	79.08	83.30	88.38	99.61
70	39.04	45.44	48.76	51.74	55.33	61.70	69.33	77.58	85.53	90.53	95.02	100.43	112.32
80	46.52	53.54	57.15	60.39	64.28	71.14	79.33	88.13	96.58	101.88	106.63	112.33	124.84
90	54.16	61.75	65.65	69.13	73.29	80.62	89.33	98.65	107.57	113.15	118.14	124.12	137.21
100	61.92	70.06	74.22	77.93	82.36	90.13	99.33	109.14	118.50	124.34	129.56	135.81	149.45
125	81.77	91.18	95.95	100.18	105.21	114.00	124.33	135.27	145.64	152.09	157.84	164.69	179.60
150	102.11	112.67	117.98	122.69	128.28	137.98	149.33	161.29	172.58	179.58	185.80	193.21	209.26
175	122.83	134.44	140.26	145.41	151.49	162.04	174.33	187.23	199.36	206.87	213.52	221.44	238.55
200	143.84	156.43	162.73	168.28	174.84	186.17	199.33	213.10	226.02	233.99	241.06	249.45	267.54
225	165.10	178.61	185.35	191.28	198.28	210.35	224.33	238.92	252.58	260.99	268.44	277.27	296.29
250	186.55	200.94	208.10	214.39	221.81	234.58	249.33	264.70	279.05	287.88	295.69	304.94	324.83
300	229.96	245.97	253.91	260.88	269.07	283.14	299.33	316.14	331.79	341.40	349.87	359.91	381.43
350	273.90	291.41	300.06	307.65	316.55	331.81	349.33	367.46	384.31	394.63	403.72	414.47	437.49
400	318.26	337.16	346.48	354.64	364.21	380.58	399.33	418.70	436.65	447.63	457.31	468.72	493.13
450	362.96	383.16	393.12	401.82	412.01	429.42	449.33	469.86	488.85	500.46	510.67	522.72	548.43
500	407.95	429.39	439.94	449.15	459.93	478.32	499.33	520.95	540.93	553.13	563.85	576.49	603.45

参考文献

Agresti A, 1993. Distribution free fitting of logit models with random effects for repeated categorical responses. Statistics in Medicine, 12: 1969 – 1987.

Agresti A, 1999. Modelling ordered categorical data: recent advances and future challenges. Statistics in Medicine, 18: 2191 – 2207.

Agresti A, 2003. Dealing with discreteness: making 'exact' confidence intervals for proportions, differences of proportions and odds-ratios more exact. Statistical Methods in Medical Research, 12: 3 – 21.

Agresti A, Coull BA, 1998. Approximate is better than exact for interval estimation of binomial proportions. The American Statistician 52: 119 – 126.

Agresti A, Min Y, 2001. On sample confidence intervals for parameters in discrete distributions. Biometrics, 57: 963 – 971.

Akacha M, Bretz F, Ruberg S, 2017. Estimands in clinical trials-broadening the perspective. Statistics Medicine, 36(1): 5 – 19.

Altman DG, 1980. Statistics and ethics in medical research III—how large a sample? British Medical Journal, 281: 1336 – 1338.

Altman DG, 1996. Better reporting of randomised trials: the CONSORT statement. British Medical Journal, 313: 570 – 571.

Altman DG, 1998. Confidence intervals for the number needed to treat. British Medical Journal, 317: 1309 – 1312.

Altman DG, Bland JM, 1999. Treatment allocation in controlled trials: why randomise? British Medical Journal, 318: 1209.

Altman DG, Deeks JL, Sackett D, 1998. Odds-ratios should be avoided when events are common. British Medical Journal, 317: 1318.

Altman DG, Moher D, Schultz KF, 2002. Peer review of statistics in medical research. Reporting power calculations is important. British Medical Journal, 325: 491.

Anderson TW, Burnstein H, 1967. Approximating the upper binomial confidence limit. Journal of the American Statistical Association, 63: 857 – 861.

Anderson TW, Burnstein H, 1968. Approximating the lower binomial confidence limit. Journal of the American Statistical Association, 63: 1413 – 1415.

Angus JE, Shafer RE, 1934. Improved confidence statements for the binomial parameter. The American Statistician, 38: 189 – 191.

Armitage P, Berry G, 1987. Statistical Methods in Medical Research, 2nd Edition, Blackwell Scientific Publications: Oxford.

Bartlett MS, 1937. Properties of sufficiency and statistical tests. Proceedings of the Royal Statistical Society Series A, 160: 268-282.

Bauer P, Kieser M, 1996. A unifying approach for confidence intervals and testing equivalence difference. Biometrika, 83: 934-937.

Bauer P, Koenig F, 2006. The reassessment of trial perspectives from interim data—a critical view. Statistics in Medicine, 25(1): 23-36.

Beale SL, 1989. Sample size determination for confidence intervals on the population mean and on the difference between two population means. Biometrics, 45: 969-977.

Bell ML, Whitehead AL, Julious SA, 2018. Guidance for using pilot studies to inform the design of intervention trials with continuous outcomes. Clinical Epidemiology, 10: 153-157. DOI: 10.2147/CLEP.S146397

Bender R, 2001. Calculating confidence intervals for the number needed to treat. Controlled Clinical Trials, 22: 102-110.

Berger RL, Hsu JC, 1996. Bioequivalence trials, intersection-union tests and equivalence confidence sets. Statistical Science, 11: 283-319.

Billingham SAM, Whitehead AL, Julious SA, 2013. An audit of sample size for pilot and feasibility trials being undertaken in United Kingdom registered in the United Kingdom clinical research network database. BMC Medical Research Methodology, 13: 104. DOI: 10.1186/1471-2288-13-104

Birkett MA, Day SJ, 1994. Internal pilot studies for estimating sample size. Statistics in Medicine, 13: 2455-2463.

Biswas A, 2001. Adaptive designs for binary treatment responses in phase III clinical trials: controversies and progress. Statistical Methods in Medical Research, 10: 353-364.

Biomarkers Definitions Working Group, 2001. Biomarkers and surrogate endpoints: preferred definitions and conceptual framework. Clinical Pharmacology and Therapeutics, 69: 89-95.

Blair SD, Wright DDI, Blackhouse CM, et al., 1988. Sustained compression and healing of chronic venous ulcers. British Medical Journal, 297: 1159-1161.

Bland JM, Altman DG, 1994. Statistical notes: one sided and two sided tests of significance. British Medical Journal, 309: 248.

Blyth CR, Still HA, 1983. Binomial confidence intervals. Journal of the American Statistical Association, 78: 108-116.

BMJ. Instructions for authors. Available at URL https://bmjopen.bmj.com/pages/authors/. Date last accessed 15 Feb 2023.

Bradburn MJ, Clark TG, Love SB, et al., 2003a. Survival analysis part II: multivariate data analysis—an introduction to concepts and methods. British Journal of Cancer, 89: 431-436.

Bradburn MJ, Clark TG, Love SB, et al., 2003b. Survival analysis part III: multivariate data analysis—choosing a model and assessing its adequacy and fit. British Journal of Cancer, 89: 605-611.

Browne RH, 1995. On the use of a pilot sample for sample size determination. Statistics in Medicine, 14: 1933-1940.

Brush GG, 1988. How to Choose the Proper Sample Size, American Society for Quality Control:

Milwaukee.

Bunke O, Droge B, 1984. Bootstrap and cross-validation estimates of the prediction error for linear regression models. The Annals of Statistics, 12: 1400 – 1424.

Bunker JP, Frazier HW, Mosteller F, 1994. Improving health: measuring the effects of health care. The Millbank Quarterly, 72: 225 – 258.

Campbell MJ, 2000. Cluster randomised trials in general (family practice research). Statistical Methods in Medical Research, 9: 81 – 94.

Campbell MK, Grimshaw JM, 1998. Cluster randomised trials: time for improvement. The implications of adopting a cluster design are still largely ignored. British Medical Journal, 317: 1171 – 1172.

Campbell M, Grimshaw J, Steen N, 2000. Sample size calculations for cluster randomised trials. Journal of Health Services Research and Polity Policy, 5: 12 – 16.

Campbell MJ, Julious SA, Altman DG, 1995. Estimating sample sizes for binary, ordered categorical, and continuous outcomes in two group comparisons. British Medical Journal, 311: 1145 – 1148.

Campbell MJ, Julious SA, Walker SJ, et al., 2000. A review of the use of the main quality of life measures, and sample size determination for quality of life measures, particularly in cancer trials//Advanced Handbook in Evidence Based Healthcare, Steven A, Abrams KR, Brazier J, et al. Sage Publications: London.

Casella G, 1986. Refining binomial confidence intervals. The Canadian Journal of Statistics, 14: 113 – 129.

Chalmers I, 1998. Unbiased relevant and reliable assessments in health care. British Medical Journal, 317: 1167 – 1168.

Chalmers TC, Celano P, Sacks HS et al., 1983. Bias in treatment assignment in controlled clinical trials. New England Journal of Medicine, 309: 1358 – 1361.

Chan ISF, 2003. Proving non-inferiority or equivalence of two treatments with dichotomous endpoints using exact methods. Statistical Methods in Medical Research, 12: 37 – 58.

Charig CR, Webb DR, Payne SR, et al., 1986. Comparison of treatment of renal calculi by operative surgery, percutaneous nephrolithotomy and extracorporeal shock wave lithotripsy. British Medical Journal, 292: 879 – 892.

Charles P, Giraudeau B, Dechartres A, et al., 2009. Reporting of sample size calculation in randomised trials: review. British Medical Journal 338: b1732. DOI: 10.1136/bmj.b1732.

Chen YHJ, DeMets DL, Gordon Lan KK, 2004. Increasing the sample size when the unblinded interim result is promising. Statistics in Medicine, 23(7): 1023 – 1038.

Chen JJ, Tsong Y, Kang SH, 2000. Tests for equivalence or non-inferiority between two proportions. Drug Information Journal, 34: 569 – 578.

Chen JJ, Wang S-J, 2002. Testing for treatment effects on subsets of endpoints. Biometrical Journal 44(5): 1 – 17.

CHMP, 2005. Guideline on the choice of non-inferiority margin. Doc CPMP/EWP/2158/99.

Chow SC, Shao J, Wang H, 2002. A note on sample size calculations for mean comparisons based on noncentral t-statistics. Journal of Pharmaceutical Statistics, 12: 441 – 456.

Cohen J, 1988. Statistical Power Analysis for the Behavioral Sciences, 2nd Edition, Lawrence Erlbaum Associates: Hillsdale, NJ.

Clark TG, Bradburn MJ, Love SB, et al., 2003. Survival analysis part I: basic concepts and first analyses. British Journal of Cancer, 89: 232-238.

Clayton D, Hills M, 1993. Statistical Models in Epidemiology, Oxford University Press: Oxford.

Clemen RT, Reilly T, 2001. Making Hard Decisions with Decision Tools, Cengage Learning: Duxbury, MA.

Clopper CJ, Pearson ES, 1934. The use of confidence or fiducial limits illustrated in the case of the binomial. Biometrika, 26: 404-413.

Collett D, 1994. Modelling Survival Data in Medical Research, Chapman and Hall: London, England.

Committee for Human Medicinal Products, 2017. ICH E9 (R1 addendum on estimands and sensitivity analysis in clinical trials to the guideline on statistical principles for clinical trials EMA/CHMP/ICH/436221/2017: 1-23.

Conner RJ, 1987. Sample size for testing differences in proportions for the paired-sample design. Biometrics, 43: 207-211.

Connett JE, Smith JA, McHugh RB, 1987. Sample size and power for paired-matched casecontrol studies. Statistics in Medicine, 6: 53-59.

Cook JA, Julious SA, Sones W, et al., 2018a. DELTA2 guidance on choosing the target difference and undertaking and reporting the sample size calculation for a randomised controlled trial. British Medical Journal, 363: k3750. DOI: 10.1136/bmj.k3750.

Cook JA, Julious SA, Sones W, et al., 2018b. DELTA2 guidance on choosing the target difference and undertaking and reporting the sample size calculation for a randomised controlled trial. Trials, 19: 606. DOI: 10.1186/s13063-018-2884-0.

Cook JA, Julious SA, Sones W, et al., 2019. Practical help for specifying the target difference in sample size calculations for RCTs: the DELTA2 five-stage study, including a workshop. Health Technology Assessment 23(60): 1366-5278. DOI: 10.3310/hta23600.

Cook JA, Julious SA, Sones W, et al., 2017. Choosing the target difference ('effect size' for a randomised controlled trial—DELTA2 guidance protocol. Trials, 18: 271. DOI: 10.1186/s13063-017-1969-5

Cook RA, Sackett DL, 1995. The number needed to treat: clinically useful measure of treatment effect. British Medical Journal, 310: 452-454.

Cooper CL, Whitehead A, Pottrill E, et al., 2018. Are pilot trials useful for predicting randomisation and attrition rates in definitive studies: a review of publicly funded trials. Clinical Trials, 15(2): 189-196.

Cowell RG, Dawid AP, Hutchinson TA, et al., 1992. Bayesian networks for the analysis of drug safety. The Statistician, 42(4): 369-384.

CPMP, 1997. Notes for guidance on the investigation of drug interactions. Doc. CPMP/EWP/560/95.

CPMP, 1998. Notes for guidance on the investigation of bioavailability and bioequivalence. Doc. CPMP/EWP/QWP1401/98.

CPMP, 1999. Concept paper on the development of a committee for proprietary medicinal products (CPMP points to consider on biostatistical methodological issues arising from recent CPMP discussions on licensing applications: choice of delta. Doc CPMP/EWP/2158/99.

CPMP, 2000. Points to consider on switching between superiority and non-inferiority. Doc CPMP/EWP/482/99.

CPMP, 2002. Points to consider on multiplicity issues in clinical trials. Doc CPMP/EWP/908/99.

CPMP, 2003. Points to consider on adjustment for baseline covariates. Doc CPMP/EWP/2863/99.

CPMP, 2004b. Notes for guidance on the evaluation of medicinal products indicated for the treatment of bacterial infections. Doc CPMP/EWP/558/95.

CPMP, 2005. Points to consider on the choice of non-inferiority margin (draft). Doc CPMP/EWP/2158/99 draft.

Crisp A, Curtis P, 2007. Sample size estimation for non-inferiority trials of time to event data. Pharmaceutical Statistics, 7(4): 236 – 244.

Crow EL, 1956. Confidence intervals for a proportion. Biometrika, 43: 423 – 435.

D'Agostino RB, Massaro J, Sullivan LM, 2003. Non-inferiority trials: design concepts and issues —the encounters of academic consultants in statistics. Statistics in Medicine, 22: 169 – 186.

Dallow HS, Leonov SL, Roger JH, 2008. Practical usage of O'Brien's OLS and GLS statistics in clinical trials. Pharmaceutical Statistics, 7(1): 53 – 68.

Daly L, 1992. Simple SAS macros for the calculation of exact binomial and Poisson confidence limits. Computational and Biological Medicine, 22: 351 – 361.

Dark R, Bolland K, Whitehead J, 2003. Statistical methods for ordered data based on a constrained odds model. Biometrical Journal, 45(4): 453 – 470.

Datta S, Halloran ME, Longini IM, 1998. Augmented HIV vaccine trial design for estimating reduction in infectiousness and protective efficacy. Statistics in Medicine, 17: 185 – 200.

Davies HTO, Crombie IK, Tavakoli M, 1998. When can odds-ratios mislead? British Medical Journal, 316: 989 – 991.

Day S, 1988. Clinical trial numbers and confidence intervals of pre-specified size. The Lancet, 17: 1427.

Day S, 2000. Operational difficulties with internal pilot studies to update sample size. Drug Information Journal, 34: 461 – 468.

Day SJ, Altman DG, 2000. Blinding in clinical trials and other studies. British Medical Journal 321: 504.

Deeks J, 1998. Odds-ratios should be used only in case-control studies and logistic regression studies. British Medical Journal, 317: 1155 – 1156.

Dimairo M, Pallmann P, Wason J, et al.; on behalf of the ACE consensus group, 2020. The adaptive designs CONSORT extension (ACE statement: a checklist with explanation and elaboration guideline for reporting randomised trials that use an adaptive design. British Medical Journal, 369: m115. DOI: 10.1136/bmj.m115.

de Haes JCJM, van Knippenberg FCE, 1985. The quality of life of cancer patients—a review of the literature. Social Science and Medicine 20: 809 – 817.

de Haes JCJM, van Knippenberg FCE, Neijt JP, 1990. Measuring psychological and physical distress in cancer patients: structure and application of the Rotterdam symptom checklist. British Journal of Cancer, 62: 1034 – 1038.

Desu MM, Raghavarao D, 1990. Sample Size Methodology, Academic Press: London.

Diggle PJ, Liang KY, Zeger SL, 1996. Analysis of Longitudinal Data, Oxford University Press: Oxford.

Dilletti E, Hauschke D, Steinijans VW, 1991. Sample size determination for bioequivalence assessment by means of confidence intervals. International Journal of Clinical Pharmacology, Therapy and Toxicology, 29: 1 – 8.

Dimairo M, Boote J, Julious SA, et al., 2015. Missing steps in a staircase: a qualitative study of the perspectives of key stakeholders on the use of adaptive designs in confirmatory trials. Trials, 16: 430. DOI: 10.1186/s13063 – 015 – 0958 – 9.

Dimairo M, Julious SA, Todd S, et al., 2015. Cross-sector surveys assessing perceptions of key stakeholders towards barriers, concerns and facilitators to the appropriate use of adaptive designs in confirmatory trials. Trials, 16: 585. DOI: 10.1186/s13063 – 015 – 1119 – x.

Dmitrienko A, Gary GK, 2017. Analysis of clinical trials using SAS: a practical guide, 2nd Edition, SAS Institute: Cary, NC.

Donner A, 1983. Approaches to sample size estimation in the design of clinical trials—a review. Statistics in Medicine 3: 199 – 214.

Donner A, Klar N, 2000. Design and Analysis of Cluster Randomisation Trials in Health Research, Arnold: London, UK.

Donner A, Wells G, 1986. A comparison of confidence interval methods for the intra-class correlation coefficient. Biometrics 42(2): 401 – 412.

Draper NR, Smith H, 1981. Applied Linear Regression, 2nd Edition, Wiley: Chichester.

Duncan PW, Lai SM, Bode RK, et al.; GAIN Americas Investigators, 2003. Stroke impact scale – 16. A brief assessment of physical function. Neurology, 60: 291 – 296.

Duncan PW, Wallace D, Lai SM, et al., 1999. The stroke impact scale version 2.0. Evaluation of reliability, validity, and sensitivity to change. Stroke, 30: 1840 – 1843.

Dunnett CW, Gent M, 1977. Significance testing to establish equivalence between treatments, with special reference to data in the form of 2x2 tables. Biometrics, 33: 593 – 602.

Eaton ML, Muirhead RJ, 2007. On a multiple endpoints testing problem. Journal of Statistical Planning and Inference, 137: 3416 – 3429.

Ederer F, Mantel N, 1974. Confidence limits on the ratio of two Poisson variables. American Journal of Epidemiology, 100(3): 165 – 167.

Edwardes MD, 1998. The evaluation of confidence sets with application to binomial intervals. Statistica Sinica, 8: 393 – 409.

Edwards JM, Walters SJ, Kunz C, et al., 2020. A systematic review of the "promising zone" design. Trials, 21(1): 1000. DOI: 10.1186/s13063 – 020 – 04931 – w.

Efron B, Gong G, 1983. A leisurely look at the bootstrap, the jackknife and the cross-validation. American Statistician, 37: 36 – 48.

Efron B, Tibshirani RJ, 1993. An Introduction to the Bootstrap, Chapman and Hall: New York.

Eldridge SM, 2005. Assessing, understanding an improving the efficiency of cluster randomised trials in primary care. Unpublished PhD dissertation, University of London, England.

Eldridge S, Ashby D, Kerry S, 2006. Sample sizes calculations for cluster randomised trials: effect of coefficient of cluster size and analysis method. International Journal of Epidemiology, 25 (5): 1292 - 1300.

Eldridge S, Kerry S, 2012. A practical guide to cluster randomised trials in health services research. Wiley: Chichester.

Ellenberg SS, Temple R, 2000. Placebo-controlled trials and active control trials in the evaluation of new treatments. Part 2: practical issues and specific cases. Annals of Internal Medicine, 133: 464 - 470.

Ellison BE, 1964. Two theorems for inferences about the normal distribution with applications in acceptance sampling. Journal of the American Statistical Association, 59: 89 - 95.

Enas G, Andersen JS, 2001. Enhancing the value delivered by the statistician throughout drug discovery and development: putting statistical science into regulated pharmaceutical innovation. Statistics in Medicine, 20: 2697 - 2708.

Escobar MD, 1994. Estimating means with Dirichlet process priors. Journal of the American Statistical Association, 89: 268 - 277.

Escobar MD, West M, 1995. Bayesian density estimation and inference using mixtures. Journal of the American Statistical Association, 90: 570 - 588.

Eypasch E, Lefering R, Kum CK, et al., 1995. Probability of adverse events that have not occurred: a statistical reminder. British Medical Journal, 311: 619 - 620.

Farrington CP, Manning G, 1990. Test statistics and sample size formulae for comparative binomial trials with null hypothesis of non-zero risk difference or non-unity relative risk. Statistics in Medicine, 9: 1447 - 1454.

Fayers P, Ashby D, Parmar M, 1997. Tutorial in biostatistics: Bayesian data monitoring in clinical trials. Statistics in Medicine, 16: 1413 - 1430.

Fayers P, Machin D, 1995. Sample size: how many patients are necessary? British Journal of Cancer, 72: 1 - 9.

Fayers PM, Machin D, 2000. Quality of life: assessment, analysis and interpretation. John Wiley: Chichester.

FDA, 1992. Points to consider. Clinical evaluation of anti-infective drug products.

FDA, 1997. Draft guidance for industry. Food-effect bioavailability and bioequivalence studies.

FDA, 1998. Guidance for industry. Pharmacokinetics in patients with impaired renal function-study design, data analysis and impact on dosing and labelling.

FDA, 1999a. Draft guidance for industry. Pharmacokinetics in patients with impaired hepatic function: study design, data analysis and impact on dosing and labelling.

FDA, 1999b. Guidance for industry. In vivo drug metabolism/drug interaction studies-study design, data analysis, and recommendations for dosing and labelling.

FDA, 2001. Statistical approaches to establishing bioequivalence.

FDA, 2003. Guidance for industry. Bioavailability and bioequivalence studies for orally administered drug products-general considerations.

Feng Z, Grizzle JE, 1992. Correlated binomial variates: properties of estimator of intraclass correlation and its effect on sample size calculation. Statistics in Medicine, 11: 1607 – 1614.

Ferguson TS, 1973. A Bayesian analysis of some nonparametric problems. The Annals of Statistics, 1: 209 – 230.

Ferguson TS, 1974. Prior distributions on spaces of probability measures. The Annals of Statistics, 2: 615 – 629.

Ferndandes N, Stone A, 2010. Multiplicity adjustments in trials with two correlated comparisons of interest. Statistical Methods in Medical Research, 20(6): 579 – 594.

Fisher RA, 1925. Statistical Methods for Research Workers, Oliver and Boyd: Edinburgh, Scotland.

Fisher RA, 1935. The logic of inductive inference. Journal of the Royal Statistical Society, Series A, 98: 109 – 114.

Fleiss, JL, 1981. Statistical Methods for Rates and Proportions, 2nd Edition. Wiley: Chichester.

Fleiss JL, Levin B, 1988. Sample size determination in studies with matched pairs. Journal of Clinical Epidemiology, 41: 727 – 730.

Fleming TR, 1982. One-sample multiple testing procedure for phase II clinical trial. Biometrics, 38: 143 – 151.

Flight L, Arshad F, Barnsley R, et al., 2019. A review of clinical trials with an adaptive design and health economic analysis. Value in Health 22 (4): 391 – 398. DOI: 10.1016/j.jval.2018.11.008

Flight L, Julious SA, 2016a. Practical guide to sample size calculations: non-inferiority and equivalence trials. Pharmaceutical Statistics, 15(1): 68 – 74.

Flight L, Julious SA, 2016b. Practical guide to sample size calculations: an introduction. Pharmaceutical Statistics, 15(1): 75 – 79.

Flight L, Julious SA, 2016c. Practical guide to sample size calculations: superiority trials. Pharmaceutical Statistics, 15(1): 80 – 89.

Flight L, Julious S, Brennan A, et al., 2002. How can health economics be used in the design and analysis of adaptive clinical trials? A qualitative analysis. Trials, 21: 252. DOI: 10.1186/s13063 – 020 – 4137 – 2

Friede T, Kieser M, 2001. A comparison of methods for adaptive sample size adjustment. Statistics in Medicine, 20: 3861 – 3873.

Friendly M, 1991. SAS System for Statistical Graphics, 1st Edition. SAS Institute: Cary, NC.

Frison LJ, Pocock SJ, 1992. Repeated measures in clinical trials: analysis using mean summary statistics and its implication for design. Statistics in Medicine, 11: 1685 – 1704.

Gail MH, Wieand S, Piantadosi S, 1984. Biases estimates of treatment effects in randomised experiments with nonlinear regression and omitted covariates. Biometrika, 71(3): 431 – 444.

Garrett AD, 2003. Therapeutic equivalence: fallacies and falsification. Statistics in Medicine, 22: 741 – 762.

Ghosh BK, 1979. A comparison of some approximate confidence limits for the binomial parameter. Journal of the American Statistical Association, 74: 894 – 900.

Glimm E, 2012. Comments on adaptive increase in sample size when interim results are promising. Statistics in Medicine, 31: 98 – 99.

Gao P, Ware JH, Mehta C, 2008. Sample size re-estimation for adaptive sequential design in clinical trials. Journal of Biopharmaceutical Statistics, 18(6): 1184 – 1196.

Goodacre S, Bradburn M, Cross E, et al. ; On Behalf of the RATPAC Research Team, 2011. The randomised assessment of treatment using panel assay of cardiac markers (RATPAC trial): a randomised controlled trial of point-of-care cardiac markers in the emergency department. Health Technology Assessment 15(23): 1 – 102. DOI: 10.1136/hrt.2010.2031663.

Gould AL, 1992. Interim analyses for monitoring clinical trials that do not materially affect the type I error rate. Statistics in Medicine, 11: 55 – 66.

Gould AL, 1995. Planning and revising the sample size for a trial. Statistics in Medicine, 14: 1039 – 1051.

Gould AL, 1995b. Group sequential extensions of a standard bioequivalence testing procedure. Journal of Pharmacokinetics and Biopharmaceutics, 23: 5 – 86.

Gould A. L, 2001. Sample size re-estimation: recent developments and practical considerations. Statistics in Medicine, 20: 2625 – 2643.

Gould AL, Shih WJ, 1992. Sample size re-estimation without unblinding for normally distributed data with unknown variance. Communications in Statistics—Theory and Methods, 21: 2833 – 2853.

Gould AL, Shih WJ, 1998. Modifying the design of ongoing trials without unblinding. Statistics in Medicine, 17: 89 – 100.

Graham PL, Mengersen K, Morton AP, 2003. Confidence limits for the ratio of two rates based on likelihood scores: non iterative method. Statistics in Medicine, 22: 2071 – 2083.

Greenberg RP, Fisher S, 1994. Suspended judgement-seeing through the double masked design: a commentary. Controlled Clinical Trials, 15: 244 – 246.

Greenland S, 1988. On sample-size and power calculations for studies using confidence intervals. American Journal of Epidemiology, 128(1): 231 – 237.

Grieve AP, 1989. Confidence intervals and trial sizes. Lancet, 11: 337.

Grieve AP, 1990. Sample sizes and confidence intervals. The American Statistician, 44(2): 190.

Grieve AP, 1991. Confidence intervals and sample sizes. Biometrics, 47: 1597 – 1603.

Grieve AP, 2003. The number needed to treat: a useful clinical measure or a case of the emperor's new clothes? Journal of Pharmaceutical Statistics, 2: 87 – 102.

Guenther WC, 1981. Sample size formulas for normal theory t tests. The American Statistician, 35: 243 – 244.

Guyatt GH, Juniper EF, Walter SD, et al., 1998. Interpreting treatment effects in randomised trials. British Medical Journal, 316: 690 – 693.

Hall P, 1992. Bootstrap and Edgeworth Expansion. Springer-Verlag: New York.

Hamilton M, 1960. Hamilton depression scale. Journal of Neurology, Neurosurgery and Psychiatry, 23: 56 – 62.

Hasselblad V, Kong DF, 2001. Statistical methods for comparison to placebo in active-control trials. Drug Information Journal, 25: 435-449.

Hatfield I, Allison A, Flight L, et al., 2016. Adaptive designs undertaken in clinical research: a review of registered clinical trials. Trials, 17: 150. DOI: 10.1186/s13063-016-1273-9.

Hauck WW, Anderson S, 1992. Types of bioequivalence and related statistical considerations. International Journal of Clinical Pharmacology, Therapy and Toxicology, 30: 181-187.

Hemming K, Haines TP, Chilton PJ, et al., 2015. The stepped wedge cluster randomised trial: rationale, design, analysis, and reporting. British Medical Journal, 2015: 350. DOI: 10.1136/bmj.h391.

Hemming K, Taljaard M, 2016. Sample size calculations for stepped wedge and cluster randomised trials: a unified approach. Journal of Clinical Epidemiology, 69: 137-146.

Henke M, Laszig R, Rube C, 2003. Erythropoletin to treat head and neck cancer patients with anaemia undergoing radiotherapy: randomised, double-blind, placebocontrolled trial. Lancet, 362: 1255-1260.

Herbert E, Julious S, Goodacre S, 2019. Progression criteria in trials with an internal pilot: an audit of publicly funded randomised controlled trials. Trials, 20(1): 493. DOI: 10.1186/s13063-019-3578-y.

Herson J, Buyse M, Wittes JT, 2012. On stopping a randomised clinical trial for futility//Harrington D. Designs for Clinical Trials. Springer: New York: 109-137.

Hilton JF, Mehta CR, 1993. Power and sample size calculations for exact conditional tests with ordered data. Biometrics, 49: 609-616.

Hinkley DV, 1988. Bootstrap methods. Journal of the Royal Statistical Society, Series B, 50: 321-337.

Hinkley DV, Schechtman E, 1987. Conditional bootstrap methods in the mean shift model. Biometrika, 74: 85-94.

Horspool M, Julious SA, Boote J, et al., 2013. Preventing and lessening exacerbations of asthma in school-age children associated with a new term (PLEASANT): study protocol for a cluster randomised control trial. Trials, 14: 297.

Hung HMJ, Wang SJ, Lawrence J, et al., 2003. Some fundamental issues with noninferiority testing in active controlled trials. Statistics in Medicine, 22: 213-225.

Hussey MA, Hughes JP, 2017. Design and analysis of stepped wedge cluster randomised trials. Contemporary Clinical Trials, 28: 182-191.

Hutton JL, 2000. Number needed to treat: properties and problems with comments. Journal of the Royal Statistical Society, Series A, 63(3): 403-419.

ICH E3, 1996. Structure and content of clinical study reports.

ICH E4, 1994. Dose response information to support drug registration-Scientific guideline.

ICH E9, 1998. Statistical principals for clinical trials.

ICH E9, 2020, R1 addendum on estimands and sensitivity analysis in clinical trials to the guideline on statistical principles for clinical trials.

ICH E10, 2000. Choice of control group in clinical trials.

Jackson L, Cohen J, Sully B, et al., 2015. NOURISH, nutritional outcomes from a randomised investigation of intradialytic oral nutritional supplements in patients receiving haemodialysis: a pilot randomised controlled trial. Pilot and Feasibility Studies, 1: 11. DOI: 10.1186/s40814-015-0007-1

Jackson L, Sully B, Cohen J, et al., 2014. Nutritional outcomes from a randomised investigation of intradialytic oral nutritional supplements in patients receiving haemodialysis (NOURISH): a protocol for a pilot randomised controlled trial. Springer Plus, 2: 515. DOI: 10.1186/2193-1801-2-515

Johnson WO, Su CL, Gardner IA, et al., 2004. Sample size calculations for surveys to substantiate freedom of populations from infectious agents. Biometrics, 60: 165-171.

Jones B, Jarvis P, Lewis JA, et al., 1996. Trials to assess equivalence: the importance of rigorous methods. British Medical Journal, 313: 36-39.

Jones B, Kenward MJ, 2003. Design and Analysis of Cross-Over Trials, 2nd Edition. Wiley: Chichester.

Jones D, Whitehead J, 1979. Sequential forms of the log rank and modified Wilcoxon tests for censored data. Biometrika, 66: 105-113.

Joseph L, du Berger R, Belisle P, 1997. Bayesian and mixed Bayesian/likelihood criteria for sample size determination. Statistics in Medicine, 16(7): 769-781.

Julious SA, 2000. Repeated measures in clinical trials: analysis using means summary statistics and its implications for design. Statistics in Medicine, 19: 3133-3135.

Julious SA, 2001a. Inference and estimation in the change point regression problem. Journal of the Royal Statistical Society, Series D 50(1): 51-61.

Julious SA, 2001b. Sample size calculations for early phase trials with uncertain estimates of variability. Conference of Statisticians in the Pharmaceutical Industry, Chester, UK.

Julious SA, 2004a. Tutorial in biostatistics: sample sizes for clinical trials with normal data. Statistics in Medicine, 23: 1921-1986.

Julious SA, 2004b. Designing clinical trials with uncertain estimates of variability. The Journal of Pharmaceutical Statistics, 3: 261-268.

Julious SA, 2004c. Using confidence intervals around individual means to assess statistical significance between two means. The Journal of Pharmaceutical Statistics, 3: 217-222.

Julious SA, 2004d. Sample size re-determination for repeated measures studies. Biometrics, 60: 284-285.

Julious SA, 2005a. Why do we use pooled variance analysis of variance? Journal of Pharmaceutical Statistics, 4: 3-5.

Julious SA, 2005b. Two-sided confidence intervals for the single proportion: comparison of seven methods. Statistics in Medicine (Letter), 24: 3383-3384.

Julious SA, 2005c. Issues with number needed to treat. Statistics in Medicine (Letter) 24: 3233-3235.

Julious SA, 2005d. Sample size of twelve per group rule of thumb for a pilot study. Journal of Pharmaceutical Statistics, 4: 287-291.

Julious SA, 2011. The ABC of non-inferiority margin setting from indirect comparisons. Pharmaceutical Statistics, 10(5): 448-53. DOI: 10.1002/pst.517.

Julious SA, 2012. Seven useful designs. Pharmaceutical Statistics, 11(1): 24-31.

Julious SA, 2019. Calculation of confidence intervals for a finite population size. Pharmaceutical Statistics 18(1): 115-122. DOI: 10.1002/pst.1901.

Julious SA, Campbell MJ, 1996. Sample size calculations for ordered categorical data. Statistics in Medicine, 15: 1065-1066.

Julious SA, Campbell MJ, 1998. Sample sizes for paired or matched ordinal data. Statistics in Medicine, 17: 1635-1642.

Julious SA, Campbell MJ, 2012. Tutorial in biostatistics: sample sizes for clinical trials with binary data. Statistics in Medicine, 31: 2904-2936.

Julious SA, Campbell MJ, Altman DG, 1999. Estimating sample sizes for continuous, binary and ordinal outcomes in paired comparisons: practical hints. Journal of Biopharmaceutical Statistics, 9(2): 241-251.

Julious SA, Debarnot CAM, 2000. Why are pharmacokinetic data summarised as arithmetic means. Journal of Biopharmaceutical Statistics, 10(1): 55-71.

Julious SA, George S, Campbell MJ, 1995. Sample size for studies using the short form 36 (SF-36). Journal of Epidemiology and Community Health, 49: 642-644.

Julious SA, George S, Machin D, et al., 1997. Sample sizes for randomised trials measuring quality of life in cancer patients. Quality of Life Research, 6: 109-117.

Julious SA, McIntyre N, 2012. Sample size considerations with multiple must win comparisons. Pharmaceutical Statistics, 11(2): 177-185.

Julious SA, Mullee MA, 1994. Confounding and Simpon's paradox. British Medical Journal, 308: 1480-1481.

Julious SA, Mullee MA, 2000. Crude rates of outcome. British Journal of Surgery, 87: 8-9.

Julious SA, Mullee MA, 2008. Issues with using baseline in a last observation carried forward analysis. Pharmaceutical Statistics, 7(2): 142-146.

Julious SA, Owen RJ, 2006. Sample size calculations for clinical studies allowing for uncertainty about the variance. Pharmaceutical Statistics, 6(1): 29-37.

Julious SA, Patterson SD, 2004. Sample sizes for estimation in clinical research. Journal of Pharmaceutical Statistics, 3: 213-215.

Julious SA, Swank D, 2005. Moving statistics beyond the individual clinical trial-applying decision science to optimise a clinical development plan. Journal of Pharmaceutical Statistics, 4: 37-46.

Julious SA, Walker S, Campbell M, et al., 2000. Determining sample sizes for cancer trials involving quality of life instruments. British Journal of Cancer, 83(7): 959-963.

Julious SA, Walters SJ, 2014. Estimating effect sizes for health related quality of life outcomes. Statistical Methods in Medical Research 23(5): 430-439.

Julious SA, Walters SJ, Campbell MJ, 2007. Predicting where future means will lie based on the results of the current trial. Contemporary Clinical Trials, 28: 352-357.

Julious SA, Wang SJ, 2008. Issues with indirect comparisons in clinical trials particularly with respect to non-inferiority trials. Drug Information Journal, 42(6): 625-633.

Julious SA, Zariffa N, 2002. The ABC of pharmaceutical trial design: some basic principles. The Journal of Pharmaceutical Statistic, 1: 45-53.

Keene O, 2002. Alternatives to the hazard ratio in summarising efficacy in time to event studies: an example from influenza trials. Statistics in Medicine, 21: 3687-3700.

Kieser M, Friede T, 2000. Re-calculating the sample size in internal pilot study designs with control of the type I error rate. Statistics in Medicine, 19: 901-911.

Koch GG, Ganksy SA, 1996. Statistical considerations for multiplicity in confirmatory trials. Drug Information Journal, 30: 523-534.

Koopman PAR, 1984. Confidence intervals for the ratio of two binomial proportions. Biometrics, 40: 513-517.

Korn EL, 1986. Sample size tables for bounding small proportions. Biometrics, 42: 213-216.

Krams M, Lees KR, Hacke W, et al., 2003. Acute stroke therapy by inhibition in neutrophils (ASTIN. An adaptive dose response study of UK = 279, 276 in acute ischemic stroke. Stroke, 34: 2543-2548.

Krisnaiah PK, Miao BQ, 1988. Review about estimation of change-points//Krisnaiah PK, Rao CR. Handbook of Statistics, Vol 7. North Holland: Amsterdam: 375-402.

Kunz R, Oxman AD, 1998. The unpredictability paradox: review of empirical comparisons of randomised trials and non-randomised clinical trials. British Medical Journal, 317: 1185-1190.

Kupper LL, Hafner KB, 1989. How appropriate are popular sample size formulas? The American Statistician, 43: 101-105.

Kwang GPS, Hutton JL, 2003. Choice of parametric models in survival analysis: applications to monotherapy for epilepsy and cerebral palsy. Applied Statistics, 52(2): 153-168.

Lacey JM, Keene ON, Pritchard JF, et al., 1997. Common non-compartmental pharmacokinetic variables: are they normally or log-normally distributed? Journal of Biopharmaceutical Statistics, 7(1): 171-178.

Lachin JM, 1977. Sample size determination for r x c comparative trials. Biometrics, 33: 315-324.

Lachin JM, Foublkes MA, 1986. Evaluation of sample size and power for analyses of survival with allowance for non-uniform patient entry, losses to follow-up, non-compliance and stratification. Biometrics, 42: 507-519.

Lake S, Kammann E, Klar N, 2002. Samples size re-estimation in cluster randomisation trials. Statistics in Medicine, 21: 1337-1350.

Laster LL, Johnson MF, 2003. Non-inferiority trials: the 'at least as good as' criterion. Statistics in Medicine, 22: 187-200.

Lee MK, Song HH, Kang SH, et al., 2002. The determination of sample sizes in the comparison of two multinomial proportions from ordered categories. Biometrical Journal, 44(4): 395-409.

Lees B, Molleson T, Arnett TR, et al., 1983. Differences in proximal femur bone density over two centuries. Lancet, 341: 673-675.

Lee EC, Whitehead AL, Jacques RM, et al., 2014. The statistical interpretation of pilot trials: should significance thresholds be reconsidered? BMC Medical Research Methodology, 14: 41. DOI: 10.1186/1471-2288-14-41.

Lemeshow S, Hosmer DW, Klar J, et al., 1990. Adequacy of Sample Size in Health Studies. John Wiley & Sons: Chichester.

Lesaffre E. and Pledger, G, 1999. A note on the number needed to treat. Controlled Clinical Trials 20: 439 – 447.

Liu J. P, 1995. Use of the repeated cross-over designs in assessing bioequivalence. Statistics in Medicine, 14: 1067 – 1078.

Liu KJ, 1991. Sample sizes for repeated measurements in dichotomous data. Statistics in Medicine, 10: 463 – 472.

Lui KJ, 2001. Interval estimation of simple difference with dichotomous data with repeated measurements. Biometrical Journal, 43: 845 – 861.

Liu Q, Proschan MA, Pledger GW, 2002. A unified theory of two-stage adaptive designs. Journal of the American Statistical Association, 97: 1034 – 1041.

Lu Y, Bean JA, 1995. On the sample size for one-sided equivalence of sensitivities based upon the McNenar's test. Statistics in Medicine, 14: 1831 – 1839.

Lunn DJ, Wakefield J, Racine-Poon R, 2001. Cumulative logit models for ordinal data: a case study involving allergic rhinitis severity scores. Statistics in Medicine, 20: 2261 – 2285.

Machin D, Campbell MJ, Fayers P, et al., 1997. Statistical Tables for the Design of Clinical Studies, 2nd Edition. Blackwell Scientific Publications: Oxford.

Matthews JNS, 2000. An Introduction to Randomised Controlled Trials. Arnold: London.

May WL, Johnson WD, 1997. The validity and power for tests of two correlation proportions. Statistics in Medicine, 16: 1081 – 1096.

McCullagh P, 1980. Regression models for ordinal data. Journal of the Royal Statistical Society, Series B, 43: 109 – 142.

McIntyre J, Robertson S, Norris E, et al., 2005. Safety and efficacy of buccal midozolan versus rectal diazepam for emergency treatment of seizures in children: A randomised controlled trial. The Lancet, 366(9481): 205 – 210.

Medical Research Council, 1948. Streptomycin treatment of pulmonary tuberculosis. British Medical Journal, 2: 769 – 782.

Medical Research Council Lung Cancer Working Party, 1996. Randomised trial of four-drug vs less intensive two-drug chemotherapy in the palliative treatment of patients with small-cell lung cancer (SCLC) and poor prognosis. British Journal of Cancer, 73: 406 – 413.

Mehta C, Pocock S, 2011. Adaptive increase in sample size when interim results are promising: a practical guide with examples. Statistics in Medicine, 30(28): 3267 – 3284.

Mehta CR, Tsiatis AS, 2001. Flexible sample size considerations using information based interim monitoring. Drug Information Journal, 35(4): 1095 – 1112.

Miettinen OS, 1968. The matched pairs design in the case of all-or-none responses. Biometrics, 24: 339 – 353.

Miettinen O, Nurminen M, 1985. Comparative analysis of two rates. Statistics in Medicine, 4: 213 – 226.

Mood AM, Graybill FA, Boes DC, 1974. Introduction to the Theory of Statistics. McGraw-Hill: London.

Mood AM, Snedecor GW, 1946. Query. Biometrics Bulletin, 2(6): 120 – 122.

Morikawa T, Yoshida M, 1995. A useful testing strategy in phase III trials: combined test of superiority and test of equivalence. Journal of Biopharmaceutical Statistics, 5(3): 297-306.

Mukhopadhyaya P, Huang W, Metcalfe P, et al., 2020. Statistical and practical considerations in designing of immuno-oncology trials. Journal of Biopharmaceutical Statistics 30(6): 1130-1146. DOI: 10.1080/10543406.2020.1815035

Nam J, 1997. Establishing equivalence of two treatments and sample size requirements in matched pairs design. Biometrics, 50: 1422-1430.

Newcombe RG, 1998a. Two-sided confidence intervals for the single proportion: comparison of seven methods. Statistics in Medicine, 17: 57-872.

Newcombe RG, 1998b. Interval estimation for the difference between independent proportions: comparison of eleven methods. Statistics in Medicine, 17: 873-890.

Newcombe RG, 1998c. Improved confidence intervals for the difference between binomial proportions based on paired data. Statistics in Medicine, 17: 2633-2650.

Neyman J, Pearson ES, 1928. On the use and interpretation of test criteria. Biometrika, 20(A): 175-294.

Neyman J, Pearson ES, 1933a. On the problem of the most efficient tests of statistical hypotheses. Philosophical Transitions Royal Society (London), 231: 289-337.

Neyman J, Pearson ES, 1933b. The testing of statistical hypotheses in relation to the probabilities a priori. Proceeds of the Cambridge Philosophical Society, 29: 492-510.

Neyman J, Pearson ES, 1936a. Contributions to the theory of testing hypotheses. Journal Statistical Research Memoirs (University of London), 1: 1-37.

Neyman J, Pearson ES, 1936b. Sufficient statistics and uniformly most powerful test of statistical hypothesis. Journal Statistical Research Memoirs (University of London), 1: 113-137.

Neyman J, Pearson ES, 1938. Contributions to the theory of testing statistical hypotheses. Journal Statistical Research Memoirs (University of London), 2: 25-57.

Nixon RM, Thompson SG, 2003. Baseline adjustments for binary data in repeated crosssectional cluster randomised trials. Statistics in Medicine, 22: 2673-2692.

Noether GE, 1987. Sample size determination for some common nonparametric tests. Journal of the American Statistical Association, 82: 645-647.

O'Brien PC, Fleming TR, 1979. A multiple testing procedure for clinical trials. Biometrics, 35: 549-546.

Olkin I, 1998. Odds ratios revisited. Evidence Based Medicine, 3: 71.

Owen D. B, 1965. A special case of a bivariate non-central t-distribution. Biometrika, 52: 437-446.

Owen R, 2002. Bayesian approaches to clinical trials. PSI Annual Conference//Palmer R, Enderby P, Cooper C, et al, 2012. Computer therapy compared with usual care for people with long-standing aphasia poststroke: a pilot randomised controlled trial. Stroke, 43: 1904-1911.

Patel K, Kay R, Rowell L, 2006. Comparing proportional hazards and accelerated failure time models: and application in influenza. Pharmaceutical Statistics, 5(3): 213-224.

Pham-Gia T, Turkkan N, 1992. Sample size determination in Bayesian analysis. The Statistician, 41: 389-92.

Pocock SJ, 1983. Clinical Trials a Practical Approach. John Wiley and Sons: Chichester, England.

Pollock MA, Sturrock A, Marshall K, et al., 2005. Thyroxine treatment in patients with symptoms of hypothyroidism but thyroid function tests within the reference range: randomised double blind placebo controlled cross-over trial. British Medical Journal, 323: 891–895.

Posch M, Bauer P, 2000. Interim analysis and sample size reassessment. Biometrics, 56: 1170–1176.

Proschan MA, Liu Q, Hunsberger S, 2003. Practical midcourse sample modification in clinical trials. Controlled Clinical Trials, 23: 4–15.

Proschan MA, Lan KK, Wittes J, 2006. Statistical Monitoring of Clinical Trials. Springer: New York.

Rabbee N, Mehta C, Patel N, et al., 2003. Power and sample for ordered data. Statistical Methods in Medical Research, 12: 73–84.

Rao CR, 1965. Linear Statistical Inference and Its Applications. John Wiley and Sons: Chichester.

Reiczigel J, 2003. Confidence intervals for the binomial parameter: some new considerations. Statistics in Medicine, 22: 611–621.

Robinson LD, Jewell NP, 1991. Some surprising results about covariate adjustment in logistic regression models. International Statistical Review, 58(2): 227–240.

Rosencrantz G, 2017. Estimands-new statistical principle or the emperor's new clothes? Pharmaceutical Statistics, 16(1): 4–5.

Rothwell JC, Julious SA, Cooper CL, 2018. A study of target effect sizes in randomised controlled trials published in the health technology assessment journal. Trials, 19: 544. DOI: 10.1186/s13063-018-2886-y

Royston P, 1993. Exact conditional and unconditional sample size for pair-matched studies with binary outcome: a practical guide. Statistics in Medicine, 12: 699–712.

Sahai H, Khurshid A, 1996. Formulae and tables for the determination of sample sizes and power in clinical trials for testing differences in proportions for the two sample designs: a review. Statistics in Medicine, 15: 1–21.

Sankoh AJ, Huque AJ, Dubey SD, 1997. Some comments on frequently used multiple endpoint adjustment methods in clinical trials. Statistics in Medicine, 16(22): 2529–2542.

Santer TJ, Snell MK, 1980. Small sample confidence intervals for p1 − p2 and p1/p2 in 2 x 2 contingency tables. Journal of the American Statistical Association, 75: 386–394.

SAS Institute Inc, 2015. SAS/STAT 14.1 User's Guide. SAS Institute Inc: Cary, NC.

Schall, R, Williams RL, 1996. For the food and drug administration individual bioequivalence working group. Towards a practical strategy for assessing individual bioequivalence. Journal of Pharmacokinetics and Biopharmaceutics, 24: 133–149.

Schesselman JJ, 1982. Case-Control Studies. Oxford University Press: New York.

Schouten HJA, 1999. Sample size formula with a continuous outcome for unequal group sizes and unequal variances. Statistics in Medicine, 18: 87–91.

Schulz KF, Mohar D, Altman DG, 2010. The CONSORT statement: updated guidelines for parallel group randomised trials. BMJt, 340: c332.

Schulzer M, Mancini GB, 1996. 'Unqualified success' and 'unmitigated failure':

numberneeded-to-treat-related concepts for assessing treatment efficacy in the presence of treatmentinduced adverse events. International Journal of Epidemiology, 25(4): 704-712.

Seber GAF, 1977. Linear Regression Analysis. John Wiley and Sons: Chichester.

Senn S, 1993. Cross-Over Trials in Clinical Research. John Wiley and Sons: Chichester.

Senn S, 1997. Statistical Issues in Drug Development. John Wiley and Sons: Chichester.

Senn S, 1998. In the blood: proposed new requirements for the registering of generic drugs. The Lancet, 352: 85-86.

Senn S, 2000. Consensus and controversy in pharmaceutical statistics (with discussion). Journal of the Royal Statistical Society, Series D, 49: 135-176.

Senn S, 2001. Statistical issues in bioequivelence. Statistics in Medicine, 20: 2787-2799.

Senn S, 2001. Guest editorial. The misunderstood placebo. Applied Clinical Trials. 5: 40-46.

Senn S, Rolfe K, Julious SA, 2011. Assessing response in clinical trials. Statistical Methods in Medical Research, 20(6): 657-666.

Senn S, Stevens L, Chaturvedi N, 2000. Tutorial in biostatistics: repeated measures in clinical trials: simple measures for analysis using. Statistics in Medicine, 19(6): 861-877.

Sheiner LB, 1997. Learning versus confirming in clinical drug development. Clinical Pharmacology and Therapeutics, 61: 275-291.

Sim J, Lewis M, 2012. The size of a pilot study for a clinical trial should be calculated in relation to considerations of precision and efficiency. Journal of Clinical Epidemiology, 65(3): 301-308.

Simpson EH, 1951. The interpretation of interaction in contingency tables. Journal of the Royal Statistical Society, Series B, 2: 238-241.

Singer J, 2001. A simple procedure to compute sample size needed to compared two independent groups when the population variances are unknown. Statistics in Medicine, 20: 1089-1095.

Sit T, Liu M, Shnaidman M, et al., 2016. Design and analysis of clinical trials in the presence of delayed treatment effect. Statistics in Medicine, 35 (11): 1774-1779. DOI: 10.1002/sim.6889.

Smeeth L, Haines A, Ebrahim S, 1999. Numbers needed to treat derived from meta analyses—sometimes informative, usually misleading. British Medical Journal, 318: 1548-1551.

Snapinn SM, 2004. Alternatives for discounting in the analysis of non-inferiority trials. Journal of Biopharmaceutical Statistics, 14: 263-273.

Sones W, Julious SA, Rothwell JC, et al., 2018. Choosing the target difference and undertaking and reporting the sample size calculation for a randomised controlled trial—the development of the DELTA2 guidance. Trials, 19: 542. DOI: 10.1186/s13063-018-2887-x.

Spiegelhalter DJ, 2001. Bayesian methods for cluster randomised trials with continuous responses. Statistical in Medicine, 20: 435-452.

Spiegelhalter D, Abrams KR, Myles JP, 2004. Bayesian Approaches to Clinical Trials and HealthCare Evaluation. Wiley: Chichester.

Spiegelhalter D, Freedman L, Parmer M, 1995. Bayesian approaches to randomised trials. Journal of the Royal Statistical Society, Series A, 157: 387-416.

Spiegelhalter DJ, Myles JP, Jones DR, et al., 1999. Methods in health service research: an introduction to Bayesian methods in health service research. British Medical Journal, 319: 508-

512.

Stampfer MJ, Goldhaber SZ, Yusuf S, et al., 1982. Effect of intravenous streptokinase on acute myocardial infarction: pooled results from randomised trials. New England Journal of Medicine, 307: 1180-1182.

Sterne TE, 1945. Some remarks on confidence or fiducial limits. Biometrika, 41: 275-278.

Stevely A, Dimairo M, Todd S, et al., 2015. An investigation of the shortcomings of the CONSORT 2010 statement for the reporting of group sequential randomised controlled trials: a methodological systematic review. PLoS One, 10 (11): e0141104. DOI: 10.137/journal.pone.0141104

Sully BGO, Julious SA, Nicholl J, 2013. A reinvestigation of recruitment to randomised, controlled, multicenter trials: a review of trials funded by two UK funding agencies. Trials, 14: 166. DOI: 10.1186/1745-6215-14-166.

Sully BGO, Julious SA, Nicholl J, 2014. An investigation of the impact of futility analysis in publicly funded trials. Trials, 15: 61. DOI: 10.1186/1745-6215-15-61.

Swiger LA, Harvey WR, Everson DO, et al., 1964. The variance of intraclass correlation involving groups with one observation. Biometrics, 20: 818-826.

Tang ML, 2003. Matched-pair non-inferiority using rate ratio: a comparison of current methods and sample size refinement. Controlled Clinical Trials, 24: 364-377.

Tang NS, Tang ML, Chan SF, 2003. On tests of equivalence via non-unity relative risk for matched pairs design. Statistics in Medicine, 22: 1217-1233.

Tango T, 1998. Equivalence test and confidence interval for the difference in proportions for the paired sample design. Statistics in Medicine, 17: 891-908.

Tango T, 1999. Improved confidence intervals for the difference between binomial proportions based on paired data. Statistics in Medicine, 18: 3511-3513.

Teare MD, Dimairo M, Shephard N, et al., 2014. Sample size requirements to estimate key design parameters from external pilot randomised controlled trials: a simulation study. Trials, 15: 264. DOI: 10.1186/1745-6215-15-264.

Thompson SG, Warn DE, Turner RM, 2004. Bayesian methods for analysis of binary data in cluster randomised trials on the absolute risk scale. Statistics in Medicine, 23: 389-410.

Troendle JF, Frank J, 2001. Unbiased confidence intervals for the odds ratio of two independent samples with applications to case control data. Biometrics, 57: 484-489.

Tu D, 1998. On the use of the ratio or the odds ratio of cure rates in therapeutic equivalence clinical trials with binary endpoints. Journal of Biopharmaceutical Statistics, 8: 135-176.

Turner RM, Omar RZ, Thompson SG, 2001. Bayesian methods of analysis for cluster randomised trials with binary outcome data. Statistics in Medicine, 20: 453-471.

Turner RM, Omar RZ, Thompson SG, 2006. Constructing intervals for the intra-cluster correlation coefficient using Bayesian modelling and application in cluster randomised trials. Statistics in Medicine, 25(9): 1443-1456.

Turner RM, Prevost AT, Thompson SG, 2004. Allowing for imprecision of the intracluster correlation coefficient in the design of cluster randomised trials. Statistics in Medicine, 23: 1195-1214.

Ukoummunne OC, 2003. A comparison of confidence intervals methods for the intraclass correlation coefficient in cluster randomised trials. Statistics in Medicine, 21: 3757 – 3774.

Ukoummunee OC, Davison AC, Gulliford MC, et al., 2003. Non-parametric bootstrap confidence intervals for the intraclass correlation coefficient. Statistics in Medicine, 22: 3805 – 3821.

van der Wouden JC, Blankenstein AH, Huibers MJH, et al., 2007. Survey among 78 studies showed that Lasagna's law holds in Dutch primary care research. Journal of Clinical Epidemiology, 60(8): 819 – 824.

Vollset SE, 1993. Confidence intervals for a binomial proportion. Statistics in Medicine, 12: 809 – 824.

Walker S, 1998. Odds ratios revisited. Evidence Base Medicine, 3: 71.

Walters SJ, Henriques-Cadby I, Bortolami O, et al., 2017. Recruitment and retention of participants in randomised controlled trials: a review of trials funded and published by the United Kingdom Health Technology Assessment Programme. BMJ Open, 7(3): e015276. DOI: 10.1136/bmjopen – 2016 – 015276.

Wang SJ, Hung HMJ, 2003. TACT method for non-inferiority testing in active controlled trials. Statistics in Medicine, Special Issue: Non-Inferiority Trials, 22: 227 – 238.

Wang SJ, Hung HMJ, Tsong Y, 2002. Utility and pitfalls of some statistical methods in active controlled trials. Controlled Clinical Trials, 23: 15 – 28.

Wang SJ, Hung HMJ, Tsong Y, 2003. Non-inferiority analysis in active controlled trials// Encyclopaedia of Biopharmaceutical Statistics, 2nd Edition. Marcel Dekker: New York, NY: 674 – 677.

Wang SK, Tsiatis AA, 1987. Approximate optimal group sequential boundaries for group sequential trials. Biometrics, 43: 1993 – 2000.

Whitehead J, 1993. Sample size calculations for ordered categorical data. Statistics in Medicine, 12: 2257 – 2272.

Whitehead J, 2010. Group sequential trials revisited: simple implementation using SAS. Statistical Methods in Medical Research, 20(6): 625 – 656.

Whitehead A, Jones NMB, 1994. A meta analysis of clinical trials involving different classifications of response into ordered categories. Statistics in Medicine, 13: 2503 – 2515.

Whitehead AL, Julious SA, Cooper CL, et al., 2016. Estimating the sample size for a pilot randomised trial to minimise the overall trial sample size for the external pilot and main trial for a continuous outcome variable. Statistical Methods in Medical Research 25(3): 1057 – 1073. DOI: 10.1177/0962280215588241

Whitehead A, Whitehead J, 1991. A general parametric approach to the meta-analysis of randomised trials. Statistics in Medicine, 10: 1665 – 1677.

Whitehead J, Zhou Y, Patterson S, et al., 2001. Easy to implement Bayesian methods for dose escalation studies in healthy volunteers. Biostatistics, 2: 47 – 61.

Wiens BL, 2002. Choosing an equivalence limit for noninferiority and or equivalence studies. Controlled Clinical Trials, 23: 2 – 14.

Wilson EB, 1927. Probably inference, the law of succession and statistical inference. Journal of the American Statistical Association, 22: 202 – 212.

Wittes J, Brittain E, 1990. The role of internal pilot studies in increasing the efficacy of clinical trials. Statistics in Medicine, 9: 65 – 72.

Wood J, Lambert M, 1999. Sample-size calculations for trials in health services research. Journal of Health Service Research and Policy, 4: 226 – 229.

Wu CFJ, 1986. Jackknife, bootstrap and other re-sampling methods in regression analysis. Annals of Statistics, 14: 1261 – 1295.

Xiong C, Yu K, Gao F, et al., 2005. Power and sample size for clinical trials when efficacy is required in multiple endpoints: application to an Alzheimer's treatment trial. Clinical Trial, 2: 387 – 393.

Yardley L, Donovan-Hall M, Smith HE, et al., 2004. Effectiveness of primary care-based vestibular rehabilitation for chronic dizziness. Annals of Internal Medicine, 141: 598 – 605.

Yoshioka A, 1998. Use of randomisation in the Medical Research Council's clinical trials of streptomycin in pulmonary tuberculosis in the 1940s. British Medical Journal, 317: 1220 – 1223.

Xua Z, Zhena B, Parkb Y, 2017. Designing therapeutic cancer vaccine trials with delayed treatment effect. Statistics in Medicine, 36(4): 592 – 605. DOI: 10.1002/sim.7157.

Zigmond AS, Snaith RP, 1983. The hospital anxiety and depression scale. Acta Psychiatric Scandinavia, 67: 361 – 370.

Zucker DM, 2004. Sample size re-determination for repeated measures studies. Biometrics, 60: 284 – 285.

Zucker DM, Denne J, 2002. Sample size re-determination for repeated measures studies. Biometrics, 48(3): 548 – 559.

Zucker DM, Wittes JT, Schabenberger O, et al., 1999. Internal pilot studies II. Comparison of various procedures. Statistics in Medicine, 18: 3493 – 3509.